JIWEIZHONGZHENG YUNCHANFU
SANJIZHUANZHEN YU JIUZHI

急危重症孕产妇
三级转诊与救治

主编 王亚琴 杨春荣 胡 盈

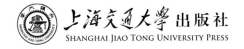
上海交通大学出版社
SHANGHAI JIAO TONG UNIVERSITY PRESS

内容提要

本书的主要内容包括如何利用三级转诊网络平台进行全程、规范、精细、个性化地识别、评估、转诊与救治危重症孕产妇，妊娠合并糖尿病、传染病、血液系统疾病、消化系统疾病的转诊与救治管理，与介入科、输血科、麻醉科等科室的联合救治方案，若干例危重症孕产妇转诊、救治、评审的案例分享及诊疗体会。书中配有部分临床实践的图片和表格，可以帮助广大基层医师迅速而正确地做出临床诊断和治疗决策。本书适合产科医师、重症监护医师及基层住院医师参考阅读。

图书在版编目（CIP）数据

急危重症孕产妇三级转诊与救治 / 王亚琴，杨春荣，
胡盈主编. --上海 ： 上海交通大学出版社，2022.9
ISBN 978-7-313-26496-1

Ⅰ. ①急… Ⅱ. ①王… ②杨… ③胡… Ⅲ. ①妊娠病
－险症－诊疗②妊娠病－急性症－诊疗③产科病－险症－
诊疗④产科病－急性症－诊疗 Ⅳ. ①R714.059.7

中国版本图书馆CIP数据核字（2022）第168791号

急危重症孕产妇三级转诊与救治
JIWEIZHONGZHENG YUNCHANFU SANJIZHUANZHEN YU JIUZHI

主　　编：王亚琴　杨春荣　胡　盈
出版发行：上海交通大学出版社
邮政编码：200030
印　　制：广东虎彩云印刷有限公司
开　　本：710mm×1000mm 1/16
字　　数：413千字
版　　次：2023年1月第1版
书　　号：ISBN 978-7-313-26496-1
定　　价：128.00元

地　　址：上海市番禺路951号
电　　话：021-64071208

经　　销：全国新华书店
印　　张：23.75
插　　页：3
印　　次：2023年1月第1次印刷

编委会

主　编　王亚琴　杨春荣　胡　盈

副主编　袁晓华　李秋敏　张　雅

　　　　李　扬　李艳川

编　委（按姓氏笔画排序）

马　婷　马利娜　王　欢　王　影

王亚琴　王艳妮　王晓艺　王海丽

邓　超　刘　云　刘　丹　刘飞飞

刘艳丽　李　扬　李秋敏　李艳川

杨江存　杨春荣　何小荣　张　矛

张　雅　张京京　张科科　张鹏英

岳　婷　周建兴　周海萍　胡　盈

南　希　袁　峰　袁晓华　郭筱王

唐　甜　韩　曦　樊阳阳　薛宝瑶

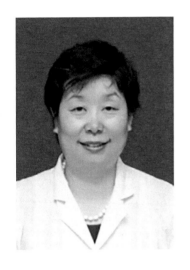

◎王亚琴

　　女，中共党员。陕西省著名妇产科专家、教授；陕西省人民医院妇产病院常务副院长，产科主任、主任医师、硕士研究生导师。社会兼职有：世界中医药学会联合会围产专业委员会副会长，中国优生科学协会理事，陕西省国际医学交流促进会妇产科专业委员会主委，陕西省性学会胎儿医学专业委员会主委，中华医学会西安分会妇产科专业学会副主委，陕西省围产学会副主委，西安围产学会副主委，西安医学会医疗事故鉴定专家库成员，陕西省优生优育委员会理事，西安营养学会妇幼营养分会副委，中华医学会陕西省遗传分会委员。卫生部"妇幼保健与社区卫生司新生儿窒息复苏项目"优秀省级师资，卫生部"产后出血适宜技术"省级师资。重点研究方向为产前诊断、胎儿医学、高危妊娠、各种难产、妊娠合并重症诊断与处理、不孕与优生、孕产妇营养。

　　凭借36年的临床教学及科研工作经历，积累了丰富的经验，在国家级、省级刊物上发表学术论文20余篇，以通讯作者发表SCI收录论文4篇。多次去国外学习：2013年9～10月赴意大利罗马生物医学院学习交流，2017年7月于美国约翰·霍普金斯大学学习，2018年3月去上海市第六人民医院学习急危重症孕产妇的管理。提出了"关爱母婴、无痛微创"的服务理念。

1995年获西安市新技术奖及西安市科委论文二等奖；1998年获陕西省妇幼保健优生优育协会优秀论文奖；2000年参加在德国汉堡举办的肿瘤优秀论文成果交流会；2001年被中国画报出版社编入《共和国专家成就博览》；2005年被评为陕西省创佳评差先进个人；2007年3月被评为健康教育先进个人；2010年被评为陕西省人民医院先进个人、省卫生厅优秀党员；2011年被评为陕西省卫生计生委员会"医德标兵"和陕西省卫生系统精神文明建设先进个人，同年被评为碑林区母婴保健技术服务先进个人；2012年被评为中华全国妇女联合会"全国妇女创先争优先进个人""全国卫生系统先进工作者"；2013年获陕西省妇女联合会"三秦巾帼十杰提名奖"，被评为陕西省人民医院优秀共产党员标兵、陕西省卫生厅直属机关优秀共产党员；2014年获碑林区妇幼健康技能竞赛特别贡献奖；2014年荣获陕西省人民医院新技术、新业务奖，被评为陕西省人民医院优秀共产党员；2015年获省卫计委"三秦最美医生"称号，同年被评为陕西省性学会"优秀工作者"；2016年荣获陕西省国际医学交流促进会医学交流使者奖，被评为陕西省优秀共产党员，并作为陕西省十三届党代会代表出席全省党代会；2017年获陕西省人民医院政治思想交流会暨《听书记说》微党课比赛活动二等奖、省直机关党支部书记讲课优秀奖，被评为陕西省人民医院优秀共产党员。著有《产科急危重症指南及抢救流程手册》。

序 言
PREFACE

　　孕产妇死亡率是衡量一个国家或地区经济、文化及医疗卫生水平的重要指标。目前，我国孕产妇死亡率降低，排名位居发展中国家前列，与欧美发达国家相比仍有较大差距。随着新形势下妇幼健康服务工作要求的不断提升及三孩政策的出台实施，高龄、合并症、并发症、瘢痕子宫再生育等危重孕产妇比例较前呈上升趋势，加之各地妇幼保健机构受抢救技术水平、医疗设备资源、转诊制度建设等因素影响而急救处置能力不足，导致产科风险防控压力显著增加，产科服务能力面临新的挑战。

　　王亚琴教授自 2008 年起便不断探索危重产科、普通产科、母胎医学作为产科三足鼎立的亚专科架构，同时立足三级甲等综合医院，带领团队以危重产科为学科发展突破点，倾力探索、打造并努力践行危重孕产妇救治中的多学科协作及医护一体化服务模式，完成了超万例危重孕产妇的成功救治，其中两例罕见的危重病例还被中央电视台播报。随着危重孕产妇转诊救治中心的逐渐形成及专业能力的不断精进，王亚琴教授发现仅有救治技能远远无法满足危重孕产妇的成功救治需求，转诊管理和规范前移才能使救治更为顺畅，但国内尚无专家共识，符合实际操作的规范或指导性资料也很少。自 2018 年起，王亚琴教授又开始思考、总结并带领团队不断理顺危重孕产妇省、市、县三级转诊救治流程，以危重孕产妇救治案例

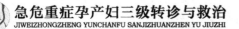

为切入点，开展省、市、县产科学科联盟建设并基于危重孕产妇救治评审方法创建信息化网络服务平台，实现了转诊救治的无缝衔接及全链条服务保障。

本书以陕西省科学技术厅支撑项目——陕西省危急重症孕产妇省、市、县三级救治绿色云技术网络平台构建为例，通过分析国内外危重孕产妇转诊现状及全省妇幼卫生能力状况等不足，创新性提出了危重孕产妇指征识别评估、安全有效运转、院前院内急诊绿色通道畅通衔接，是成功抢救危重孕产妇的基础和质量把控的3个关键环节，并以此为基础制订了相关统一标准服务规范及工作流程；同时，系统介绍了如何利用三级转诊网络平台进行全程、规范、精细、个性化地识别、评估、转诊及救治危重孕产妇；此外，详细阐述了妊娠合并糖尿病、传染病、血液系统疾病、消化系统疾病的转诊与救治管理，与介入科、输血科、麻醉科等科室的联合救治方案，若干例危重孕产妇转诊、救治、评审的案例分享及诊疗体会。

本书是王亚琴教授及其团队十多年危重孕产妇救治实践的经验总结，是提炼升华的理论与方法，其承前启后、推陈出新，很有推广应用意义和借鉴价值。它的出版，便于各级接诊医疗机构采用统一的标准规范来学习、了解、识别、评估、救治危重孕产妇，或以三级转诊网络平台进行危重孕产妇的预警评估、安全转诊和及时救治，这对降低医疗机构医务人员风险、提升妇幼健康服务质量提供了技术支撑，也为实施医疗资源共享、减少不良妊娠结局发生率及保障母婴安全奠定了良好基础。

陈子江

前 言
FOREWORD

　　三级救治网络平台严格落实危重孕产妇初次产检的"绿、黄、橙、红、紫"五色管理预警机制，除根据孕妇年龄、体重、既往史、生育史、手术史等全面评估及分级管理外，还对孕检本标识为"红""橙""紫"等级孕妇实行全程管理、动态监管、档案记录及定期随访，具有妊娠禁忌证者还书面告知风险并建议终止妊娠，必要时开通救治"绿色通道"或组织危重孕产妇诊疗救治小组开展多学科会诊，尽最大可能防范不良妊娠结局发生。此外，针对陕西省危急重症孕产妇发病特点和多年救治经验，总结制定了符合我省实际的孕产妇早期预警评分系统，使基层医务人员根据孕产妇的呼吸、心率、血压、体温等核心生理指标和统一转诊指征，可简单、快速、准确判断患者病情状态并及时处理，解决了危急重症孕产妇在转诊过程中的早期病情判断不准、应急处理措施不当、转诊时机延误等问题，为患者的及时转诊救治提供了客观依据。近年来的诸多案例也证明了早期预警评分系统的应用大大提高了我省危急重症孕产妇的救治质量。

　　三级救治网络平台的建设应用，促进了基层医院与陕西省人民医院的信息共享和业务协同，实现了全省、周边或偏远区域危重孕产妇的防控闭环管理，为危重孕产妇转诊快速通道/分级诊疗体系/诊疗标准数据库的建设、专家团队指导培训及防范关口前移等提供了有力支撑。目前，通过三级救治网络平台收治的危重孕产妇年转诊量位居全省第一，危重患者占陕西省人民医院总出院人次的 30% 左右；累计妊娠相关及合并病种已超

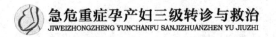

200 个，治疗好转与治愈率达 99.8% 以上；开设的线上、线下各类培训班培训医护人员累计超 1 000 000 人次，为医护人员的技能提升及危重孕产妇救治提供了有力支撑。

本书由陕西省创新能力支撑计划项目（编号：2018PT-12）资助出版，案例均来自陕西省人民医院产科的真实救治事实，救治过程中发生了很多感人肺腑的点点滴滴，编写时也得到了许多医学界同仁的大力支持和帮助，在此表示衷心的感谢！

编者自知学力不足，现不惮丑陋将本书公之于世，希望能给广大妇产科同仁们些许启示，或许也存在这样那样的不足，但医学的发展正是在这些不足中寻找经验并不断总结经验教训，完善救治流程体系，提高救治服务能力。愿我们医学者共同努力，不断探索研究，为妇产科领域的发展增砖添瓦。

编者

2022年5月

目 录
CONTENTS

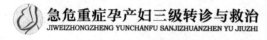

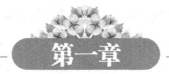

第一章

总 论

第一节 概 述

据全国第七次人口普查数据显示，我国女性人口超过 6.88 亿，0～17 周岁人口约为 2.98 亿，二者合计约占总人口的 2/3。2017 年 10 月 18 日党的十九大报告中，国家主席习近平提出健康中国战略，2019 年 7 月，我国出台《健康中国行动（2019—2030）》等相关文件，提出开展 15 个重大专项行动，其中妇幼健康促进行动被列为重点行动计划，即要从生命的起点开始，提供围绕妇女、儿童全生命周期的妇幼健康服务。母婴安全是妇幼健康的前提和基础，孕产妇死亡率、婴儿死亡率和人均期望寿命是国际上公认的基础健康指标，降低孕产妇死亡率是 21 世纪产科工作的重要任务。

孕产妇死亡率（maternal mortality rate，MMR）是一个国家或地区年内死亡数与活产总数的比值，是衡量一个国家或地区经济、文化及医疗卫生水平的重要指标，也是世界各国高度关注的问题。世界卫生组织（WHO）发布数据称，2013 年全球孕产妇死亡率为 209.1/10 万，发达国家孕产妇死亡率仅为 12.1/10 万，发展中国家孕产妇死亡率为 232.8/10 万，发展中国家的孕产妇死亡率为发达国家的孕产妇死亡率近 20 倍。其中，中国孕产妇死亡率为 17.2/10 万，朝鲜孕产妇死亡率为 77.4/10 万，我国台湾地区孕产妇死亡率为 7.9/10 万。1990—2015 年，全球孕产妇死亡率下降了 43.9%，从 1990 年的 285.1/10 万下降到 2015 年 195.7/10 万，全球在孕产妇死亡率方面取得了可观的进展，但全球平均每天仍有 830 名孕产妇

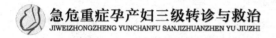

死亡，如何降低孕产妇的死亡也成为 WHO 的千年发展目标之一。近年来，随着经济发展、医疗技术提高及政府投入增加，发达国家孕产妇死亡率已经下降到极低水平，如：2013 年，法国、英国、瑞士的孕产妇死亡率分别为 9/10 万、8/10 万、3.30/10 万；2015 年，冰岛、澳大利亚、加拿大、新加坡的孕产妇死亡率分别为 0.7/10 万、5.5/10 万、7.3/10 万、5.0/10 万，2017 年，日本的孕产妇死亡率为 3.5/10 万。中华人民共和国成立以来，相继出台多项法律法规以保障母婴安全，在国家相关部门和各级妇幼单位多年的共同努力下，孕产妇死亡率逐年下降，从 1990 年的 88.8/10 万下降到 2014 年的 21.7/10 万，提前于 2014 年完成了联合国千年发展目标中的第五条关于孕产妇死亡率的任务，是全球为数不多实现这一目标的国家之一。2018 年，我国孕产妇死亡率已降至 18.3/10 万，这标志着我国卫生健康事业的飞速发展。

我国孕产妇死亡率虽明显下降，但与发达国家相比仍有很大的差距。《中国妇女发展纲要 2011 — 2020 年》提出，到 2020 年孕产妇死亡率应达到 20/10 万以下。2014 年国家卫计委正式下发《关于做好新形势下妇幼健康服务工作的指导意见》，意见明确指出：各地要加强高危孕产妇和新生儿管理，该年全国孕产妇死亡率下降到 21.7/10 万，实现了较 1990 年下降约 3/4 的目标，婴儿死亡率和 5 岁以下儿童死亡率分别下降到 8.9‰ 和 11.7‰。2016 年，《"健康中国 2030"规划纲要》提出：至 2030 年中国孕产妇死亡率应下降到 12.0/10 万。2019 年全国孕产妇死亡率下降到 17.8/10 万，婴儿死亡率下降到 5.6‰，5 岁以下儿童死亡率下降到 7.8‰，虽位居发展中国家前列，但仍高于世界卫生组织欧洲地区的平均水平（16/10 万），也落后于"健康中国 2030"的规划目标（12/10 万）。

我国孕产妇死亡的首要原因为产后出血、羊水栓塞、妊娠期高血压疾病等急危重症，这些疾病发病急、病情危重，抢救是否及时是影响其预后好坏的主要因素。WHO 在多样本调查的研究基础下将孕产妇死亡原因归类分析为以下 3 类：①个人的就诊延迟；②社区由于转运交通工具、道路交通等因素导致的转运不及时；③医疗提供服务的延迟。其中，能否及时转诊急危重症孕产妇是成功救治的关键。因此，国内外学者纷纷提出有效转诊的概念，并勾画了急危重症孕产妇转诊平台理念。在国内外急危重症孕产妇平台试运行过程中发现，孕产妇的死亡率下降，危重孕产妇并发症死亡的危险性降低，尤其是及时转诊可以大幅提高围生儿的救治率，改善围生儿结局。

陕西省位于我国的西北地区，经济较为落后，孕产妇死亡率也属偏高区域，其主要原因如下：①基层地区经济落后，孕产妇文化水平不高，认识不足；②医疗资源分配不合理，基层人员紧缺；③医务人员专业理论知识和经验技能水平参差不齐；④基层诊疗设备与信息传输共享设备落后等。为了解决这一问题，陕西省科技厅大力支持"陕西省危急重症孕产妇省、市、县三级救治绿色云技术网络平台的构建"项目，与陕西省人民医院共同探索西部地区危重孕产妇的转会诊模式，以期降低危重孕产妇死亡率，保障母婴安全。

第二节　危重孕产妇的转诊与救治

一、背景

孕产妇作为一个特殊群体，在常规诊疗、危重症救治上均有其特殊性，以往人们较为重视对死亡孕产妇的监测、研究以及救治，但随着孕产妇死亡率下降，罕见的死亡孕产妇病例已不具有足够的代表性来形成一系列政策指导孕产妇的救治。由于孕产妇死亡率下降和对危重孕产妇案例的审查能提供更多的保健资料和更多可能的预防手段，在过去 20 年，危重孕产妇的概念逐渐被引入。

孕产妇死亡率经常被描述为"冰山一角"，也意味着冰山有一个很大的基础，即危重孕产妇（maternal near miss，MNM），是指妊娠开始到产后 42 天内发生的严重威胁孕产妇及围生儿生命健康的急危重症患者。2009 年 WHO 定义的危重孕产妇为在妊娠期、分娩期或产后 42 天濒临死亡，但是被成功抢救或因偶然因素而继续存活的孕产妇。目前，危重孕产妇被认为是比单独的孕产妇死亡率更有用的指标，被广泛接受的关于危重孕产妇的定义是在妊娠、分娩或产后 42 天内濒临死亡，但最终存活的孕产妇病例。

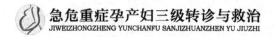

全球范围内危重孕产妇的发病率存在很大的差异，如加拿大和巴西的危重孕产妇总发生率分别为 4.38‰、0.93‰。国内各省间危重孕产妇的发生率也有很大差异，根据以往的监测数据发现，2016 年全国危重孕产妇发生率为 4.05‰，其中，上海市、重庆市危重孕产妇救治中心的危重孕产妇发生率呈现上升趋势，上海市由 2008 年的 0.37‰ 上升到 2017 年的 11.6‰，重庆市由 2015 年的 1.54% 上升到 2016 年的 1.65%。此外，湖南省 2012—2013 年 6 月危重孕产妇的发生率为 3.08‰，广东省 2014—2015 年危重孕产妇的发生率为 0.24%，河北省 2016 年危重孕产妇的发生率为 2.49%，江西省 2016 年危重孕产妇的发生率为 3.98%，陕西省 2012 年危重孕产妇的发生率为 4.86‰。很多地区危重孕产妇的发生率居高不下甚至逐渐升高，说明危重孕产妇这一难点未得到控制。我国在 2016 年全面实施两孩政策后，累积生育需求集中释放，出生人口数量增加，高龄孕产妇比例增高，发生孕产期合并症、并发症的风险随之增加，危重孕产妇与新生儿管理救治任务进一步加重，保障母婴安全面临新的挑战。有研究提示，对危重孕产妇预警、救治和转诊系统的构建和实施有以下意义：①构建和实施危重孕产妇预警、救治和转诊系统有利于提高产科医疗服务质量。运用危重孕产妇预警、救治和转诊系统后，能够及时发现孕产妇的危重迹象，从而更好地实施医疗救治。同时，该系统在运用过程中，对各科人才的需求和依赖性比较强，医院产科护理人员想要运用危重孕产妇预警、救治和转诊系统，还需要不断提升自身综合素质与专业性，大力提升产科医疗服务质量。②构建和实施危重孕产妇预警、救治和转诊系统能够有效保证母亲安全。在国际卫生组织提出的妇幼保健要求当中，保证母亲安全属于重要内容，卫生服务延误、转运延误、个人家庭延误等是影响母亲安全的主要因素，建立危重孕产妇预警、救治和转诊系统后，能够有效降低三者的影响，从而有效保证母亲安全。因此，合理、安全、有效的转诊对于提高危重孕产妇的救治及降低孕产妇死亡率有重大的作用。

二、国内外现状

国外有研究显示孕产妇转运和孕产妇死亡相关，Murray SF 等在 2006 年对大量文献的系统综述指出，发展中国家目前孕产妇的转运体系普遍存在以下问题：

①患者依从性差，不遵循转运建议，应该转运而没有转运；②未经转诊的患者自行到上级机构就诊，增加了上级医院的服务压力。

我国也有研究表明，转诊不规范是造成孕产妇死亡的原因之一，其可能存在三大延误：第一延误是从发生并发症至决定寻求治疗这段时间，妇女和家庭没有意识到症状的严重性或缺乏采取行动的信息；第二延误是从决定寻求治疗至到达适当设施所需的时间内遇到的障碍，包括费用或贫困有关的所有原因，如配偶拒绝支付交通费用、寻找交通工具距离远或困难、发病时间在周末或夜晚、缺乏能够治疗患者的设施或提供者、转诊机制差等；第三延误为在转诊机构中接受适当护理的延误。

目前，我国尚未建立完全统一的适合各地的危重孕产妇转诊体系。随着广大临床医师及研究者对危重孕产妇关注度的提高，我国各省市相继开展关于危重孕产妇救治中心及转诊网络平台的建立。其中，上海、重庆等地建立了以区域划分的危重孕产妇救治中心，北京建立了区域和病种相结合的危重孕产妇救治中心，各地区均取得了显著的成效。此外，针对会诊难、转诊难的问题，相关学者也提出了解决方案，以满足危重孕产妇的救治需求。如有学者从整个区域的角度出发，认为政府要加强投入提高政府在监管中的作用，基础设施建设也需要政府来协调和投入，很多危重孕产妇的费用较高、医院和家属承担的费用较多，需要政府来协调补助此类危重孕产妇的经济不足问题。同时认为必须加强区域化的合作，强调救治中心的信息网络建设，提高救治中心的辐射面积，并以救治中心点带动全面的基层救治效率。也有学者认为加强人才培训是关键，产科质量的提升必须依靠人才，需要考虑长效的人才培养机制，提高人才留住率，加强危重孕产妇医疗新技术的更新和吸收，提高产科的服务质量。

危重孕产妇和新生儿救治与转诊中心为救治危重孕产妇提供了很大支撑，但临床实践工作和对部分基层产科工作人员的问卷调查发现，危急重症孕产妇转诊及救治存在不足；国内文献查阅发现，目前国内尚无统一的危急重症孕产妇转诊指征专家共识、救治原则及相关文件。此外，现已建立的危重孕产妇转诊平台也存在一定的问题：①政府投入不足。由于我国人口基数比较大，人们对医疗服务

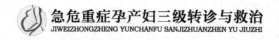
的需求量也大大增加，大多数医院普遍存在工作压力大、人员不足、床位少、资源紧缺等情况，加上部分患者由于经济困难，医院实施救治后患者家属却难以承担相应的医疗费用而出现欠费现象，导致医院经济负担加重，想要有效构建和实施危重孕产妇预警、救治和转诊系统的经济压力也相对较大。危重孕产妇三级网络转诊平台在构建中政府虽有一定的投入，但投资远远不够，如何获得更大的政府支持，仍是我们亟待解决的问题。②区域化救治中心建设不足，尤其是多学科救治。危重孕产妇属于产科重要的病例类型，近年来，危重孕产妇的疾病种类出现一定的变化，很多致孕产妇死亡的原因并非产科因素，而是包括血液病、脑血管疾病、自身免疫性疾病等，由于没有及时地会诊和救治，导致出现不良结局。目前市区间已经形成区域化转诊中心，但各转诊中心之间联系紧密不足，每个转诊中心独立运行缺乏相互协作，针对这种情况应当及时充实救治中心力量，加强区域化救治中心建设，这也是我们需要进一步完善的问题。③网络化建设和监管不足。近年来，我国信息技术发展十分迅速且已经开始在各行各业中普及，医院产科管理尤其是危重孕产妇预警、救治和转诊系统当中，更需要做好网络信息化建设，从而对产妇进行有效的监管和救治。但是，当前我国医院产科网络信息建设不足，大多数地区政府对危重孕产妇预警、救治和转诊系统构建和实施投入资金不足、导致系统无法构建或者无法顺利运行。

为加强危重孕产妇和新生儿救治中心建设与管理，建立完善转会诊和救治网络，提高救治能力和服务质量，保障救治服务的及时性和安全性，切实降低孕产妇和新生儿死亡率，根据《国家卫生计生委关于加强母婴安全保障工作的通知》（国卫妇幼发［2017］42号）要求，国家卫生健康委员会制定了《危重孕产妇救治中心建设与管理指南》和《危重新生儿救治中心建设与管理指南》。陕西省人民医院作为陕西省和西安市的危重孕产妇和新生儿救治与转诊中心之一，经过多年的不断探索，建立了陕西省危急重症孕产妇省、市、县三级救治绿色云技术网络平台，旨在从医疗方面实施医疗资源共享，使发展不平衡地区通过该平台也可享有同等的医疗资源，改进产科质量，提高服务能力，避免孕产妇死亡，减轻危重症的严重程度以及减少医疗纠纷，解决医疗资源不平等的社会主要矛盾，满足人民日益增长的美好生活需要。

第三节 急危重症孕产妇的识别和评估

随着急危重症孕产妇三级转诊平台的建设与实施，基层产科人才建设、技能培训及救治的整体水平和质量已有了长足的进步和提高。基层产科医务人员对急危重症孕产妇的识别和评估、安全有效的转运、院前与院内急诊绿色通道有效且畅通的衔接是成功抢救急危重症孕产妇的基础，也是三级转诊制度中需要严格把控质量的 3 个重要环节，是成功打通母婴绿色生命通道的必备条件。

一、危重孕产妇的定义及判定标准

2009 年 WHO 将危重孕产妇定义为罹患严重疾病的孕产妇，即妊娠期、分娩期或产后 42 天内濒临死亡，但是被成功抢救或因偶然因素而继续存活的孕产妇。

目前，判断危重孕产妇的标准大致可归纳为以下 3 类：①临床标准：依据临床是否患有相关的疾病判定，如子痫前期和子痫等；②干预方式：依据是否使用特殊的医疗方式判定，如患者收入重症监护病房（intensive care unit，ICU）或在围生期进行子宫摘除等；③器官功能：使用器官功能不全和器官功能衰竭的指征判定。2009 年，WHO 发布了关于危重孕产妇的诊断标准（表 1–1），有助于快速评估病情并尽快对症治疗。

表 1–1 WHO 公布危重孕产妇的诊断标准及治疗

功能障碍系统	临床症状	实验室指标	诊疗
循环系统	休克、心脏骤停	重度血流灌注不足 酸中毒	使用血管活性物质 心肺复苏
呼吸系统	急性发绀、呼吸窘迫综合征、重度呼吸急促（呼吸频率＞40 次 / 分）、重度呼吸缓慢（呼吸频率＜6 次 / 分）	重度低氧血症［血氧饱和度＜90%，持续 ≥ 60 分钟或氧合指数（PaO_2/FiO_2）＜ 200 mmHg］	呼吸机辅助通气

功能障碍系统	临床症状	实验室指标	诊疗
肾脏	少尿，补液和利尿剂无效	重度急性氮质血症（肌酐＞ 309 μmol/L）	急性肾衰竭透析
血液	凝血功能障碍	重度急性血小板减少症（血小板＜ $50×10^9$/L）	输血（成分输血）
肝脏	子痫前期时发生黄疸	重度急性高胆血红素症（胆红素＞ 103 μmol/L）	胆红素吸附
神经系统	长时间无意识或昏迷（持续≥ 12 小时，包括代谢性昏迷）、中风、癫痫发作或持续状态、全身瘫痪	格拉斯哥评分＜ 10 分	
子宫			出血或感染导致子宫切除

上述判定标准，尤其是临床指征为危重孕产妇提供了客观、科学依据，对评价不同地区或国家的孕产妇健康情况、妇女生存质量发挥了很大作用。目前，国内主要依据临床标准确定危重孕产妇抢救病例，包括各种原因引起的全身性疾病（如重度休克、弥散性血管内凝血、心脏骤停）、妊娠特有疾病（如肝内胆汁淤积综合征、子痫）、妊娠合并症（如心力衰竭、妊娠合并急性重症胰腺炎）、分娩并发症（如羊水栓塞、子宫破裂、产科大出血伴休克）等。

二、发现危重症孕产妇

早期发现并识别急危重症孕产妇对于准确把握转诊时机、赢得时间、明确诊断、早期给予干预治疗非常重要。

急危重症产妇留给医师的时间往往非常紧迫，常规采集完整病史、详细体格检查、必要辅助检查、明确诊断、治疗的诊疗模式难以适应急危重症患者的救治需要。临床判断主要依靠一般状况和生命体征，采集病史和查体需要同时进行。处理患者时应优先处理急需被纠正的生理指标，判断出危及生命的异常情况并早期处理以争取救治时间。

（一）病史

短时间内要抓住主要特点，对于不能主诉的患者、家属及目击者或现场医务人员的叙述非常重要。要了解主要症状、有无创伤、手术史，前期服药及治疗情况，并重点放在判断紧急问题及了解心肺功能等生理储备方面，为快速明确病因提供可靠线索，理清逻辑线条。

（二）查体

按气道（airway）、呼吸（breathing）、循环（circulation）的"ABC"理论检查主要器官情况，再系统性回顾重要器官的功能。如意识状态、皮肤状态、眼部相关情况（瞳孔、巩膜、结膜）、重视腹部的触诊。对中枢神经系统进行评估时，应记录格拉斯哥昏迷评分（Glasgow coma score，GCS）。

（三）床旁超声评估

超声具有无创、动态、实时、可重复操作的特点，非常适合对急危重症孕产妇的病情进行评估。流程化的床旁超声检查可快速明确疾病相关病理生理改变的直接病因、评估病情，如超声导向的休克快速评估方案（RUSH方案）、扩展的创伤超声重点评估方案（eFAST方案）、目标导向的经胸心脏超声评估方案（FATE方案）、急性循环衰竭床旁超声评估方案（FALLS方案）等。

三、危重症孕产妇的预警评估工具

（一）改良早期预警评分

改良早期预警评分（modified early warning scoring，MEWS）是由早期预警评分（early warning score，EWS）进行改良、演变而来的，广泛应用于急诊、重症监护病房和专科成人病房，其主要包括患者心率、收缩压、呼吸、体温、意识状态5项临床上常用的生理指标。其中，心率在房颤等情况下以心室率计算；收缩压的正常值视为 90～140 mmHg（1 mmHg = 0.133 kPa），如患者基础血压明确异于正常值则按照基础血压计算；呼吸为自主呼吸频率；体温为腋温；神志评估采用AVPU评估法，包括清醒（alert，A）、对声音有反应（rresponse to voice，V）、对疼痛有反应（rresponse to Pain，P）和无反应（unresponsive，U）。体温参数为 0～2分，心率、收缩压、呼吸、意识参数为 0～3分，总分

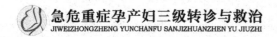

为 0～14 分。综合 5 项生理指标评分获得总分值。国内一些研究认为，改良早期预警评分适用于产科，可有效降低产科急性事件发生率，缩减患者的平均救治时间、住院及治疗时间，保障母婴安全。

（二）序贯器官衰竭评估评分系统

1994 年，欧洲重症监护医学协会制定了序贯器官衰竭评估（sequential organ failure assessment，SOFA）评分系统，评分强调早期动态监测，包括呼吸系统、凝血系统、肝脏、循环系统、神经系统、肾脏 6 个系统或脏器，每项 0～4 分，共 24 分，每天记录一次总分并取最差值，分数越高病情越重。SOFA 评分系统简单、实用，相关的参数临床易于获得，SOFA 评分可用于描述器官功能不全或功能衰竭的发展过程，可预测预后。在产科危重症的应用中，有学者指出，SOFA 评分与疾病严重度相关性好，可以连续客观评价，但在死亡率的预测上仍有一定难度。Vincent 等研究报道，动态监测第 3 天 SOFA 评分与第 1 天 SOFA 评分的差值，当差值 ≥ 0 时提示危重孕产妇病情十分凶险，甚至可以描述为趋向恶化，应及时对器官衰竭的病因进行针对性处理，同时立即行器官支持治疗，为进一步抢救赢得宝贵时间，以阻止产科危重症的发展，挽救产妇的生命。SOFA 评分系统虽然适用于危重孕产妇病情的评估及预测预后，但不能预测胎儿的结局。

（三）产科早期预警评分

产科早期预警评分（obstetric early warning score，OEWS）通过对生理参数的异常程度赋值，将获得的各项分值相加，当总分值或某单项参数分值过高时，即达到触发阈值。主要评估指标包括体温、血压、呼吸、心率、血氧饱和度、意识状态（A 为意识清醒、V 为对声音有反应、P 为对疼痛有反应、U 为无反应）及所需的吸入氧分数。该量表将每个评估指标赋值 0～3 分，当总分 ≥ 4 分或单项评分 ≥ 3 分时判定为中度风险，当总分 ≥ 6 分时为高度风险。OEWS 对产科危重症患者的死亡率有很好的预测能力。英国大多数产科已经使用 OEWS，我国使用OEWS 的报道较少。

（四）急性生理学 - 慢性健康状况评价 II 评分系统

急性生理学和慢性健康状况评价 II（acute physiology and chronic health evaluation

Ⅱ，APACHE Ⅱ）评分系统对产科危重症患者的预警评估目前日益受到重视。APACHE Ⅱ评分系统包含急性生理学评分（acute physiology score，APS）、年龄评分及慢性健康状况评分（chronic health score，CHS）。

（1）APS 评分：包括直肠温度、平均动脉压、呼吸、心率、氧合指数、动脉血 pH 值、血钠、血钾、血清肌酐、血小板计数、白细胞计数、格拉斯哥昏迷评分 12 项生理学参数。

评分方法：患者进入 ICU 后，检查并记录 24 小时内 12 项生理学指标的最差值，每项 0 ～ 4 分，总分即为 APS。

（2）年龄评分：≤ 44 岁评分 0 分，45 ～ 54 岁评分 2 分，55 ～ 64 岁评分 3 分，65 ～ 74 岁评分 5 分，≥ 75 岁评分 6 分。

（3）CHS 评分：患有严重器官 / 系统疾病或免疫功能低下伴非手术 / 急诊手术者评分 5 分，患有严重器官 / 系统疾病或免疫功能低下伴择期手术者评分 2 分。

APACHE Ⅱ评分系统理论最高评分为 71 分，分值越高说明病情越重。

国外有研究发现，该评分系统对于非产科患者的死亡风险预测方面有优势，但对于产科患者的死亡率预测过高，而对于转运过程中产科患者的死亡率预测过低。国内学者刘慧姝等报道，APACHE Ⅱ评分系统过高估计了产科患者的死亡风险率，对于因非产科指征入住综合 ICU 的产科危重症患者，死亡风险预测的阳性率高，可达 93.03%；而对于因产科指征入住综合 ICU 的产科危重症患者预测阳性率较低，仅为 30.91%。综合国内外研究报道，APACHE Ⅱ评分系统对于产科患者的预后评估仍有应用价值，但其对危重孕产妇病情评分存在一定缺陷，可能过高预测了危重孕产妇的预期死亡率。产科危重症患者一般而言较年轻、发病急、病情变化迅速，治疗监护干预性强，妊娠期的特殊生理变化给产科救治增加了一定难度，需要实时评估各项重要指标的动态变化，如信息滞后会直接影响医护人员处理病情变化和早期预警评估的效果，应加强 APACHE Ⅱ评分系统在基层产科医务工作者群体中的培训和推广，提升基层医务人员对产科危重症患者病情严重程度的预警理念。

第四节 急危重症孕产妇的急救流程

一、院前急救与转运

（一）组建转运团队

转运团队由1名高年资院前急救医师担任队长，队员由1名产科专科医师和2名护士组成。团队内各成员责任明确，分工细致，针对危重症孕产妇主要危及生命的情况，制订出具体应对措施，并对转运途中可能出现的突发状况有充分预判，指定应急预案。

（二）设备保障

转运救护车需配备除颤仪、转运呼吸机等基本抢救仪器，器械和物品准备齐全，如输液设备、氧气袋、气管插管等常用物品，定期检查维护。需准备有效使用期限内的消毒产包、新生儿抢救用品等物品。在急救车辆上常备的药品包括缩宫素、利多卡因等产科用药，并定期检查药品使用有效期，及时更换。保持三级救治网络云平台正常运行，网络通畅，可及时与上级医院保持联系，得到有效指导。

二、急诊分诊

急诊分诊时应测量孕产妇生命体征；评估意识状态；快速评估孕产妇一般情况：询问孕周、胎动情况，有无腹痛、腹部发紧发硬等不适，有无阴道流血、流液及量的多少。对分诊为三、四级的孕产妇可协助联系并指引其至产科门诊，或与产科值班医师取得联系；对病情不稳定的急危重症孕产妇直接入抢救室，急诊科医护人员立即接诊患者，初步病情评估，维持生命体征稳定，请产科医师急会诊，产科医师接到急会诊后带领抢救团队10分钟内到达抢救室，协同参与抢救。接诊医师按五色风险评估表对孕妇进行风险级别评估：低风险——绿色；一般风险——黄色；较高风险——橙色；高风险——红色；传染性疾病——紫色。对于风险评估为橙色甚至红色的患者应尽早呼叫上级医师，启动孕产妇救治院内领导小组，集结全院力量开通绿色抢救通道争取抢救时机。

三、三级转诊绿色通道

经三级转诊平台确诊或拟诊为危重孕产妇后应立即启动急诊绿色通道，产科医护人员与基层转运医务人员保持联系，提前至急诊抢救室待命，必要时同时联络床旁B超抢救室待命。实行"两先两后"的原则：即先抢救处理，后挂号交费；先入院抢救，后交费办手续。须急查的检验项目由专人快速送检产科团队处理产科专科情况，急诊团队必要时给予高级生命支持，协助联络相关科室，必要时组建多学科团队（multidisciplinary team，MDT），为病情的快速诊断提供依据，为后续的进一步治疗提供保障。

四、院内转运

急危重症孕产妇转运至产科ICU或手术室时应配备产科医护和急诊科医护各1名，携带抢救用品，途中关注产妇心电监护、胎儿胎心监测、孕产妇出血情况，护士负责保持静脉通道通畅，有生命体征变化时报告随同医师配合处理，护士负责交接患者生命体征、胎心、是否出血及出血量、静脉通路情况，双方在转运单和转运登记本上签字确认后方可离开。由产科或多学科团队继续完成救治工作。

五、启动多学科团队

作为省内危重孕产妇转诊中心，我院接诊患者群体病情复杂，诊疗难度大，利用省级综合性三级医院医疗资源及学科互补优势，我们在学科细化的基础上探索建立多学科交叉融合的医疗模式，制订了妊娠合并各系统疾病诊疗规范，如妊娠合并高血压、妊娠合并自身免疫性疾病、妊娠合并血液系统疾病等多学科综合诊疗的协作实施方案。接诊医师如遇到病情危重或需要多科协助诊治，立即通知科主任，确保孕产妇就诊流程的顺畅，对诊治过程中可能存在的时间延误或困难进行预判，及时联系职能部门协助解决。医院职能部组织多科会诊，尽快达成一致意见，做好临床决策，共同与家属进行沟通，同时协调 住院或手术等相关事宜，避免延误治疗。更要强调产科医师除了对本专业问题进行纵向诊断、决策、处理外，对其他相关专业问题也需要了解，并根据妇女妊娠期的特殊性等进行纵向分层管理和横向科学交叉管理以及联合管理，而各学科之间如何沟通并有效合作是降低危重孕产妇死亡率的关键。

第五节　危重孕产妇评审

一、危重症孕产妇评审背景

大量的国际国内资料已经表明导致孕产妇死亡，可能有 3 个延误：①孕妇及其家属作出就医决定太迟导致的延误；②虽然孕妇及其家属决定就医但因交通、经济等因素造成难以迅速到达医疗机构导致的延误；③医疗机构自身原因，提供诊疗措施不当导致医疗救治延误。

近年来，随着我国政府对妇女健康的不断重视，在提高妇幼卫生基本服务的公平性和可及性、缩小地区差别、改善管理等方面不断努力，使得我国孕产妇死亡率逐年降低，由 2000 年的 53/10 万，降到了 2020 年的 16.9/10 万，城市与农村孕产妇死亡率之间的差距也在不断缩小，但东西部地区仍存在较为明显的差异，2010 年西部地区孕产妇死亡率是东部地区的 2.5 倍。产科出血、妊娠期高血压疾病、妊娠合并心脏病和羊水栓塞仍是导致我国孕产妇死亡的主要原因，这种死亡地点的改变和死亡原因与产科服务质量，如孕产期保健服务能力、危重孕产妇转会诊网络的建立与通畅、危重孕产妇的救治水平等有着密切关系。因此，加强医疗机构的产科建设、改进服务质量是有效地减少孕产妇死亡和减少孕产妇危重症发生的主要手段。仅利用孕产妇死亡率作为评价产科质量的指标，已经不能准确评价孕产妇保健质量。多年来孕产妇死亡评审一直是我国用于降低孕产妇死亡率的干预措施之一和评价产科服务质量的主要方法。但是孕产妇死亡评审用于对于第三种延误的干预，有其局限性，而孕产妇危重症评审的优势就是重点对第三种延误患者进行早期干预，开展有效的评审活动，从而达到将预防孕产妇死亡的关口前移，保障孕产妇安全和提高生存质量的目的。

中国疾病预防控制中心妇幼保健中心（简称中国疾控中心妇幼中心）吴久玲教授借鉴 WHO 和国际经验，2004－2005 年组织国家级专家制定了适合中国国情的"孕产妇危重症评审（maternal nearmiss audit，MNA）"本土化方案，并采用流行病学现场干预试验研究的手段探讨孕产妇危重症评审方法在中国省、市、县级医疗机构应用的有效性和可行性。孕产妇危重症评审方法作为对孕产妇死亡评审制度的一种重要补充和延伸，数年来已经获得了不可估量的社会效益。

二、孕产妇危重症评审的优势

孕产妇危重症评审主要优势有以下几方面。

（一）获得更充分的医疗服务信息

（1）孕产妇危重症的发生数量远远多于孕产妇死亡数，由此可获得更详细的、可量化的相关因素的信息进行更综合性的定量分析。

（2）有些危及生命的危重症可能发生在孕产妇住院期间，提供了观察和回顾医疗服务的机会。相反，有些孕产妇死于医疗机构是由于其到达医院的时间太迟，失去了抢救机会，导致可获得的医疗信息也太少。

（3）在评审过程中是对每个病例的全部病历信息进行了解与分析。

（二）获得更真实的医疗服务信息

（1）经治医务人员心理压力减小，愿意配合病例评审，说出真实的医疗救治过程，讨论康复者的病例是在抢救成功基础上讨论医疗服务不足，相比于讨论死亡者可能对医务人员有较小的威胁和较少指责性。

（2）如果有必要可以直接访谈妇女本人而不是其家人或其他人，她所提供的有关自身医疗服务的信息，可能是被忽视而又非常重要的医疗服务质量问题。

（三）获得更及时全面的知识技能

（1）评审专家组由多学科专业和管理人员组成，可以从多学科和多角度分

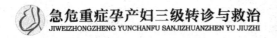

析医疗服务提供过程中存在的不足和提出改进建议。

（2）评审内容不仅仅局限于临床诊断、辅助检查和处理，而且还要找出医院在产科质量管理方面存在的问题，甚至帮助找出当地卫生政策和卫生监督执法方面的缺陷，从而改进整体的产科服务质量。

（3）医务人员参与整个评审过程就为医务人员和管理者提供了一个学习和交流的平台，在聆听专家组对评审病例每个医疗环节进行逐一评审，得到专家们面对面的点评与指导的同时，也使医务人员带着思考的问题参与讨论，一些疑难问题得到及时解答，这种指导效果与普通的专业理论培训相比更令人印象深刻、更具有针对性、实用性和有效性。

三、危重症评审机制

（一）危重症病例评审流程

（1）在医院产科安全管理办公室指导下，科室每月针对上月危重病例举行一次评审；若出现典型病例则随时启动评审。

（2）危重病例评审方案及流程包括从入院至出院的医疗服务和医疗管理等多环节内容，共13个部分76项评审点。

（3）危重病例评审由危重症评审专家、科主任或科室主任医师主持，邀请患者救治过程中涉及的各科室人员、经治人员参加评审，鼓励其他医护人员积极参与。

（4）进行危重病例评审前，被评审病例的主管一线医师、二线医师全面收集与患者病情相关资料，评审时详细介绍病情及诊治经过。

（5）评审得出的经验教训归纳整理，提出针对性干预措施并形成报告。

（6）主管医师完善填写评审表格及归档整理评审资料。

（二）关于评审病例的筛选和确定

危重症孕产妇的定义至今仍不统一。WHO提出使用全球统一的孕产妇危重症新定义，即"在妊娠期、分娩期或产后42天内濒临死亡，但是被成功抢救或因偶然因素而继续存活的孕产妇"。筛选标准主要参照表1–2。

表1-2　2016年WHO提出的孕产妇危重症评审病例筛查标准

类别	项目
严重母体并发症	严重产后出血
	重度子痫前期
	子痫
	败血症或严重全身感染
	子宫破裂
	流产后严重并发症
重症干预或入住ICU	入住ICU
	放射介入治疗
	开腹手术（除剖宫产外）
	输注血液制品
危及生命的情况	心血管功能不全
	呼吸功能不全
	肾脏功能不全
	肝脏功能不全
	凝血或血液异常
	神经系统功能障碍
	出血或感染致子宫切除

注：包括妊娠期、分娩期、产后（或流产后）42天内发生濒临死亡的并发症；WHO：世界卫生组织；ICU：重症监护病房。

产科危重症评审方法的应用主要涉及产科，同时也与ICU、行政科室（医务科）、麻醉、护理、涉及内外科、急诊及相关辅助科室密切相关，形成多学科协作展开相关妊娠合并并发症的危重症孕产妇病例的评审工作，各科室明确责任，各部门协调到位，保障评审工作顺畅实施；所选案例具备典型性，带着问题评审，寻找问题、寻觅方案，提高产科管理水平。

孕产妇危重症评审方案及流程包括从入院至出院的医疗服务、医疗管理等多环节内容，流程细致规范，避免有问题遗漏。评审揭示病例存在的问题和不足，树立"揭短才有促进"的观点，强调评审的目的是发现问题和不足、提出干预措施，改进产科服务质量、提高产科技术水平和降低孕产妇死亡率，而不是追究责任。为孕产妇危重症评审方法的推行提供思想保证。

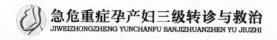
（三）医疗服务基本要素的审评

1. 入院

（1）当患者到达医院时，她当时的状况是否符合危重孕产妇病例筛选标准？

（2）到达医院后，在医师/护士首诊之前，是否有延误情况？为什么？

（3）从到达医院后至收住院期间有无延误？为什么？

2. 诊断

（1）首诊时对患者状况的了解是否正确、充分和全面？主要如下：①患者病史、症状、体格检查是否全面？②入院时为危重症者，其以往相关就医情况：当时就医有无延误？诊断是否正确？是否给予相关处理？治疗是否正确？是否有延误？

（2）相关辅助检查是否全面？主要如下：①是否对所有必要的辅助检查开了医嘱（如实验室检查，B超、心电图等）？②是否做了所有必要的辅助检查？为什么？③是否所做的辅助检查是必须的？为什么？④做辅助检查和得出结果报告时有无延误？为什么？

（3）做诊断的过程中有无延误？为什么？

（4）是否对需要鉴别的问题给予了充分的考虑？为什么？

（5）诊断是否正确？如不正确，为什么？

3. 医疗、管理、监测

（1）治疗原则是什么？是否符合医疗常规？为什么？

（2）最初采取了哪些处理？这些处理是否恰当（如建立静脉通道并且保证了足够的静脉补液量？首次负荷剂量的硫酸镁应用等）？为什么？

（3）其后的处理是否恰当（可能包括手术前、中、后准备与应对措施、对并发症或感染的药物治疗、输血等）？为什么？

（4）是否密切观察病情，及时发现病情的变化？为什么？

（5）在病情发生变化或由非危重症转变为危重症,问题如下：①原因是什么？是否适时评估？②是否进行危重症病例讨论？③是否调整治疗方案？④调整治疗方案后的处理是否适宜？为什么？

（6）对必要的处理开医嘱时有无延误（包括等上级查看患者的延误或对治

疗措施必要性认识上的延误）？

（7）在执行医嘱时有无延误（如以剖宫产为例，可将这个处理分为多个步骤：通知手术医师、通知麻醉师等其他人员、手术室接患者、术前准备、麻醉、手术等）？为什么？

（8）血制品应用有无延误？为什么（交叉配血、取血、输血的过程）？

（9）麻醉处理是否正确（麻醉方式、麻醉药应用和计量、术中情况监测与处理等）？

（10）医务人员之间的病情交流有无延误（如医师与护士、上级医师与下级医师或值班人员之间）？为什么？

（11）在病情危重或发生变化时，是否有良好的医患沟通？

4.护理、监测和随后的处理

（1）对患者所开的医嘱是否恰当、充分（如护理级别、脉搏、血压、失血量、液体出入量等）？

（2）对患者的监测、措施是否符合医疗、护理常规？

（3）是否按医嘱执行了监测？

（4）执行医嘱是否及时、准确？

5.出院

（1）出院诊断是否正确？

（2）出入院诊断是否符合？为什么？

（3）出院时间是否恰当？为什么？

（4）出院后的随访事宜是否充分和清楚地向患者交代？

6.病历记录的信息

（1）病历记录中的信息是否充分？是否准确？是否及时？

（2）病历设置的项目是否完整？

（3）病历记录是否完整（需列出记录中遗漏的项目）？

（4）是否有各级医师的诊疗意见（包括查房、会诊记录、抢救记录等）？

7.其他情况

（1）下级医院转诊患者的转诊情况（通过接诊医师/护士回忆和病例记录

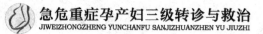

了解）：①转诊指征是否适当？为什么？②转诊时机是否及时、恰当？为什么？③转诊时处理是否正确？为什么？④是否有转诊记录？转诊记录包括哪些内容？⑤在上转的途中，有无医务人员陪同？⑥转诊前是否通知上级医院？为什么？⑦转诊交通工具是什么？⑧如果是急救车，车上急救设备配置？是否专科人员接或送患者？⑨转诊路途是否有延误？为什么？

（2）可能还有些因素没有在以上内容中列出，将其列在"其他"下。

（四）病例评审中其他需审查的项目

1. 医务人员

（1）资格：指人员是否具有认定的资格来从事这个操作。

（2）技能：指人员虽然有认定的资格但是没有足够的能力或技术承担此项工作。

（3）可用性：①持久性（如这个医院没有长期工作的麻醉师或化验员）；②临时性（如这个医院有麻醉师但是没有上班或在休假）；③人员的登记（如没有安排上级值班人员，没有安排通知值班人员的人员）；④值班室（如值班人员住在远离医院的地方，需要时不能及时赶到医院）；⑤值班人员不坚守岗位（如值班时不遵守医院的规章制度）。

（4）医务人员的工作态度。

（5）对下级医疗机构人员的督导。

（6）沟通交流（医务人员之间、医务人员和患者之间）。

2. 设备

（1）可用性。①永久性：如产房内没有真空吸引器；②临时性：如当天血压计找不到、需要做手术时高压蒸汽锅不能用、缝线或试剂没能及时供应等。

（2）易获取性：所需物品被锁了拿不到。

（3）不能使用或损坏：要考虑到所有必需的设备处于功能状况，列出不能正常工作或没有及时供应的设备名单，并找出所其问题存在的原因。

3. 药物

急救药品：①在本医院一直是可获得的（在手术室、急救室、产房）；②暂时不可得（药品架上没有或被锁了，不能及时得到）；③本院没有所需药品，列出不可及时得到的药品，分析其原因。

4. 针对此病的医疗常规/治疗指南

（1）没有相应的医疗常规，或没有来自上级下发的医疗指南。

（2）有相关医疗常规，但是没有参照执行。

（3）医疗常规中是否包括病历记录和其他登记记录中所需信息的内容。

5. 组织和管理

包括转诊前医院和本院的组织和管理。

（1)是否采取了应对急诊患者突然增加的措施(如只有一个手术室或手术包，可能导致患者处理的延误）？

（2）是否在节假日合理安排值班人员，并有应对危重症抢救的机制和能力？

（3）是否采取措施保证在主要工作人员离开医院时有代理人员在岗？

（4）要考虑到医院每个部门的组织和管理对处理过程的影响。

（5）是否请示上级医师，请示时间是否有延误？

（6）是否启动院内抢救小组，启动是否有无延误？

6. 患者及其家庭

（1）经济能力：请标明哪些是患者及其家庭可以支付的，哪些不是。

（2）拒绝配合或不同意关键的处理：如患者自动要求出院、家属由于某种原因拒绝输血等。

我国各地区危急重症孕产妇的救治能力不平衡。很多医院尚未开展危急重症孕产妇评审，更缺乏经过良好训练的专家指导。近十几年来，中华医学会妇产科学分会产科学组和中华医学会围产医学分会已经发布、更新了多项指南和共识，对规范和指导临床工作发挥了重要作用，也为以指南为参照的各级评审提供了依据。实践证明，产科质量和医疗安全的难点集中在危重症处置上，危重症处置能力体现出产科技术水平的高低。对比孕产妇死亡评审制度，孕产妇危重症评审方法具有事前干预、事前管理的特点，其评审框架流程内涵丰富，涵盖了危重症处理的各环节因素，评审程序规范、不易遗漏细节，抓住了产科质量管理的重点、痛点和堵点。开展孕产妇危重症评审工作不仅有助于提高医务人员对孕产妇危重症的早期识别、干预和救治能力，防患未然，关口前移，更重要的是有助于提高

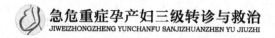

医疗管理者对产科服务质量管理的认识与重视，增强对产科建设的投入和管理力度，从而有利于降低孕产妇危重症发生率、避免产科医疗纠纷及提高危重症幸存者的生存质量。

第六节　孕产妇死亡评审

一、孕产妇死亡评审背景

妇女、儿童健康是全民健康的基石，是衡量社会文明进步的标尺，是人类可持续发展的基础和前提。中国共产党和中国政府历来高度重视妇女、儿童健康，将其作为保护妇女、儿童权益，促进妇女、儿童全面发展的重要基础性工作。

孕产妇死亡是指在妊娠期或妊娠终止后 42 天内的妇女，无论妊娠时间和部位，由于任何与妊娠或妊娠处理有关的或由此而加重了的原因导致的死亡。2018 年，我国孕产妇死亡率为 18.3/10 万，婴儿死亡率是 6.1‰。截至目前，全国孕产妇死亡率已经下降至 17.8/10 万，婴儿死亡率下降至 5.6‰。

孕产妇死亡评审制度的实施逐渐成为我国降低孕产妇死亡率和评估产科服务质量的主要措施。该项制度能引起大家对孕产妇死亡的高度重视，以努力减少孕产妇的死亡。但该项制度执行是在事件发生之后，如何预防不良事件的发生更加重要。

二、孕产妇死亡评审规范

产科危重症评审方法的应用主要涉及产科专业，同时也与管理、麻醉、护理、急诊及相关辅助科室密切相关，属于全院性的一项工作。各科室明确责任，各部门协调到位，保障评审工作顺畅实施。

孕产妇危重症评审方案及流程包括从入院至出院的医疗服务、医疗管理等多个环节，流程应细致规范，避免有问题遗漏。评审必然要揭示病例存在的问题和不足，"脸面不好看""会不会引起医疗纠纷"等思虑自然而然产生，为此要树立"揭短才有促进"的观点，强调评审的目的是发现问题和不足、提出干预措施，改进产科服务质量、提高产科技术水平和降低孕产妇死亡率，而不是追究责任。为孕产妇危重症评审方法的推行提供思想保证。

（一）评审目的

（1）明确孕产妇死亡原因，分析导致孕产妇死亡的相关因素。

（2）提出降低孕产妇死亡的干预措施，为政府决策提供依据。

（3）时吸取孕产期保健和助产技术服务的经验教训，不断完善和落实技术服务规范，提高产科质量。

（4）引起全社会对孕产妇和安全的关注。

（5）有效减少孕产妇死亡的发生，将孕产妇死亡控制在最低水平。

（二）评审时间、程序及要求

1. 评审的时间

根据孕产妇死亡时间、数量确定。原则上省级孕产妇死亡评审每年组织1次，市（地）级孕产妇死亡评审至少每半年组织1次，县（市）、区级每季度评审1次或随时进行评审。

2. 评审程序与要求

（1）孕产妇死亡信息收集。①医院内孕产妇死亡：妇幼保健机构负责调查并填写完整的《医院孕产妇死亡调查》，医疗机构应配合妇幼保健机构的调查，并提供孕产妇死亡全部原始病历复印件或病例摘要，包括各种辅助检查结果上交至辖区内妇幼保健机构，以便进行死亡评审。如进行了尸体解剖，应提交尸检病理报告。②非医院内孕产妇死亡：县（市）级妇幼保健机构或乡卫生院负责进行入户调查，并填写《社区（入户）孕产妇死亡调查》。如有与医疗机构相关的内容，相关的医疗机构要配合调查，如实提供孕产妇有关的全部原始病历复印件，包括各种辅助检查结果，以便进行死亡评审。

（2）妇幼保健机构应妥善保管好每例孕产妇死亡调查材料及原始病历复印件，不得遗失。

（3）各级妇幼保健机构组织孕产妇死亡评审专家组进行孕产妇死亡评审。

（4）根据"十二格表"及"三个延误"理论进行孕产妇死亡评审个案分析

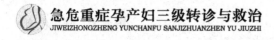

并完成孕产妇死亡评审个案分析报告。

随着急诊呈现的孕产妇合并多种疾病等越发复杂的趋势，医疗风险也随之加大，需要从医院各层面给予高度重视，从开始接诊到整个诊疗环节在加强风险管理的同时，严格执行规范的制度，确保各诊疗环节绝对优先，强化急诊接诊到住院时间的质控管理。最终目标是确保危重孕产妇急诊绿色通道畅通，同时充分发挥综合医院优势，识别存在潜在危险的孕产妇并及时收治以确保患者安全。尽早识别危重孕产妇至关重要，在基层医疗机构，早识别、早预警、早转诊、早干预能有效弥补孕产妇死亡病例评审中发现的不足。

产科质量和医疗安全的难点集中在危重症处置上，危重症处置能力体现出产科技术水平的高低。孕产妇危重症评审方法具有事前干预、事前管理的特点，其评审框架流程内涵丰富，涵盖了危重症处理的各环节因素，评审程序规范、不易遗漏细节，此法抓住了产科质量管理的重点、痛点和堵点。开展孕产妇死亡评审、危重症病例评审工作不仅有助于提高医务人员对孕产妇危重症的早期识别、干预和救治能力，更重要的是有助于提高医疗管理者对产科服务质量管理的认识与重视，增强对产科建设的投入和管理力度，从而有利于降低孕产妇危重症发生率、避免产科医疗纠纷及提高危重症幸存者的生存质量。在党和政府的充分重视和持续推动下，全国妇幼健康机构都努力把孕产妇危重症评审工作与孕产妇死亡评审制度结合运用，将更有助于不断提升我国产科服务质量、保障医疗安全的生命线，实现妇幼健康事业更高质量的发展。

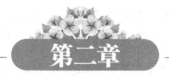

第二章

急危重症孕产妇的转诊与救治管理

第一节　孕产妇合并糖尿病的转诊与救治

妊娠合并糖尿病包括妊娠前糖尿病（pre gestational diabetes mellitus，PGDM）和妊娠期糖尿病（gestational diabetes mellitus，GDM），妊娠前糖尿病可能在妊娠前已确诊或在妊娠期首次被诊断。

随着我国二胎、三胎政策的相继出台，育龄期肥胖女性的增加，妊娠合并糖尿病的患病率不断攀升，妊娠合并糖尿病会使母婴相关疾病风险显著增加，包括自发性流产、胎儿畸形、子痫前期、新生儿脑病、巨大儿、新生儿低血糖、高胆红素血症、新生儿呼吸窘迫综合征等，此外，妊娠合并糖尿病还会使子代远期肥胖、高血压和 2 型糖尿病的发生风险显著增加。

一、诊断

（一）妊娠前糖尿病

符合以下 2 项中任意一项者，可确诊为妊娠前糖尿病。

（1）妊娠前已确诊为糖尿病的患者。

（2）妊娠前未进行过血糖检查的孕妇，尤其存在糖尿病高危因素者，首次产前检查时需明确是否存在糖尿病，妊娠期血糖升高达到以下任何一项标准应诊断为妊娠前糖尿病：①空腹血糖（fasting plasma glucose，FPG）≥ 7.0 mmol/L（126 mg/dL）；② 75 g 口服葡萄糖耐量试验（oral glucose tolerance test，OGTT），服糖后 2 小时血糖 ≥ 11.1 mmol/L（200 mg/dL）；③伴有典型的高血糖症状或高血糖危象，同时随机血糖 ≥ 11.1 mmol/L（200 mg/dL）；④糖化血红蛋白（glycohemoglobin，HbA1c）≥ 6.5%［采用美国国家糖化血红蛋白标准化项目/糖尿病控制与并发症试验标化的方法，但不推荐妊娠期常规用HbA1c 进行糖尿病筛查］。

（二）妊娠期糖尿病

妊娠期糖尿病是指妊娠期发生的糖代谢异常，妊娠期首次发现且血糖升高已经达到糖尿病标准者应将其诊断为妊娠前糖尿病而非妊娠期糖尿病。妊娠期糖尿病诊断方法和标准如下：

（1）推荐医疗机构对所有尚未被诊断为妊娠前糖尿病或妊娠期糖尿病的孕妇，在妊娠24～28周和28周后首次就诊时行口服葡萄糖耐量试验检测。① 75 g 口服葡萄糖耐量试验方法：口服葡萄糖耐量试验前禁食至少 8 小时，试验前连续 3 天正常饮食，即每日进食碳水化合物不少于 150 g，检查期间静坐、禁烟。检查时，5 分钟内口服含 75 g 葡萄糖的液体 300 mL，分别抽取孕妇口服葡萄糖前和服后 1 小时、2 小时的静脉血（从开始饮用葡萄糖水计算时间），放入含有氟化钠的试管中，采用葡萄糖氧化酶法测定血糖水平。② 75 g 口服葡萄糖耐量试验的诊断标准：口服葡萄糖前和服后 1 小时、2 小时三项血糖值应分别低于 5.1 mmol/L（92 mg/dL）、10.0 mmol/L（180 mg/dL）、8.5 mmol/L（153 mg/dL）。任何一项血糖值达到或超过上述标准即诊断为妊娠期糖尿病。

（2）孕妇具有妊娠期糖尿病高危因素或者在医疗资源缺乏地区，建议妊娠24～28周首先检查空腹血糖。空腹血糖 ≥ 5.1 mmol/L 可以直接诊断妊娠期糖尿病，不必行口服葡萄糖耐量试验；空腹血糖 < 4.4 mmol/L（80 mg/dL）时发生妊娠期糖尿病可能性极小，可以暂时不行口服葡萄糖耐量试验。空腹血糖 ≥ 4.4 mmol/L且 < 5.1 mmol/L 时，应尽早行口服葡萄糖耐量试验。

（3）孕妇具有妊娠期糖尿病高危因素，首次口服葡萄糖耐量试验结果正常，必要时可在妊娠晚期重复口服葡萄糖耐量试验。

（4）妊娠早、中期随孕周增加空腹血糖水平逐渐下降，尤以妊娠早期下降明显。因而妊娠早期空腹血糖水平不能作为妊娠期糖尿病的诊断依据。

（5）未定期检查者，如果首次就诊时间在妊娠 28 周以后，建议首次就诊时或就诊后尽早行口服葡萄糖耐量试验或空腹血糖检查。

（三）高危人群的识别

妊娠期糖尿病高危因素包括肥胖（尤其是重度肥胖）、一级亲属患有 2 型糖尿病、妊娠期糖尿病史或巨大儿分娩史、多囊卵巢综合征、妊娠早期空腹尿糖反复阳性等。

二、妊娠期监测

（一）孕妇血糖监测

1.血糖监测方法

（1）自我血糖监测（self monitored blood glucose，SMBG）：采用微量血糖仪自行测定毛细血管全血血糖水平。新诊断的高血糖孕妇、血糖控制不良或不稳定者及妊娠期应用胰岛素治疗者，应每日监测血糖 7 次，包括三餐前 30 分钟、三餐后 2 小时和夜间血糖；血糖控制稳定者，每周应至少行血糖轮廓试验 1 次，根据血糖监测结果及时调整胰岛素用量；不需要胰岛素治疗的妊娠期糖尿病孕妇，在随诊时建议每周至少监测 1 次全天血糖，包括空腹外周血糖（fasting blood glucose，FBG）及三餐后 2 小时外周血糖，共 4 次。

（2）连续动态血糖监测（continuous glucose monitoring system，CGMS）：可用于血糖控制不理想的妊娠前糖尿病或血糖明显异常而需要加用胰岛素的妊娠期糖尿病孕妇。大多数妊娠期糖尿病孕妇并不需要连续动态血糖监测，不主张将连续动态血糖监测作为临床常规监测糖尿病孕妇血糖的手段。

2.妊娠期血糖控制目标

妊娠期糖尿病患者妊娠期血糖应控制在餐前血糖 ≤ 5.3 mmol/L（95 mg/dL）、餐后 2 小时血糖 ≤ 6.7 mmol/L（120 mg/dL），特殊情况下可测餐后 1 小时血糖［ ≤ 7.8 mmol/L（140 mg/dL）］；夜间血糖不低于 3.3 mmol/L（60 mg/dL）；妊娠期 HbA1c 宜低于 5.5%。妊娠前糖尿病患者妊娠期血糖控制应达到下述目标：妊娠早期血糖控制勿过于严格，以防低血糖发生；妊娠期餐前、夜间血糖及空腹血糖宜控制在 3.3 ～ 5.6 mmol/L（60 ～ 99 mg/dL），餐后峰值血糖 5.6 ～ 7.1 mmol/L（100 ～ 129 mg/dL），HbA1c < 6.0%。无论妊娠期糖尿病还是妊娠前糖尿病，经过饮食和运动管理，妊娠期血糖达不到上述标准时，应及时加用胰岛素或口服降糖药物进一步控制血糖。

3.HbA1c 水平的测定

HbA1c 反映取血前 2 ～ 3 个月的平均血糖水平，可作为评估糖尿病长期控制情况的良好指标，多用于妊娠期糖尿病初次评估。应用胰岛素治疗的糖尿病孕妇，推荐每 2 个月检测一次。

4. 尿酮体监测

尿酮体有助于及时发现孕妇碳水化合物或能量摄取的不足，也是早期糖尿病酮症酸中毒（diabetes mellitus ketoacidosis，DKA）的一项敏感指标。孕妇出现不明原因恶心、呕吐、乏力等不适或者血糖控制不理想时应及时监测尿酮体。

5. 尿糖的监测

由于妊娠期间尿糖阳性并不能真正反映孕妇的血糖水平，不建议将尿糖作为妊娠期常规监测手段。

（二）孕妇并发症的监测

1. 妊娠期高血压疾病的监测

每次妊娠期检查时应监测孕妇的血压和尿蛋白，一旦发现并发子痫前期，按子痫前期处理。

2. 羊水过多及其并发症的监测

注意孕妇的宫高曲线及子宫张力，如宫高增长过快、子宫张力增大，应及时行 B 超检查，了解羊水量。

3. 糖尿病酮症酸中毒症状的监测

妊娠期出现不明原因的恶心、呕吐、乏力、头痛甚至昏迷者，注意检测血糖和尿酮体水平，必要时行血气分析，明确诊断。

4. 感染的监测

注意孕妇有无白带增多、外阴瘙痒、尿急、尿频、尿痛等表现，定期行尿常规检测。

5.甲状腺功能监测

必要时行甲状腺功能检测，了解孕妇的甲状腺功能。

6.其他并发症的监测

糖尿病伴有微血管病变合并妊娠者应在妊娠早、中、晚期3个阶段分别进行肾功能、眼底检查和血脂的检测。

（三）胎儿监测

1.胎儿发育的监测

在妊娠中期应用超声对胎儿进行产前筛查。妊娠早期血糖未得到控制的孕妇，尤其要注意应用超声检查胎儿中枢神经系统和心脏的发育，有条件者推荐行胎儿超声心动图检查。

2.胎儿生长速度的监测

妊娠晚期应每4～6周进行1次超声检查，监测胎儿发育，尤其注意监测胎儿腹围和羊水量的变化等。

3.胎儿宫内发育状况评价

妊娠晚期孕妇应注意监测胎动。需要应用胰岛素或口服降糖药物者，应自妊娠32周起，每周做1次无应激试验（non-stress test，NST）。可疑胎儿生长受限时尤其应严密监测。

4.促胎儿肺成熟

妊娠期血糖控制不满意和需要提前终止妊娠者，应在计划终止妊娠前48小时促胎儿肺成熟。有条件者行羊膜腔穿刺术，抽取羊水了解胎儿肺成熟度，同时羊膜腔内注射地塞米松10 mg或采取肌内注射方式，但后者使用后应监测孕妇血糖变化。

三、咨询与治疗

（一）妊娠前

1.一般建议

建议所有计划妊娠的糖尿病、糖耐量受损（impaired glucose tolerance，IGT）或空腹血糖受损（impaired fasting glucose，IFG，即糖尿病前期）妇女，

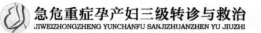
进行孕前咨询。

有妊娠期糖尿病史者再次妊娠时发生妊娠期糖尿病的可能性为 30% ～ 50%。因此产后 1 年以上计划妊娠者最好在计划妊娠前行口服葡萄糖耐量试验，或至少在妊娠早期行口服葡萄糖耐量试验。如血糖正常，也仍需在妊娠 24 ～ 28 周再行口服葡萄糖耐量试验。

糖尿病患者应了解妊娠可能对病情的影响。妊娠前及妊娠期需积极控制血糖，除高血糖外，早孕反应（如晨起恶心）引起的摄食异常也可能增加低血糖的发生风险。

糖尿病患者需在计划妊娠前评价是否存在并发症，如糖尿病视网膜病变、糖尿病肾病、神经病变和心血管疾病等。已存在糖尿病慢性并发症者，妊娠期症状可能加重，需在妊娠期检查时重新评价。

2. 糖尿病并发症的评价

（1）糖尿病视网膜病变：糖尿病患者计划妊娠或明确妊娠时应进行一次眼科检查，并评价可能加重或促使糖尿病视网膜病变进展的危险因素。有适应证时，如增殖性糖尿病视网膜病变，采取激光治疗可减少糖尿病视网膜病变加重的危险。妊娠期应密切随访眼底变化，直至产后 1 年。妊娠前及妊娠期良好的血糖控制，可避免病情发展。

（2）糖尿病肾病：妊娠可造成轻度糖尿病肾病患者暂时性肾功能减退。肾功能不全对胎儿的发育有不良影响；较严重的肾功能不全患者（血清肌酐 > 265 μmol/L）或肌酐清除率 < 50 mL/（min·1.73 m^2）时，妊娠可对部分患者的肾功能造成永久性损害。因此，不建议这部分患者妊娠。糖尿病肾病肾功能正常者，如果妊娠期血糖控制理想，对肾功能影响较小。

（3）糖尿病的其他并发症：糖尿病神经相关病变包括胃轻瘫、尿潴留及直立性低血压等，可进一步增加妊娠期间糖尿病管理的难度。如潜在的心血管疾病未被发现和处理，妊娠可增加患者的死亡风险，应在妊娠前仔细检查心血管疾病证据并予以处理。计划妊娠的糖尿病妇女的心功能应达到能够耐受运动试验的水平。

3. 妊娠前药物的合理应用

妊娠前糖尿病妇女妊娠前应停用妊娠期禁忌药物，如血管紧张素转换酶抑制剂（angiotensin converting enzyme inhibitor，ACEI）和血管紧张素 II 受体拮抗剂等。如果妊娠前应用血管紧张素转换酶抑制剂治疗糖尿病肾病，一旦发现妊娠，应立即停用。产前咨询时应告知患者，妊娠前或妊娠期停用血管紧张素转换酶抑制剂后蛋白尿可能会明显加重。

（1）糖尿病合并慢性高血压的孕妇，妊娠期血压控制目标为收缩压110～129 mmHg，舒张压65～79 mmHg。现有证据表明，妊娠早期应用拉贝洛尔、钙离子通道阻滞剂等药物，均不明显增加胎儿致畸风险，可在妊娠前以及妊娠期应用。血管紧张素转换酶抑制剂在妊娠早期应用，不增加胎儿先天性心脏病的发生风险，但妊娠中晚期禁忌使用血管紧张素转换酶抑制剂及血管紧张素 II 受体拮抗剂。

（2）糖尿病患者妊娠前和妊娠早期应补充含叶酸的多种维生素。

（3）应用二甲双胍的 2 型糖尿病患者，需考虑药物的可能益处或不良反应。如果患者愿意，可在医师指导下继续应用。

4. 妊娠前血糖控制

血糖控制不理想的糖尿病孕妇妊娠早期流产和胎儿畸形发生风险明显增加，妊娠前后理想的血糖控制可显著降低上述风险。计划妊娠的糖尿病患者应尽量控制血糖，使 HbA1c 低于 6.5%；使用胰岛素者 HbA1c 可低于 7%。

（二）妊娠期

1. 医学营养治疗

医学营养治疗的目的是使糖尿病孕妇的血糖控制在正常范围，保证孕妇和胎儿的合理营养摄入，减少母儿并发症的发生。2005 年以来的两项随机对照试验为妊娠期糖尿病营养治疗和管理提供了强有力的证据。一旦确诊妊娠期糖尿病，应立即对患者进行医学营养治疗和运动指导，并进行如何监测血糖的教育等。医学营养治疗和运动指导后，空腹血糖和餐后 2 小时血糖仍异常者，推荐及时应用胰岛素。

2. 营养摄入量推荐

（1）每日摄入总能量：应根据不同妊娠前体重和妊娠期的体重增长速度而定。虽然需要控制糖尿病孕妇每日摄入的总能量，但应避免能量限制过度，妊娠早期应保证不低于 6 279 kJ/d，妊娠晚期不低于 7 535 kJ/d。碳水化合物摄入不足可能导致酮症的发生，对孕妇和胎儿都会产生不利影响。

（2）碳水化合物：推荐饮食碳水化合物摄入量占总能量的 50%～60% 为宜，每日碳水化合物不低于 150g 对维持妊娠期血糖正常更为合适。应尽量避免食用蔗糖等精制糖，等量碳水化合物食物选择时可优先选择低血糖指数食物。无论采用碳水化合物计算法、食品交换份法或经验估算法，监测碳水化合物的摄入量是血糖控制达标的关键策略。当仅考虑碳水化合物总量时，血糖指数和血糖负荷可能更有助于血糖控制。

（3）蛋白质：推荐饮食蛋白质摄入量占总能量的 15%～20% 为宜，以满足孕妇妊娠期生理调节及胎儿生长发育之需。

（4）脂肪：推荐饮食脂肪摄入量占总能量的 25%～30% 为宜。但应适当限制饱和脂肪酸含量高的食物，如动物油脂、红肉类、椰奶、全脂奶制品等，糖尿病孕妇饱和脂肪酸摄入量不应超过总摄入能量的 7%（A 级证据）；而单不饱和脂肪酸如橄榄油、山茶油等，应占脂肪供能的 1/3 以上。减少反式脂肪酸摄入量可降低低密度脂蛋白胆固醇、增加高密度脂蛋白胆固醇的水平，故糖尿病孕妇应减少反式脂肪酸的摄入量。

（5）膳食纤维：是不产生能量的多糖。水果中的果胶、海带、紫菜中的藻胶、某些豆类中的胍胶和魔芋粉等具有控制餐后血糖上升程度、改善葡萄糖耐量和降低血胆固醇的作用。推荐每日摄入量 25～30 g。饮食中可多选用富含膳食纤维的燕麦片、荞麦面等粗杂粮，以及新鲜蔬菜、水果、藻类食物等。

（6）维生素及矿物质：妊娠期，铁、叶酸和维生素 D 的需要量增加 1 倍，钙、磷、硫胺素、维生素 B_6 的需要量增加 33%～50%，锌、核黄素的需要量增加 20%～25%，维生素 A、维生素 B_{12}、维生素 C、硒、钾、生物素、烟酸和每日总能量的需要量增加 18% 左右。因此，建议妊娠期有计划地增加富含维生素 B_6、钙、钾、铁、锌、铜的食物，如瘦肉、家禽、鱼、虾、奶制品、新鲜水果和蔬菜等。

（7）非营养性甜味剂的使用：ADA 建议只有美国食品药品监督管理局批准的非营养性甜味剂孕妇才可以使用，并适度推荐。目前，相关研究非常有限。美国食品药品监督管理局批准的 5 种非营养性甜味剂分别是乙酰磺胺酸钾、阿斯巴甜、纽甜、食用糖精和三氯蔗糖。

3. 餐次的合理安排

少量多餐、定时定量进餐对血糖控制非常重要。早、中、晚三餐的能量应控制在每日摄入总能量的 10% ～ 15%、30%、30%，每次加餐的能量可以占5% ～ 10%，有助于防止餐前过度饥饿。

医学营养治疗过程应与胰岛素应用密切配合，防止发生低血糖。膳食计划必须实现个体化，应根据文化背景、生活方式、经济条件和受教育程度进行合理的膳食安排和相应的营养教育。

4. 妊娠期糖尿病的运动疗法

（1）运动治疗的作用：运动疗法可降低妊娠期基础胰岛素抵抗，是妊娠期糖尿病的综合治疗措施之一，每餐 30 分钟后进行中等强度的运动对母儿无不良影响。

（2）运动治疗的方法：选择一种低至中等强度的有氧运动（耐力运动），主要指由机体大肌肉群参加的持续性运动。步行是常用的简单有氧运动。

（3）运动的时间：可自 10 分钟开始，逐步延长至 30 分钟，其中可穿插必要的间歇，建议餐后运动。

（4）运动的频率：适宜的频率为 3 ～ 4 次 / 周。

（5）运动治疗的注意事项：①运动前行心电图检查以排除心脏疾患，并需确认是否存在大血管和微血管的并发症。②妊娠期糖尿病运动疗法的禁忌证：1 型糖尿病合并妊娠、心脏病、视网膜病变、多胎妊娠、宫颈功能不全、先兆早产或流产、胎儿生长受限、前置胎盘、妊娠期高血压疾病等。③防止低血糖反应和延迟性低血糖：进食 30 分钟后再运动，每次运动时间控制在 30 ～ 40 分钟，运动后休息 30 分钟。血糖水平低于 3.3 mmol/L 或高于 13.9 mmol/L 者停止运动。运动时应随身携带饼干或糖果，有低血糖征兆时可及时食用。④运动期间出现以下情况应及时就医：腹痛、阴道流血或流水、憋气、头晕眼花、严重头痛、胸痛、肌无力等。⑤避免清晨空腹未注射胰岛素之前进行运动。

5. 胰岛素治疗

（1）常用的胰岛素制剂及其特点。①超短效人胰岛素类似物：门冬胰岛素

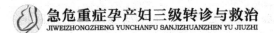

已被国家食品药品监督管理总局批准可用于妊娠期。其特点是起效迅速，药效维持时间短。具有最强或最佳的降低餐后血糖的作用，不易发生低血糖，用于控制餐后血糖水平。②短效胰岛素：其特点是起效快，剂量易于调整，可皮下、肌内和静脉注射使用。静脉注射胰岛素后能使血糖迅速下降，半衰期 5～6 分钟，故可用于抢救糖尿病酮症酸中毒。③中效胰岛素：是含有鱼精蛋白、短效胰岛素和锌离子的混悬液，只能皮下注射而不能静脉使用。注射后必须在组织中蛋白酶的分解作用下，将胰岛素与鱼精蛋白分离，释放出胰岛素才能发挥生物学效应。其特点是起效慢，药效持续时间长，其降低血糖的强度弱于短效胰岛素。④长效胰岛素类似物：地特胰岛素也已经被国家食品药品监督管理总局批准应用于妊娠期，可用于控制夜间血糖和餐前血糖。

（2）胰岛素应用时机：糖尿病孕妇经饮食治疗 3～5 天后，测定 24 小时的末梢血糖（血糖轮廓试验），包括夜间血糖、三餐前 30 分钟血糖、三餐后 2 小时血糖及尿酮体。空腹或餐前血糖 ≥ 5.3 mmol/L（95 mg/dL）、餐后 2 小时血糖 ≥ 6.7 mmol/L（120 mg/dL）或调整饮食后出现饥饿性酮症，增加热量摄入后血糖又超过妊娠期标准者应及时加用胰岛素治疗。

（3）胰岛素治疗方案：最符合生理要求的胰岛素治疗方案为基础胰岛素联合餐前超短效或短效胰岛素。基础胰岛素的替代作用可持续 12～24 小时，而餐前胰岛素起效快、持续时间短，有利于控制餐后血糖，应根据血糖监测结果选择个体化的胰岛素治疗方案。①基础胰岛素治疗：选择中效胰岛素睡前皮下注射。适用于空腹血糖高的孕妇；睡前注射中效胰岛素后空腹血糖已经达标但晚餐前血糖控制不佳者，可选择早餐前和睡前 2 次注射，或者睡前注射长效胰岛素。②餐前超短效或短效胰岛素治疗：餐后血糖升高的孕妇，进餐时或餐前 30 分钟注射超短效或短效人胰岛素。③胰岛素联合治疗：中效胰岛素和超短效或短效胰岛素联合，是目前应用最普遍的一种方法，即三餐前注射短效胰岛素，睡前注射中效胰岛素。由于妊娠期餐后血糖升高显著，一般不推荐常规应用预混胰岛素。

（4）妊娠期胰岛素应用的注意事项：①胰岛素初始使用应从小剂量开始，0.3～0.8 U/（kg·d）。每天计划应用的胰岛素总量应分配到三餐前使用，分配原则是早餐前最多，中餐前最少，晚餐前用量居中。每次调整后观察 2～3 天判断疗效，每次以增减 2～4 U 或不超过胰岛素每天用量的 20% 为宜，直至达到血糖控制目标。②胰岛素治疗期间清晨或空腹高血糖的处理：夜间胰岛素作用不足、黎明现象和 Somogyi 现象均可导致高血糖的发生。前两种情况必须在睡前增加中效胰岛素用量，而出现 Somogyi 现象时应减少睡前中效胰岛素的用量。③妊娠过程中机体对胰岛素需求的变化：妊娠中晚期对胰岛素需要量有不同程度的增加；妊娠 32～36 周胰岛素需要量达高峰，妊娠 36 周后稍下降，应根据个体血糖监测结果，不断调整胰岛素用量。

6. 口服降糖药在妊娠期糖尿病孕妇中的应用

大多数妊娠期糖尿病孕妇通过生活方式的干预即可使血糖达标，不能达标的妊娠期糖尿病孕妇应首先推荐应用胰岛素控制血糖。目前，口服降糖药物二甲双胍和格列本脲在妊娠期糖尿病中应用的安全性和有效性不断被证实，但我国尚缺乏相关研究，且这两种口服降糖药均未纳入我国治疗妊娠期糖尿病的注册适应证。但考虑对于胰岛素用量较大或拒绝应用胰岛素的孕妇，应用上述口服降糖药物的潜在风险远远小于未控制的妊娠期高血糖本身对胎儿的危害。因此，在知情同意的基础上，部分妊娠期糖尿病孕妇可慎用。

（1）格列本脲：临床应用最广泛的治疗妊娠期糖尿病的口服降糖药，作用靶器官为胰腺，99% 以蛋白结合形式存在，极少通过胎盘屏障。目前的临床研究显示，妊娠中晚期糖尿病孕妇应用格列本脲与胰岛素治疗相比，疗效一致，且前者使用方便，价格便宜；但用药后发生子痫前期和新生儿黄疸的风险升高，少部分孕妇有恶心、头痛及低血糖反应。

（2）二甲双胍：可增加胰岛素的敏感性。目前的资料显示，妊娠早期应用对胎儿无致畸性，在多囊卵巢综合征的治疗过程中对早期妊娠的维持有重要作用。由于该药可以透过胎盘屏障，妊娠中晚期应用对胎儿的远期安全性尚有待证实。

（三）分娩时机与方式

1. 分娩时机

（1）无须胰岛素治疗而血糖控制达标的妊娠期糖尿病孕妇，如无母儿并发症，在严密监测下可待预产期；到预产期仍未临产者，可引产终止妊娠。

（2）妊娠前糖尿病和接受胰岛素治疗的妊娠期糖尿病孕妇，如血糖控制良好且无母儿并发症，在严密监测下，妊娠 39 周后可终止妊娠；血糖控制不满意或出现母儿并发症，应及时收入院观察，根据病情决定终止妊娠时机。

（3）糖尿病伴发微血管病变或既往有不良产史者，需严密监护，终止妊娠时机应个体化。

2.分娩方式

糖尿病本身不是剖宫产指征。决定阴道分娩者应制订分娩计划，产程中密切监测孕妇的血糖、宫缩、胎心率变化，避免产程过长。

择期剖宫产手术的指征为糖尿病伴严重微血管病变或其他产科指征；妊娠期血糖控制不好、胎儿偏大（尤其估计胎儿体重 ≥ 4 250 g 者）或既往有死胎、死产史者应适当放宽剖宫产指征。

四、特殊情况下的处理

（一）分娩期与围手术期胰岛素的使用原则

1.使用原则

手术前后、产程中、产后非正常饮食期间应停用所有皮下注射胰岛素，改用胰岛素静脉滴注，以避免出现高血糖或低血糖。应给孕产妇提供足够的葡萄糖，以满足基础代谢需要和应激状态下的能量消耗；供给胰岛素，防止糖尿病酮症酸中毒的发生、控制高血糖、利于葡萄糖的利用；保持适当血容量和电解质代谢平衡。

2.产程中或手术前的检查

必须检测血糖、尿酮体水平。择期手术还需行电解质、血气分析和肝肾功能检查。

3.胰岛素的使用方法

每 1～2 小时监测一次血糖，根据血糖值维持小剂量胰岛素静脉滴注。妊娠期应用胰岛素控制血糖者计划分娩时，引产前一天睡前正常使用中效胰岛素；引产当日停用早餐前胰岛素，并给予 0.9% 氯化钠注射液静脉滴注；正式临产或血糖水平＜ 3.9 mmol/L 时，将静脉滴注的 0.9% 氯化钠注射液改为 5% 葡

萄糖注射液 / 乳酸林格液，并以 100 ～ 150 mL/h 的速度滴注，以维持血糖水平在 5.6 mmol/L（100 mg/dL）；如血糖水平高于 5.6 mmol/L，则采用 5% 葡萄糖注射液加短效胰岛素，按 1 ～ 4 U/h 的速度静脉滴注。采用快速血糖仪每小时监测血糖水平一次，用于调整胰岛素或葡萄糖注射液的输液速度。

（二）妊娠合并糖尿病酮症酸中毒的处理

1. 妊娠合并糖尿病酮症酸中毒的临床表现与诊断

恶心、呕吐、乏力、口渴、多饮、多尿，少数伴有腹痛；皮肤黏膜干燥、眼球下陷、呼气有酮臭味，病情严重者出现意识障碍或昏迷；实验室检查显示血糖 > 13.9 mmol/L（250 mg/dL）、尿酮体阳性、血 pH < 7.35、二氧化碳结合力 < 13.8 mmol/L、血酮体 > 5 mmol/L、电解质紊乱。

2. 发病诱因

妊娠期间漏诊、未及时诊断或治疗的糖尿病，胰岛素治疗不规范，饮食控制不合理，产程中和手术前后应激状态，合并感染，使用糖皮质激素，等等。

3. 治疗原则

给予胰岛素降低血糖，纠正代谢和电解质紊乱，改善循环，去除诱因。

4. 治疗具体步骤

（1）血糖过高者（> 16.6 mmol/L）先给予胰岛素 0.2 ～ 0.4 U/kg 一次性静脉注射。

（2）胰岛素持续静脉滴注：0.9% 氯化钠注射液＋胰岛素，按胰岛素 0.1 U/（kg·h）或 4 ～ 6 U/h 的速度输入。

（3）监测血糖：从使用胰岛素开始每小时监测一次血糖，根据血糖下降情况进行调整，要求血糖平均每小时下降 3.9 ～ 5.6 mmol/L 或超过静脉滴注前血糖水平的 30%。达不到此标准者可能存在胰岛素抵抗，应将胰岛素用量加倍。

（4）血糖降至 13.9 mmol/L 时，将 0.9% 氯化钠注射液改为 5% 葡萄糖液或葡萄糖盐水，每 2 ～ 4 g 葡萄糖加入 1 U 胰岛素，直至血糖降至 11.1 mmol/L 以下、尿酮体阴性并可平稳过渡到餐前皮下注射治疗时停止补液。

5. 注意事项

补液原则先快后慢、先盐后糖，注意出入量平衡。开始静脉胰岛素治疗且患者有尿后要及时补钾，避免出现严重低血钾。当 $pH < 7.1$、二氧化碳结合力 $< 10\ mmol/L$、$HCO_3^- < 10\ mmol/L$ 时可补碱，一般用 5% $NaHCO_3$ 100 mL ＋注射用水 400 mL，以 200 mL/h 的速度静脉滴注，至 $pH \geqslant 7.2$ 或二氧化碳结合力 $> 15\ mmol/L$ 时停止补碱。

（三）产后处理

1.产后胰岛素的应用

产后血糖控制目标以及胰岛素应用，参照非妊娠期血糖控制标准。

（1）妊娠期应用胰岛素的产妇剖宫产术后禁食或未能恢复正常饮食期间，予静脉输液，胰岛素与葡萄糖比例为 1 :（4～6），同时监测血糖水平及尿酮体，根据监测结果决定是否应用并调整胰岛素用量。

（2）妊娠期应用胰岛素者，一旦恢复正常饮食，应及时行血糖监测，血糖水平显著异常者，应用胰岛素皮下注射，根据血糖水平调整剂量，所需胰岛素的剂量一般较妊娠期明显减少。

（3）妊娠期无须胰岛素治疗的糖尿病产妇，产后可恢复正常饮食，但应避免高糖及高脂饮食。

2.产后复查

产后空腹血糖反复 $\geqslant 7.0\ mmol/L$，应视为妊娠前糖尿病，建议转至内分泌专科治疗。

3.鼓励母乳喂养

产后母乳喂养可减少产妇胰岛素的应用，降低子代发生糖尿病的风险。

4.新生儿处理

（1）新生儿出生后易发生低血糖，严密监测其血糖变化可及时发现低血糖。建议新生儿出生后 30 分钟内行末梢血糖检测。

（2）新生儿均按高危儿处理，注意保暖和吸氧等。

（3）提早喂糖水、开奶，必要时以 10% 葡萄糖液缓慢静脉滴注。

（4）常规检查血红蛋白、血钾、血钙及镁、胆红素。

（5）密切注意新生儿呼吸窘迫综合征的发生。

五、妊娠期糖尿病孕妇的产后随访

妊娠期糖尿病孕妇及其子代均是糖尿病患病的高危人群。荟萃分析结果显示，妊娠期糖尿病孕妇产后患 2 型糖尿病的相对危险度是 7.43（95%CI：4.79～11.51）。美国糖尿病预防项目的一项研究结果显示，通过改变生活方式和药物治疗可以使有妊娠期糖尿病史的妇女发生糖尿病的比例减少 50% 以上。因此，现有的关于妊娠期糖尿病诊断治疗标准都对产后随访问题进行了规范。推荐所有妊娠期糖尿病妇女在产后 6～12 周进行随访。

产后随访时应向产妇讲解产后随访的意义，指导其改变生活方式、合理饮食及适当运动，鼓励母乳喂养。随访时建议进行身高、体重、体质指数、腰围及臀围的测定，同时了解产后血糖的恢复情况，建议所有妊娠期糖尿病妇女产后行口服葡萄糖耐量试验，测定空腹及服糖后 2 小时血糖水平有条件者建议检测血脂及胰岛素水平，至少每 3 年进行一次随访。建议对糖尿病患者的子代进行随访以及健康生活方式的指导，可进行身长、体重、头围、腹围的测定，必要时检测血压和血糖。

六、转诊

（一）指征

关于三级网络转诊平台，县、市级医院转诊上一级医院产科的妊娠期糖尿病患者基本包括以下几种，也是转诊的相关指征：①血糖过高，当地药物治疗血糖依然控制不佳者，部分患者有多饮、多食、多尿等相关症状；②妊娠期糖尿病或妊娠前糖尿病合并糖尿病酮症酸中毒；③未足月妊娠前糖尿病或妊娠期糖尿病合并子痫前期重度；④未足月妊娠期糖尿病合并肝肾功能损伤；⑤未足月妊娠期糖尿病合并 HELLP 综合征；⑥未足月妊娠期糖尿病及妊娠前糖尿病合并胎儿窘迫，胎膜早破等产科并发症者；⑦妊娠期糖尿病及妊娠前糖尿病合并眼底疾病及心血管疾病；⑧未足月妊娠期糖尿病合并其他内外科疾病等。

（二）转诊前准备

除妊娠期糖尿病酮症酸中毒，未足月妊娠期糖尿病和妊娠前糖尿病合并胎儿窘迫、胎膜早破等产科并发症者，以及未足月妊娠前糖尿病或妊娠期糖尿病合并子痫前期重度的患者需要当地医院救护车转诊外，大部分患者可自行前往。绿色通道转诊电话、电话直通车直接连线转诊医院产科当天值班人员，无缝衔接，转诊便捷、迅速，可将患者的转诊风险降至最低。转诊需要带齐母婴保健册、其他相关病例资料及当地医师书写的简明扼要的病情小结。

（三）转运中急救措施

对于妊娠合并糖尿病酮症酸中毒在转诊过程中尽快补液恢复血容量，纠正失水状态，降低血糖，纠正电解质和酸碱平衡，防治并发症，降低病死率；未足月妊娠前糖尿病或妊娠期糖尿病合并子痫前期重度转运途中注意监测血糖及血压，关注患者的一般症状、体征，如头痛、头晕、眼花、恶心呕吐等，为预防子痫发生必要时给予降压镇静解痉治疗，确保平稳转运；未足月妊娠期糖尿病和妊娠前糖尿病合并胎儿窘迫、胎膜早破等产科并发症者，孕周较小的转运同时关注胎动和胎心；胎膜早破的平卧，注意羊水性状及胎动胎心。

（四）交接工作

与转诊医院值班医师床旁交接患者，详细告知接诊医师患者的诊治经过及书面简要病例，保持电话随时沟通，了解患者的诊治进展，确保患者安全妥善交接后基层医师方可返回。接诊医师积极给予相关检查、诊断和治疗，必要时请营养科及内分泌科医师协助诊治，治愈出院后需告知基层医师诊治经过。

第二节　孕产妇合并传染病的转诊与救治

传染病属孕产妇五色管理的紫色，是指孕妇患者有传染病，如病毒性感染、梅毒、HIV 感染与艾滋病、结核病、重症感染性肺炎、特殊病毒感染（H1N7 病毒、塞卡病毒、新冠肺炎病毒等）。对于紫色，应按照传染病防治相关要求进行管理，并落实预防艾滋病、梅毒和乙肝母婴传播综合干预措施。分娩时产妇要进入隔离产房进行分娩；分娩后要进行终末消毒处理，尽量使用一次性无菌物品，用后放入黄色感染性垃圾袋中，进行消毒处理。

三级网络转诊是根据患者的病情，通过三级网络平台转诊到合适级别的医院进行诊治，它分为纵向转诊、横向转诊两种形式：纵向转诊是指下一级医疗机构对于超出本院诊治范围的患者或在本院确诊、治疗有困难的患者转至上一级医疗机构就医；或者上一级医疗机构对病情得到控制后相对稳定的患者，亦可转至下一级医疗机构继续治疗。横向转诊是指综合医院可将患者转至同级专科医院治疗，专科医院也可将出现综合症状的患者转至同级综合医院诊治。

一、艾滋病

（一）疾病概述

1. 病原体

获得性免疫缺陷综合征（acquired immunodeficiency syndrome，AIDS）简称艾滋病。其病原体是人类免疫缺陷病毒（human immunodeficiency virus，HIV），分为1型和2型。1型是主要流行型。

2. 发病机制

HIV进入体内后，先吸附在宿主细胞（T淋巴细胞）表面上；然后病毒颗粒进入细胞内；整合到细胞的遗传物质上；从而导致宿主细胞的持续性感染。不断的杀伤宿主细胞，使辅助性T淋巴细胞数目减少，淋巴系统受到破坏，造成免疫功能缺陷，导致机体发生机会性感染和肿瘤。这就意味着要治愈病毒感染的唯一办法就是根除宿主体内所有的感染细胞。

3. 传播途径

本病的传播源是艾滋病患者及HIV携带者，主要通过以下途径传播。

（1）性接触传播：同性/异性性交，口交、肛交。肛交是最危险的性接触传播途径。

（2）血液（血液制品）或体液接触传播：HIV通过血液及其制品传播具有很高的传播概率，几乎达到100%，单次暴露的传染概率为0.67%。

（3）母婴传播：胎盘、分娩过程或产后哺乳，母婴传播的概率在

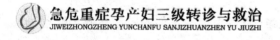
15%～50%。

（4）孕妇感染HIV的高危因素：本人吸毒；性伴侣已证实感染HIV；多性伴侣，如妓女、卖淫者；有其他性传播疾病，尤其有溃疡性病灶。

4. 临床表现

（1）急性HIV感染：发生在感染后的1～2周，50%～70%感染者出现HIV病毒血症和免疫系统急性损伤。感染的初期HIV抗体可持续阴性达2～3个月，又称为"窗口期"。

（2）无症状的HIV感染：可由原发HIV感染或急性感染症状消失后延伸而来，短至数月，长至20年，平均8～10年。临床上没有任何表现。

（3）艾滋病表现为发热、腹泻、体重下降、全身浅表淋巴结肿大，常合并各种条件性感染和肿瘤。卡氏肺囊虫肺炎或中枢神经系统的感染是多数艾滋病患者死亡的直接原因。皮肤损害表现：①非感染性皮肤损害：皮损多形，类似脂溢性皮炎、鱼鳞病等；②感染性皮肤损害：可引起带状疱疹、单纯疱疹、疣、真菌感染、细菌感染等；病情较一般感染严重；③皮肤肿瘤：卡波西肉瘤、淋巴瘤、恶性黑色素瘤、鳞状细胞癌等。

5. 诊断

HIV/AIDS的诊断需结合流行病学史（包括不安全性生活史、静脉注射毒品史、输入未经HIV抗体检测的血液或血液制品、HIV抗体阳性者所生子女或职业暴露史等）、临床表现、实验室检查等进行综合分析，慎重做出诊断。成人HIV感染合并下述各项中的任何一项，即可诊为艾滋病（17条）：①不明原因的持续不规则发热（38℃以上）超过1个月；②腹泻（大便次数多于3次/天）超过1个月；③6个月内体重下降10%以上；④反复发作的口腔真菌感染；⑤反复发作的单纯疱疹病毒感染或水痘－带状疱疹病毒感染；⑥肺孢子菌肺炎；⑦反复发生的细菌性肺炎；⑧活动性结核或非结核分枝杆菌病；⑨深部真菌感染；⑩中枢神经系统占位性病变；⑪中青年人出现痴呆；⑫活动性巨细胞病毒感染；⑬弓形虫脑病；⑭马尔尼菲篮状菌病；⑮反复发生的败血症；⑯皮肤黏膜或内脏的卡波西肉瘤、淋巴瘤；⑰ $CD4^+T$ 淋巴细胞数 $< 200/\mu L$。一般于感染后的8～12周能检测到抗体阳性；建议有不洁性交的患者检测HIV的时间为第三个

月，并且检测 2～3 次。

6. 母婴之间的传播方式

（1）宫内感染：HIV 可经胎盘感染胎儿，使胎儿在出生前已在宫内感染。

（2）产时感染：HIV 感染的产妇，其阴道、宫颈分泌物及羊水、血液中均有 HIV，胎儿经产道分娩时可被感染。

（3）产后感染：HIV 感染的产妇乳汁中常可检测出 HIV DNA，通过母乳喂养可将病毒传给婴儿。

HIV 感染者，其早产儿和低出生体重儿、尖锐湿疣、产后子宫内膜炎发生率均增高，这可能主要与孕妇免疫状态低下有关；妊娠期免疫受抑制可能加速 HIV 感染者从无症状期发展成艾滋病；HIV 感染者发生母婴传播的可能性极大，故应慎重选择妊娠。

7. 预防

普及艾滋病防治的基本知识，了解艾滋病的知识；避免与艾滋病患者、HIV 感染者及高危人群发生性接触；提倡使用避孕套；使用血液、血液成分及血制品时，必须经 HIV 检测；高危人群不能献血、器官、组织及精液；不共用针头及注射器、针头、注射器及手术器械必须严格消毒；不共用牙刷、剃须刀等可能被污染的物品；患艾滋病或感染 HIV 妇女应避免妊娠，出生婴儿应避免母乳喂养；严格疫情的报告和监测。

8. 治疗

抗病毒药物治疗；机会性感染及对症治疗；治疗免疫炎性反应重建综合征。

（二）HIV 阳性孕妇的妊娠期管理

1. 抗反转录病毒治疗药物方案

无论孕产妇 HIV 病毒载量或 CD4$^+$T 淋巴细胞（简称 CD4 细胞）计数如何，所有 HIV 感染孕妇应在妊娠期尽早启动抗反转录病毒治疗（ART），以防止母婴传播。在为孕妇选择抗反转录病毒治疗方案时，必须考虑多种因素，包括不良反应、药物相互作用、药代动力学、单用药物和药物组合的方便性、妊娠期间使用这些药物的经验及患者的耐药性检测结果和并发症。HIV 阳性孕妇抗反转录病毒治疗方案参见表 2-1。在肌酐清除率＜ 60 mL/min 时应避免使用替诺福韦；严

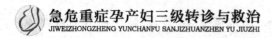

重药物毒性、妊娠剧烈呕吐、手术或药物短缺可能导致停药。无论任何原因，应同时停用所有艾滋病抗病毒药物，并在条件允许时尽快重新开始抗反转录病毒治疗。

表2-1　HIV感染孕产妇的抗反转录病毒治疗方案

	两种核苷类反转录酶抑制剂	第三类药物
首选方案	替诺福韦/恩曲他滨（或替诺福韦＋拉米夫定，或阿巴卡韦[a]/拉米夫定，或阿巴卡韦＋拉米夫定）	＋洛匹那韦/利托那韦或拉替拉韦
替代方案	替诺福韦/恩曲他滨（或替诺福韦＋拉米夫定或阿巴卡韦/拉米夫定或阿巴卡韦＋拉米夫定或齐多夫定/拉米夫定或齐多夫定＋拉米夫定）	＋依非韦伦或多替拉韦[b]或利匹韦林[c]或奈韦拉平[d]

注：a. 用于 HLA-B*5701 阴性者。b. 2019 年世界卫生组织指南指出妊娠期使用多替拉韦预期获益大于风险，如果已充分告知多替拉韦的潜在神经管畸形风险（从受孕时至第一妊娠期末），可以为有生育需求的女性使用多替拉韦。2019 年 DHHS 指南指出不应为下列人群使用多替拉韦：妊娠 12 周内的孕妇，有生育潜力并计划妊娠的人，有生育潜力、性活跃且不使用有效避孕措施的人。2018 年 EACS 指南指出，服用多替拉韦的妊娠前 3 个月的妇女需要将多替拉韦更换为另一种第三类药物。c. 利匹韦林仅用于病毒载量 < 105 拷贝/毫升和 $CD4^+T$ 淋巴细胞 $> 200/\mu L$ 的患者。d. 对于基线 $CD4^+T$ 淋巴细胞 $> 250/\mu L$ 的患者要尽量避免使用含奈韦拉平的治疗方案，合并丙型肝炎病毒感染者避免使用含奈韦拉平的方案。

2. 孕晚期启动的抗反转录病毒治疗

孕晚期抗反转录病毒治疗的目标是尽可能快速降低孕妇的 HIV 载量，尽量确保分娩时 HIV 载量维持在检测不到的水平，以减少母婴传播的风险。如果女性患者发现较晚，于妊娠的中期或晚期发现，应立即启动抗反转录病毒治疗，可优先选择包含整合酶抑制剂的抗反转录病毒治疗方案，以尽快降低 HIV 载量，确保 HIV 载量在分娩时期检测不到。如果女性患者的 HIV 载量在妊娠晚期仍然可以测到，实施耐药测试，如果尚未使用整合酶抑制剂的话，可考虑改为或增加整合酶抑制剂（拉替拉韦或多替拉韦），以达到 HIV 载量的快速下降。

3. 妊娠期间对孕妇和胎儿的监测

HIV 感染妇女血浆 HIV 核糖核酸（RNA）监测包括产前监测、启动抗反转录病毒治疗或改变抗反转录病毒治疗方案后 2～4 周、然后每月监测 1 次直至 < 50 拷贝／毫升；在妊娠期间每 3 个月监测一次。此外，在妊娠 34～36 周时检测 HIV 病毒载量水平，以便决定分娩方式及新生儿预防方案。应在初次产前检查时监测 CD4$^+$T 淋巴细胞计数，对于抗反转录病毒治疗 ≥ 2 年的患者，如果病毒持续抑制且 CD4$^+$T 淋巴细胞计数一直高于 300/μL，妊娠期间不必重复 CD4$^+$T 淋巴细胞监测。抗反转录病毒治疗少于 2 年、CD4$^+$T 淋巴细胞计数 < 300/μL、依从性不佳和／或可检测到 HIV 载量的妇女，在妊娠期间应每隔 3～6 个月检测一次 CD4$^+$T 淋巴细胞计数。

对于 HIV 载量超过耐药性检测阈值（即 500～1 000 拷贝／毫升）的妇女，应在启动抗反转录病毒治疗或病毒学失败时进行 HIV 耐药检测。在耐药检测结果回报之前启动抗反转录病毒治疗，然后根据耐药结果调整抗反转录病毒治疗药物。

妊娠期间抗反转录病毒治疗药物并发症的监测基于孕妇正在服用药物的不良反应。正在使用抗反转录病毒治疗，尤其是用蛋白酶抑制剂的孕妇应监测血糖。HIV 感染孕妇中胎儿的监测与 HIV 未感染的孕妇相同。

4. HIV 合并乙型肝炎病毒（HBV）或丙型肝炎病毒（HCV）感染孕产妇

在妊娠期间，所有 HIV 感染孕妇都应接受乙型肝炎病毒和丙型肝炎病毒感染筛查，除非已知现症感染。所有 HIV 感染而乙肝五项阴性的孕妇应接种乙型肝炎病毒疫苗。HBV/HIV 合并感染妇女的抗反转录病毒治疗应包括替诺福韦＋拉米夫定（或恩曲他滨）。如果正在接受包含富马酸丙酚替诺福韦片的抗反转录病毒治疗方案且 HIV 被抑制，孕妇可以选择继续使用或将富马酸丙酚替诺福韦片换为替诺福韦。HIV 合并乙型肝炎病毒或丙型肝炎病毒共感染的妇女在开始抗反转录病毒治疗后 1 个月应检测肝功能，随后妊娠期间至少每月评估一次。出生后 12 小时内，乙型肝炎病毒感染妇女所生的婴儿应接受乙肝免疫球蛋白和第一剂乙型肝炎病毒疫苗。HCV/HIV 合并感染的妇女所生婴儿应进行丙型肝炎病毒感染评估。

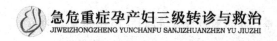

（三）HIV 阳性孕妇的分娩期管理

1. 分娩时抗反转录病毒治疗与预防

分娩前已接受抗反转录病毒治疗的孕妇应在分娩期间或择期剖宫产术前尽可能按原方案继续治疗；孕妇血中 HIV 载量＞1 000 拷贝/毫升或 HIV 载量未明者应于临产前给予表 2-1 中抗反转录病毒治疗方案；HIV 载量 50～999 拷贝/毫升的孕妇可考虑给予表 2-1 中抗反转录病毒治疗方案；原已接受抗反转录病毒治疗、依从性好且孕晚期和临产前血中 HIV 载量＜50 拷贝/毫升的孕妇继续原来的方案治疗。

HIV 感染状态未明的临产妇应进行 HIV 快速检测及抗原/抗体联合免疫检测。筛查结果"待复查"时需尽快进行补充试验（HIV 抗体确证实验和核酸检测），在等待补充试验结果的同时，及时给予产妇抗反转录病毒治疗或进行新生儿抗反转录病毒治疗预防。筛查结果"待复查"的产妇在不能完全排除 HIV 感染可能时，应停止哺乳。如果 HIV 抗体确证试验阴性且 HIV 核酸检测阴性，排除急性期感染可能，应停止预防母婴传播的抗 HIV 药物。

2. 母婴传播与分娩方式

HIV 感染不作为实施剖宫产的指征。对于临产前 HIV 载量＞1 000 拷贝/毫升，无论妊娠期是否接受过抗反转录病毒治疗，建议在妊娠 38 周时进行择期剖宫产以尽量减少母婴传播。对于妊娠期接受抗反转录病毒治疗且临产前 HIV 载量 ≤1 000 拷贝/毫升的孕产妇建议阴道分娩，如果需要进行剖宫产或引产，应按照产科适应证的标准进行。

值得注意的是，HIV 载量＞1 000 拷贝/毫升、病毒载量未知且产程自然发动或胎膜破裂的孕产妇，没有足够证据确定剖宫产能降低围生期 HIV 传播的风险。

3. 其他分娩时管理注意事项

正在接受抗反转录病毒治疗且达到病毒学抑制的孕产妇可以根据标准产科指征进行人工破膜术。由于可能增加 HIV 围生期传播的风险，除非有明确的产科指征，一般应避免常规使用胎儿头皮电极进行胎儿监护以及使用产钳或负压吸引器进行手术分娩。

在处理子宫弛缓症导致的产后出血过多时，如果产妇正在接受细胞色素

P450（CYP）3A4酶抑制剂（如蛋白酶抑制剂）、整合酶抑制剂、考比司他，只有在无其他替代方法、收益大于风险时，才考虑使用炔诺孕酮，并以最低有效剂量短时间内给药；如果产妇正在接受CYP3A4酶诱导剂（如奈韦拉平或依非韦伦）治疗，由于这些药物可导致甲基麦角新碱浓度和疗效降低，应加用其他缩宫素。

（四）HIV阳性孕妇的产后管理

1. 产妇管理

HIV感染产妇产后必须继续抗反转录病毒治疗，不可停药或减量；如原方案已达到病毒学抑制，一般不需要更改治疗方案。

2. 新生儿预防用药

HIV感染母亲所生儿童应在出生后尽早（6～12小时内）使用抗病毒药物。母亲已接受抗反转录病毒治疗、依从性较好且达到持续病毒学抑制者，可给予4周齐多夫定或奈韦拉平进行预防；妊娠期抗反转录病毒治疗没有达到持续病毒学抑制、治疗不满4周或产时才发现HIV感染的孕产妇所生新生儿应使用齐多夫定或奈韦拉平6周。妊娠期未接受抗反转录病毒治疗且急产的孕产妇所生新生儿，国内外共识是应用三联药物抗反转录病毒治疗，三联方案可选用齐多夫定或阿巴卡韦＋拉米夫定＋洛匹那韦/利托那韦（无2周内的适应证）或奈韦拉平或依非韦伦（但是一定要配备相关的感染科和儿科医师，承担儿童并发症的诊疗）。

为了预防肺孢子虫病（PCP），所有HIV感染母亲所生的婴儿在完成4～6周HIV预防治疗后应进行肺孢子虫病预防，除非已排除HIV感染。

3. 产后喂养指导

应当对HIV感染孕产妇所生儿童提倡人工喂养，避免母乳喂养。医务人员应当针对HIV感染孕产妇及其家人就人工喂养环境与条件、可接受性、知识和技能、可及性，可持续获得足量、营养和安全的代乳品等情况，及时进行综合的喂养指导和科学喂养评估。对于具备人工喂养条件者尽量提供人工喂养，并给予指导和支持。对于因不具备人工喂养条件而选择母乳喂养的HIV感染产妇及其家人，指导其坚持正确的纯母乳喂养，喂养时间最好不超过6个月。母乳喂养期间，HIV感染产妇应坚持抗反转录病毒治疗，产妇乳腺炎和婴儿鹅口疮会增加母乳喂养HIV传播的风险，应及时识别和治疗。在母乳喂养期间婴儿每3个月进

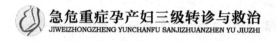

行一次病原学检测，在停止母乳喂养后4～6周、3个月和6个月进行随访检测。一旦发生HIV感染，迅速为婴儿启动抗反转录病毒治疗。

4. HIV阳性孕妇所生儿童的随访

HIV感染产妇所生婴儿应在出生时（48小时）、6周及3个月进行HIV核酸检测，以便早期诊断。HIV抗体检测在出生后12个月和18个月进行。核酸检测阴性而18个月时抗体阳性的HIV暴露儿童应每隔3～6个月检测HIV抗体，直至抗体转阴。为了检测服用预防感染药物的安全性，出生后需进行血常规及肝功能检查作为基线评估的依据，之后监测的时间间隔取决于基线时肝功能和血常规的数值、孕龄、新生儿的临床状况、齐多夫定或奈韦拉平的剂量，以及其他药物的使用情况。应为HIV感染孕产妇所生儿童提供常规保健、生长发育监测、感染状况监测、预防营养不良指导、免疫接种、艾滋病检测（包括抗体检测和早期核酸检测）等服务。

5. 婴幼儿HIV感染的诊断

围生期和产后HIV暴露的婴儿和18个月以下儿童的HIV诊断必须使用直接检测HIV的病毒学方法，包括HIV RNA和HIV DNA检测。对于围生期HIV传播风险较高的婴儿，建议在出生时和停止预防性抗反转录病毒治疗后2～4周进行病毒学检测。18月龄及以下儿童，符合下列一项者即可诊断：①为HIV阳性母亲所生且HIV检测结果阳性；②为HIV感染母亲所生和两次HIV核酸检测均为阳性（第二次检测需在出生6周后进行）；③有医源性暴露史，HIV分离试验结果阳性或两次HIV核酸检测均为阳性。

非母乳喂养的婴儿基于两次或多次病毒学检测阴性可明确排除HIV感染：一次在≥1个月时检测，另一次在≥4个月时检测；或者根据≥6个月的两次不同样本中检测HIV抗体阴性来排除HIV感染；或者按照国内推荐，根据两次病毒学检测（一次在出生6周，另一次在出生3个月）阴性排除婴儿HIV感染。由于围生期HIV暴露的儿童18～24个月时偶尔会有残留的母亲HIV抗体，因此HIV抗体呈阳性的这一年龄组儿童应该基于HIV核酸检测排除或确认HIV感染。围生期未暴露的儿童或年龄超过24个月的围生期暴露儿童主要依赖于HIV抗体（或抗原/抗体）检测进行诊断；当怀疑有急性HIV感染时，需要加用HIV

核酸检测进行诊断。如果根据 2 次核酸检测来诊断或者排除婴儿 HIV 感染，必须在出生 18～24 个月进行 HIV 抗体检测来证实。

二、梅毒

梅毒是由梅毒螺旋体引起的一种慢性传染性疾病，螺旋体进入人体后，迅速播散至全身各器官，产生各种症状与体征，也可呈潜伏状态，还可通过胎盘传给下一代。梅毒螺旋体学名为苍白密螺旋体，属致密螺旋体，不易着色；肉眼看不到；光镜暗视野下，能看到折光性，活动较强厌氧菌，体内可长期生存繁殖，在人体外生存一般超不过 1～2 个小时，离开人体很快死亡，氧的环境下它能生存数天，潮湿的衣服上能存活数小时，血库中一般能存活 24 小时。梅毒螺旋体不耐高温，40～60 ℃时 2～3 分钟就能死亡，100 ℃时则即刻死亡。梅毒螺旋体只感染人类，人是梅毒的唯一传染源。梅毒为性传播疾病，性活跃人群为梅毒的易感人群。

（一）传染方式

性传播：性接触传播占 95%；母婴传播（胎盘、产道）；少数通过接吻、哺乳、输血、接触污染的衣物、毛巾和医疗器械等传播。

（二）传染期

（1）早期梅毒：传染性较大，特别是一期梅毒的硬下疳和二期梅毒的扁平湿疣皮损上有大量的梅毒螺旋体，易发生传染；

（2）晚期梅毒：传染性逐渐减小，但仍能够通过罹患梅毒的母亲通过胎盘传染给胎儿。梅毒螺旋体在各妊娠期均可通过胎盘进入胎儿区域。

（三）对妊娠危害

发生自然流产、死产、非免疫性胎儿水肿、宫内生长受限、早产、围产期死亡，活产儿严重后遗症；增加对 HIV 的易感性。

（四）临床分期

（1）早期梅毒：感染在 2 年以内，包括一期、二期。

（2）晚期梅毒：病期在 2 年以上，也称三期梅毒。

（3）潜伏梅毒：只有血清学异常，没有临床症状和体征。感染后 2 年以内者为早期潜伏梅毒，＞2 年者为晚期潜伏梅毒，可持续多年乃至终身。

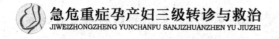
（4）先天性梅毒：早期在 2 岁以内发生，类似二期梅毒；晚期 2 岁后发生，类似三期梅毒；先天潜伏梅毒＜ 2 岁为早期先天潜伏梅毒，＞ 2 岁为晚期先天潜伏梅毒。

（五）临床表现

1. 一期梅毒

螺旋体侵入人体后，在真皮形成感染灶，潜伏期 2～4 周，出现丘疹、水泡、硬下疳，分布在大小阴唇、宫颈，少数可出现在唇、咽，直径 1～2 cm、界清、肉红色糜烂。2～6 周自愈。

2. 二期梅毒

在感染后 7～10 周，梅毒螺旋体自病灶扩散入血，出现全身各系统损害：低热、头痛、肌肉和关节痛等，全身淋巴结肿大；3 周～3 个月自愈。病损消退后，常无临床症状和体征，仅梅毒血清试验阳性；全身皮疹（斑疹、丘疹、脓疱、蛎壳状疹等）铜红色，少量鳞屑附着。常对称分布，密集不融合，不痛不痒。这种梅毒疹如发生在掌跖部具有诊断意义。梅毒疹可自然消退，又可复发；虫蚀样脱发、骨膜炎等。

3. 三期梅毒

未治疗的人初次感染后 5～20 年后发生三期梅毒；累及全身各内脏器官或组织，破坏性大，但梅毒螺旋体少，传染性小；临床表现为树胶肿、结节性梅毒疹、骨梅毒、内脏梅毒（心血管梅毒、神经梅毒等）。

4. 先天性梅毒

梅毒螺旋体在妊娠的任何时期均可感染细胞滋养层；胎儿宫内感染梅毒后，可导致流产、早产或死胎、新生儿先天性梅毒；先天性梅毒不发生硬下疳，发病即是血行播散期（二期梅毒），常有较严重的内脏损害；两岁前，多在生后 3 周至 3 个月出现临床症状。类似二期梅毒，表现为暴发性的播散性感染。发育营养差，低热、贫血、肝脾肿大、浅表淋巴结肿大，皮肤萎缩，似早老儿，早期表现为鼻炎、咽喉炎症状，因鼻塞可造成哺乳困难，皮疹为铜红色浸润性斑块，掌跖有大疱或脱屑。口角，肛周可发生线状皲裂性损害，皮肤干皱如老人，可伴脱发、甲沟炎、甲床炎。口腔内有黏膜斑。常有骨软骨炎及骨膜炎。小腿伸侧骨膜增厚而成"马刀胫"。疼痛不能活动，称为巴罗（Parrot）假瘫痪；梅毒血清试验阳性；先天性梅毒可被误诊尿布皮炎、湿疹、脓疱疮、剥脱性皮炎、败血症、小儿肺炎等。

晚期先天性梅毒两岁后，多发生在7～8岁儿童或青春期；可发生结节性梅毒疹和树胶肿，另外下列3个特征性表现，具有诊断意义：①基质性角膜炎：双侧角膜深在性浸润，影响视力；②神经性耳聋；③郝金森氏齿：门齿下缘出现半月形缺损，牙齿稀疏，排列不整。④皮肤黏膜损害：结节性梅毒疹和树胶肿与后天三期梅毒相似，还可出现骨膜炎，肝、脾大等活动性损害。⑤树胶肿：是三期梅毒主要表现，是梅毒性肉芽组织，开始形成一小硬结，数目少，逐渐扩大与皮肤粘连成暗红浸润斑块，中央软化渐成溃疡，排出黏稠胶样分泌物，溃疡常一面愈合，一面继续发展，形成马蹄形溃疡和萎缩性瘢痕，常见于头部四肢，一般无自觉症状，溃疡也能自愈。树胶肿发生在口腔腭部及鼻部，累及软骨而溃烂，使软腭、鼻中隔穿孔。

（六）实验室检查

1. 梅毒螺旋体检查

一期或二期梅毒的皮肤或黏膜损害淋巴结穿刺液，显微镜检查。

2. 梅毒血清学检查

（1）非梅毒螺旋体抗原血清试验：性病研究实验室试验（VDRL）、不加热血清反应素试验（USR）、血浆反应素环状卡片试验（RPR、TRUST）。

（2）梅毒螺旋体抗原血清试验：梅毒螺旋体明胶凝聚试验（TPPA）、梅毒螺旋体血球凝聚试验（TPHA）、荧光梅毒螺旋体抗体吸收试验（FTA-ABS）、梅毒螺旋体酶联免疫吸附试验（TP-ELISA）、梅毒螺旋体蛋白印迹试验（TP-WB）。梅毒血清学试验结果的临床意义见表2-2。

表2-2 梅毒血清学试验结果的临床意义

□ USR、RPR、VDRL	□ TPHA、TPPA、FTA-ABS	□意义
□阴性	□阴性	□排除梅毒
□阳性	□阳性	□一期梅毒的早期，现症梅毒 □部分晚期梅毒

续表

□ USR、RPR、VDRL	□ TPHA、TPPA、FTA-ABS	□意义
□阳性	□阴性	□生物学假阳性
□阴性	□阳性	□早期梅毒治疗后；极早期梅毒 □以往感染过梅毒

（七）诊断

病史、临床症状、体检、实验室检查综合分析；各期梅毒临床表现不同，应注意感染史、婚姻史、妊娠史、生育史等，先天性梅毒应了解其生母梅毒史；每个妊娠妇女必须在妊娠早期检测是否感染，高危者应在妊娠早期、孕28周和分娩前复查；如初筛试验阳性，确诊试验阴性，无临床表现，则考虑梅毒血清学假阳性，4周后复查。孕产妇梅毒检测及服务流程见图2-1。

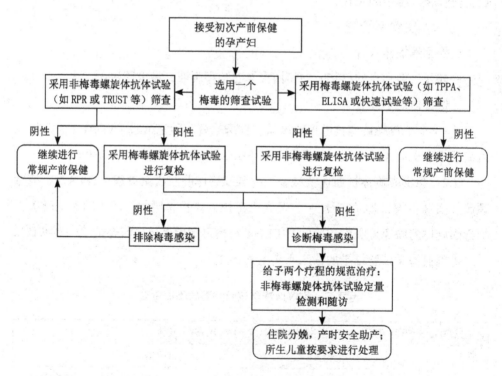

图 2-1　孕产妇梅毒检测及服务流程

（八）治疗

1. 梅毒治疗原则

（1）与非妊娠梅毒治疗原则相同点：诊断明确，未确诊不能随便治疗；早期诊断，及时治疗；剂量足够，疗程规则；严格定期随访；传染源或其性伴同时接受检查和治疗；治疗期间不应有性生活。

（2）治疗目标特殊性：妊娠早期治疗，使胎儿不受感染；妊娠晚期治疗，使受感染的胎儿在分娩前治愈。禁止使用四环素。

2. 妊娠期梅毒治疗方案

妊娠早期3个月内和孕晚期3个月内各治疗1个疗程。所有阶段梅毒的治疗首选青霉素G，应根据不同阶段和不同临床表现选择不同的青霉素类剂型、剂量和疗程，正规、足量给以治疗。

青霉素可通过胎盘预防98％以上的先天性梅毒，对胎儿无明显的毒副作用，是预防先天性梅毒的理想抗生素药物。对青霉素过敏的患者，可采用替代疗法，但效果均不如青霉素好，替代药物：①四环素类（四环素、多西环素、米诺环素），孕妇禁用；②大环内酯类（红霉素、阿奇霉素、克拉霉素）、头孢曲松、红霉素穿过胎盘能力低下，用于妊娠期对胎儿的治疗无效。

用法：①鲁卡因青霉素G 80万U/d，肌内注射，连续15天(早期)/20天(晚期)，要求妊娠早期一疗程，妊娠晚期一疗程。治疗后每月做一次定量USR或RPR，了解有无复发或再感染。②苄星青霉素G，每次240万U，1次/周，肌内注射，共2～3次。疗程、监测同上。第二个疗程需间隔2周。③红霉素500 mg，口服，每天4次，连服15天。疗程、监测同上，早期梅毒连服15天；二期复发及晚期梅毒连服30天。④头孢曲松1 g/d，肌内注射或静脉注射，连续10～14天。

妊娠中晚期发现的感染孕妇立刻给予2个疗程的抗梅毒治疗，2个治疗疗程之间需间隔4周以上（最少间隔2周），第2个疗程应在孕晚期进行；对临产时发现的梅毒感染产妇应立即给予治疗。在随访中，若发现孕妇再次感染或复发，立即再开始一个疗程的梅毒治疗。

吉海反应是梅毒治疗时大量梅毒螺旋体被杀死，发出异性蛋白所致的。首次治疗时初次给药的4小时发生，8小时达高峰，24小时内消退，表现为高热、头痛、

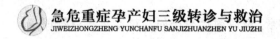

寒战、肌肉痛、心动过速、中性粒细胞增高、血管扩张伴有轻度低血压，一般在24小时缓解。心血管梅毒可发生心绞痛、主动脉破裂，神经梅毒可恶化等；妊娠妇女可发生早产和胎儿宫内窒息。预防：治疗前一天开始口服泼尼松，20 mg/d，分2次口服，共4天，必要时住院治疗。

3.治愈标准

（1）临床治愈：损害消退，症状消失。

（2）血清治愈：抗梅治疗后2年内梅毒血清学反应（如RPR）由阳性转为阴性。

（九）妊娠合并梅毒的产科处理

超声检查胎儿肝大、腹水、脑积水，提示胎儿治疗失败风险性大；告知风险；分娩方式根据产科指征确定；在分娩前已接受规范驱梅治疗并对治疗反应良好者，排除新生儿感染后可以母乳喂养。

1.早期先天性梅毒的诊断与治疗

有临床症状和体征，皮损、鼻分泌物查到梅毒螺旋体；出生时RPR/TRUST滴度是母亲最近滴度的4倍或以上；FTA–ABS–19s–IgM阳性；脑脊液性病研究实验室试验阳性、非其他原因引起白细胞计数 > 5/mm³或脑脊液蛋白定量 > 4 g/L；有条件有限的单位，建议加做胎盘病理检查，胎盘滋养层梅毒螺旋体侵犯感染的迹象，早期从病损处取标本在显微镜下找到梅毒螺旋体是最直接可靠的方法。已用有效药物治疗而影响检测结果；梅毒螺旋体IgM抗体蛋白印迹试验（TP–IgM–WB）阳性或梅毒螺旋体明胶凝集试验（19s–IgM–TPPA）阳性，可作为先天性梅毒的早期确诊试验。

（1）早期先天性梅毒治疗原则：①症状消失，血清转阴。②当病儿内脏损害多并严重时，首先立足于抢救生命，小心谨慎地进行治疗，避免发生严重的吉海反应。③脑脊液异常者给予水剂青霉素G。出生7天以内的新生儿，每次5万U/kg，每12小时1次，静脉滴注，连续10～14天；出生7天以后的婴儿，每8小时1次，连续10～14天，普鲁卡因青霉素G5万U/（kg·d），肌内注射，每日1次，连续10～14天。④脑脊液正常者，苄星青霉素G5万U/（kg·d），每日1次，分两侧，肌内注射；⑤无条件做脑脊液者按脑脊液异常处理。

苄星青霉素既不能在中枢神经系统中达到杀菌的浓度，也不能杀灭隐藏的梅毒螺旋体。如中断治疗一天以上，则整个疗程必须重新开始。

（2）注意事项：如果先天性梅毒治疗时青霉素肌内注射不可取或不能忍受（如婴儿营养不良导致注射部位肌肉太少），肠道外氨苄西林或头孢曲松给药可作为替代治疗药物。缺乏上述替代治疗药物的有效性评价资料，需要进行严格的临床和血清学随访。

2. 婴儿预防性治疗

妊娠期未接受全程、足量的青霉素治疗，接受非青霉素方案治疗或在分娩前1个月内才进行抗梅毒治疗的孕产妇所生儿童进行预防性治疗；对出生时非梅毒螺旋体抗体试验阳性、滴度不高于母亲分娩前滴度的4倍也需要进行预防性治疗。苄星青霉素 G 5 万 U/kg，单次，双臀，肌内注射。

3. 婴儿随访

（1）婴儿按出生后 1 周内、1 月龄、3 月龄、6 月龄、12 月龄和 18 月龄随访，至少连续 2 次 RPR 和 TPPA 均阴性可排除 TP 感染。

（2）先天性梅毒治疗后 1、2、3、6、12 个月应随访加以评价。非 TP 抗体血清试验应每隔 2～3 个月重复检测直至其转阴或下降 ≥ 4 倍为止。如果其滴度在 6～12 个月保持不变甚至上升，则必须对患儿临床症状及实验室检测给予重新评价（包括脑脊液检查），并给予青霉素 G 10 天一疗程的方案治疗。

4. 预后

先天性梅毒患儿，特别是新生儿用青霉素治疗以后，几乎有近 100% 的临床治愈；生后 6 个月以内的新生儿梅毒血清试验可转阴；出生 6 个月以后用青霉素驱梅治疗，其梅毒血清试验阴转率明显降低。

5. 妊娠合并梅毒是否终止妊娠

经规范治疗后能控制早产、死胎、死产，新生儿先天性梅毒明显降低，但不能杜绝先天性梅毒，有 16.1% 以上儿童感染梅毒。妊娠 ≤ 20 周开始规范治疗：一期梅毒治疗后阻断率 99%，二期梅毒治疗后阻断率 94.7%。

妊娠合并梅毒是否终止妊娠新生儿的预后与母亲 RPR 滴度有关，母亲 RPR ＞ 1：8 时发生早产、先天性梅毒、围生期死亡的概率是 20%、95%、300‰；母亲 RPR ＜ 1：8 时，其分别是 4.1%、31.56%、28.69‰。与母亲接受第一针青霉素时间有关，妊娠早期、妊娠中期、妊娠晚期、未治疗，先天性梅毒发生率分别是 5%、14.29%、35.71%、76.92%。国外报道，先天性梅毒远期精神和智力障碍达 40%。妊娠后半期可通过 B 超检查判断有无胎儿梅毒，如发现胎儿肝脾大、腹水、脑积水，要考虑引产。

　　附：国家卫生健康委办公厅梅毒孕产妇检测流程，见图 2-2、图 2-3。

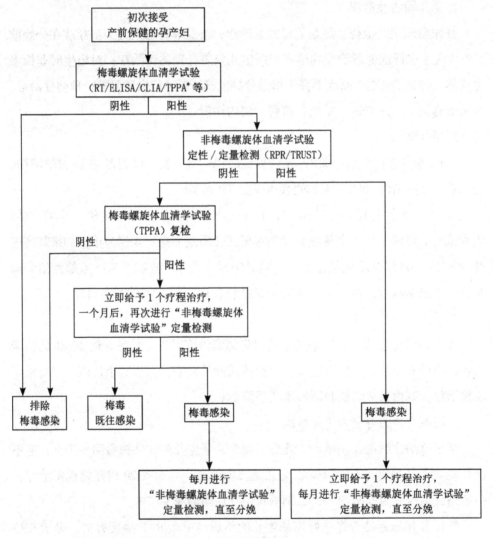

注：＊若用 TPPA 进行初筛阳性，不需要再复检。

图 2-2　孕产妇梅毒检测流程一

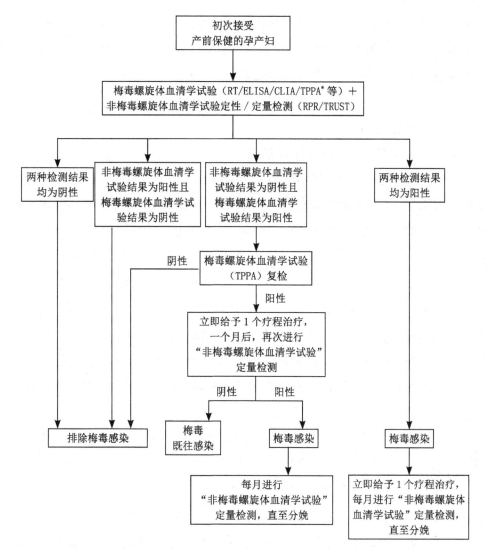

注：* 若用 TPPA 进行初筛阳性，不需要再复检。

图 2-3　孕产妇梅毒检测流程二

三、乙型肝炎病毒

母婴传播是我国慢性乙型肝炎（乙肝）的主要原因，预防乙型肝炎病毒（hepatitis B virus，HBV）母婴传播是控制慢性乙肝的关键。诊断 HBV 感染的主要依据是 HBsAg 阳性，所有孕妇均需在产前检测 HBsAg 和其他乙肝血清学指标。

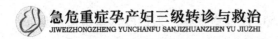

目前，我国育龄期妇女 HBsAg 的总体阳性率为 5% ～ 6%。HBsAg 阳性孕妇的新生儿是 HBV 感染的高危人群，务必在出生后 12 小时内（越快越好）肌内注射乙肝免疫球蛋白（hepatitis B immunoglobulin, HBIG）和乙肝疫苗，即联合免疫预防接种。而 HBsAg 阴性孕妇的新生儿通常仅需接种乙肝疫苗。

（一）诊断标准

孕妇 HBsAg 阳性，诊断为 HBV 感染。

（1）慢性 HBV 感染，即 HBsAg 阳性持续 > 6 个月，肝功能正常，也就是孕产妇梅毒检测流程一排除其他原因。慢性 HBV 感染与慢性乙肝为动态性疾病，慢性 HBV 感染者出现肝功能异常时，即使无临床表现，也已转为慢性乙肝。因此，慢性 HBV 感染者每 6 ～ 12 个月需复查病毒学指标、肝功能、AFP 和肝脏 B 超等。

（2）HBV DNA 定量检测：荧光实时定量 PCR 技术检测外周血 HBV DNA 水平，即病毒水平，可反映病毒复制是否活跃。通常认为 HBV DNA > 2×10^5 IU/mL，病毒复制活跃，称高病毒水平，也称高病毒载量。孕妇 HBsAg 阳性，就存在病毒复制，有传染性。部分 HBsAg 阳性者 HBV DNA 水平低于检测下限，是因为检测方法不够灵敏，不能检测到低水平的病毒，而不是没有病毒，不是真正"阴性"。

（3）乙肝血清学指标与 HBV DNA 水平的关系：HBsAg 阳性和 / 或 HBeAg 阴性（俗称"小三阳"）孕妇，病毒复制不活跃，HBV DNA 中位水平 < 10^3 IU/mL，> 2×10^5 IU/mL 的比例约 1%；HBsAg 和 HBeAg 双阳性（俗称"大三阳"）孕妇，病毒复制活跃，HBV DNA 的中位水平为 10^7 ～ 10^8 IU/mL，> 2×10^5 IU/mL 者的比例约 90%。因此，HBeAg 阳性者传染性强，易发生母婴传播。无条件行定量检测 HBV DNA 时，如 HBeAg 阳性，则可视为高病毒水平。

（4）脐带血或新生儿检测：即使脐带血或新生儿外周血 HBsAg 阳性和 / 或 HBV DNA 阳性，仅能确定暴露于病毒，而不能确诊宫内感染或母婴传播，两者均阴性也不能排除母婴传播。不建议检测脐带血或新生儿外周血乙肝血清学指标。

（二）HBV 母婴传播

HBV 母婴传播是指母体病毒进入子代，且在其体内复制繁殖，造成子代慢性 HBV 感染。HBV 本身不直接致病，不引起胎盘损伤，通常不能通过胎盘，真正的宫内感染非常罕见，母婴传播预防失败并不说明是宫内感染。

1. 母婴传播的主要危险因素

孕妇高病毒水平，即 HBV DNA 水平 $> 2 \times 10^5$ IU/mL 或 HBeAg 阳性。

2. 母婴传播的时机

通常发生在分娩过程和产后，宫内感染非常罕见。产程中（包括剖宫产术中），胎儿或新生儿暴露于母体的血液和其他体液中，病毒可进入新生儿体内；新生儿出生后与母亲密切接触，也可发生传播。

HBsAg 阳性父亲的精液中可存在病毒，但精子细胞中无病毒，精液中的病毒也不能感染卵母细胞，HBV 不能感染受精卵而引起子代感染。

（三）HBV 感染妇女的妊娠时机

慢性 HBV 感染妇女计划妊娠前，最好由感染科或肝病科医师评估肝脏的功能和全身状况，明确是否存在肝纤维化或肝硬化。

（1）无乏力、食欲减退等肝炎临床表现，肝功能正常，无肝纤维化或肝硬化者可正常妊娠。

（2）肝炎活动时，即有临床表现和/或肝功能异常者，需暂时避孕，首先采取休息等治疗，暂不用抗病毒药物，临床表现消失，肝功能正常且稳定 3 个月后再妊娠。上述治疗 3 个月无效，需要抗病毒治疗，待肝功能正常后再妊娠。

（3）有生育需求但因乙肝活动需要抗病毒治疗的药物选择：有生育需求的慢性乙肝妇女，有抗病毒治疗适应证时，首选不易产生耐药的替诺福韦酯（妊娠 B 类药），待肝功能正常后再妊娠，同时继续服药。该药用于预防 HIV 母婴传播时，不增加新生儿出生缺陷。尽管如此，在使用任何抗病毒药物期间妊娠，必须充分告知药物的各种风险。

有生育需求的妇女应避免使用恩替卡韦和阿德福韦酯，因其对胎儿存在潜在的严重不良影响或致畸作用；对已经使用恩替卡韦或阿德福韦酯者，建议在妊娠前换为替诺福韦酯。抗病毒药物需要长期使用，不建议使用易产生耐药的拉米夫定和替比夫定；已使用拉米夫定或替比夫定者，最好换为替诺福韦酯。使用干扰素治疗疗程有限，停药后可妊娠，但使用干扰素期间，禁忌妊娠，必须

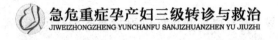
采取避孕措施。

（四）妊娠期的管理

1.妊娠期随访

慢性HBV感染妇女妊娠后，须定期复查肝功能，尤其在妊娠早期和妊娠晚期。首次检测肝功能正常者，无肝炎症状时，每2～3个月复查1次。如丙氨酸氨基转移酶（ALT）水平升高但不超过正常值2倍（＜100 U/L）、无症状、无胆红素升高者，无须治疗，但需休息，间隔1～2周复查。如谷丙转氨酶水平升高超过正常值2倍（≥100 U/L），但无胆红素升高、无症状者，无须治疗，但需休息，间隔3～5天复查；如丙氨酸氨基转移酶水平升高超过正常值2倍（≥100 U/L），且有肝炎症状或胆红素升高，需请感染科或肝病科医师会诊，必要时（丙氨酸氨基转移酶水平＞400 U/L）住院治疗。绝大部分HBsAg阳性孕妇肝功能异常程度较轻，经休息等保守治疗后能好转或完全恢复。如保守治疗后肝功能异常继续加重，或出现明显临床表现，应考虑使用抗病毒治疗，首选替诺福韦酯，以预防由妊娠诱发的重型肝炎。

HBsAg阳性孕妇肝功能异常者，分娩后绝大多数可恢复正常。因此，不需要对肝功能异常者进行常规抗病毒治疗，抗病毒治疗应掌握适应证。

2.侵入性产前诊断和胎儿宫内手术是否增加母婴传播有待研究

妊娠期侵入性产前诊断包括绒毛穿刺取样术、羊膜腔穿刺术和脐静脉穿刺术。根据现有报道，对HBsAg阳性和HBeAg阴性孕妇行羊膜腔穿刺术不增加母婴传播的概率，且各项研究的结果一致。因此，对HBeAg阴性孕妇，有行羊膜腔穿刺术指征时，不必担心HBV母婴传播。对孕妇HBeAg阳性或高病毒水平，羊膜腔穿刺术是否增加HBV母婴传播，由于研究纳入的病例数量较少、报道的结果不一，是否增加HBV母婴传播，尚不能提出明确建议，有待进一步研究。如果确实有羊膜腔穿刺术的指征，权衡利弊后再决定。

妊娠期行绒毛穿刺取样术、脐静脉穿刺术和胎儿宫内治疗，是否引起胎儿HBV宫内感染，尚未检索到相关报道。但这些检查或治疗，均能将母体血液成分带入胎儿体内，理论上可引起胎儿宫内感染。因此，HBsAg阳性孕妇，如果确实有侵入性产前诊断或宫内治疗的适应证，需权衡利弊后再决定。如果实施了侵入性产前诊断或胎儿宫内治疗,尽可能随访其子代,观察有无感染,同时积累证据。

3. 妊娠晚期使用乙肝免疫球蛋白不能减少母婴传播

母体内存在大量 HBsAg,绝对浓度可高达 5～200 mg/L。孕妇使用乙肝免疫球蛋白,其中的抗–HBs 进入母体后迅速与 HBsAg 结合形成免疫复合物,致使抗–HBs 既不能进入胎儿,也不能降低母体的病毒水平,不能减少母婴传播。因此,妊娠晚期不应该使用乙肝免疫球蛋白。

4. 妊娠晚期使用抗病毒药物预防母婴传播

(1)妊娠晚期使用抗病毒药物预防的 HBV DNA 的阈值:多项前瞻性临床研究表明,对 HBV DNA 水平 > 10^6 IU/mL 或 HBeAg 阳性孕妇妊娠晚期(妊娠 28～32 周)开始服用抗病毒药物,使孕妇分娩时病毒水平降低,同时新生儿正规免疫接种预防,几乎可完全阻断 HBV 母婴传播。目前尚无引起母婴传播的母体病毒水平的确切阈值,在查阅国内外相关资料的基础上,结合国产试剂检测结果综合考虑,推荐以 HBV DNA 水平 > $2×10^5$ IU/mL 为口服抗病毒药物预防母婴传播的阈值。研究证明,HBV DNA 水平 ≤ 10^6 IU/mL 的孕妇的新生儿经及时、正规的免疫预防后,几乎不发生母婴传播。因此,将 HBV DNA > $2×10^5$ IU/mL 作为口服抗病毒药物预防母婴传播的阈值是保守的,对 HBV DNA ≤ $2×10^5$ IU/mL 孕妇无须口服抗病毒药物。HBV DNA 水平 ≤ $2×10^5$ IU/mL 孕妇的新生儿发生母婴传播,绝大部分是因为没有及时行正规免疫预防。因此,即使孕妇口服抗病毒药物,新生儿及时接受正规的免疫预防仍然是关键。对不常规开展 HBV DNA 定量检测的地区,建议以 HBeAg 阳性作为口服抗病毒药物的指征,以预防母婴传播。因 HBeAg 阳性孕妇中,HBV DNA > $2×10^5$ IU/mL 的比例约 90%。HBeAg 阴性孕妇的中位 HBV DNA 水平 < 10^3 IU/mL,新生儿经正规预防后,几乎无感染。因此,HBeAg 阴性孕妇,无须常规定量检测 HBV DNA,也无须服用抗病毒药物。

(2)抗病毒药物的选择:替诺福韦酯、替比夫定和拉米夫定任何一种均能有效降低孕妇的病毒水平,无须联合用药。因替诺福韦酯不易产生耐药,建议首选。孕妇有肾功能损害或骨质疏松时,可选用替比夫定或拉米夫定。

(3)抗病毒药物开始服用的时机:研究显示,妊娠 28～32 周开始服用抗病毒药物，同时新生儿联合免疫预防，几乎能完全阻断母婴传播。因此，推荐高病毒载量孕妇从妊娠 28～32 周开始服用抗病毒药物；但不推荐在妊娠 28 周前开始用药，更无须从妊娠 24 周开始服药。从经济和安全的角度出发，在确保不发生母婴传播的前提下，妊娠期使用抗病毒药物的时间越短越好。孕妇 HBV DNA 水平 ≤ 10^6 IU/mL，新生儿免疫预防后几乎无母婴传播。因此，可研究使孕妇病毒水平降至 ≤ 10^6 IU/mL 所需用抗病毒药物的最短时间，在此基础上探索合适的服用抗病毒药物的开始时间。研究显示，妊娠 30～32 周开始服用抗病毒药物，其子代几乎无母婴传播。在妊娠 28～32 周开始服用抗病毒药物的研究中，部分孕妇是从妊娠 32 周才开始用药，其子代几乎未发生母婴传播，因此值得研究妊娠 32～33 周开始服药的预防效果。

（4）抗病毒药物的停药时间：以预防母婴传播为目的的妊娠期抗病毒药物治疗，建议分娩当日停药，同时孕妇于产后每 2～3 个月复查一次肝功能，至产后 6 个月，观察产后立即停药是否引起明显肝功能损害。既往研究中绝大部分在产后 4～12 周停药，没有诱发肝脏严重损害和重型肝炎。部分孕妇停药后的肝功能异常，与停药并无因果关系，因没有服用抗病毒药物的孕妇产后也可发生肝功能异常。已有研究显示，孕妇产后立即停药对母婴均未产生不良影响。

（5）药物对子代的安全性：替诺福韦酯或拉米夫定均可通过胎盘，替比夫定尚未见相关报道。通常认为，宫内暴露于这些药物，不增加胎儿或新生儿的不良事件发生率。但妊娠期服用这些抗病毒药物，早产、低出生体重、严重出生缺陷（先天性巨结肠、先天性胆道闭锁、耳朵缺损）、脑瘫、肌肉运动系统发育障碍、死胎等不良事件的发生概率高于对照组，尽管差异没有统计学意义，但提示抗病毒药物对胎儿的安全性需要进一步研究。因此，服用抗病毒药物的孕妇，必须密切观察妊娠和分娩结局，并随访其子代至少至 1 岁，观察有无严重不良事件。药物对儿童的远期影响也值得观察。

（6）停药后肝功能异常的处理：高病毒水平或 HBeAg 阳性孕妇绝大多数处于免疫耐受期，妊娠晚期服用抗病毒药物的目的是为了预防 HBV 母婴传播。妊娠期服药者产后停药，病毒量通常将恢复到原来水平，约 20% 可出现肝功能异常（丙氨酸氨基转移酶 > 40 U/L），而妊娠期未服用抗病毒药物的孕妇，

20%～25%产后也出现肝功能异常。

总体上，这些肝功能损害较轻的孕妇，经休息等保守治疗即可恢复正常。因此，停药后出现肝功能异常时，如果无重型肝炎倾向，应首先考虑休息等保守治疗，抗病毒药物治疗应严格掌握其适应证。行剖宫产术分娩不能减少母婴传播；尽管有研究提出，对高病毒水平孕妇选择行剖宫产术能减少母婴传播；但更多研究显示，行剖宫产术分娩和自然分娩的新生儿HBV感染率比较，差异无统计学意义。说明，行剖宫产术并不降低HBV母婴传播率。因此，不推荐以预防HBV母婴传播为目的而选择剖宫产术。HBV母婴传播的免疫预防HBsAg阳性孕妇，分娩过程中新生儿已经暴露于病毒，出生后必须尽快注射乙肝免疫球蛋白和乙肝疫苗，这是预防母婴传播的关键，即使孕妇妊娠期接受了抗病毒预防治疗。乙肝免疫球蛋白的有效成分是抗–HBs，注射后15～30分钟后即开始发挥作用，我国对HBsAg阳性孕妇的新生儿提供1针免费的乙肝免疫球蛋白（100 IU）。制备乙肝免疫球蛋白的原料为合格献血员的血液，其生产工艺与普通免疫球蛋白相同，几乎无不良反应。虽然理论上可能存在过敏，但新生儿首次使用，几乎不产生不良事件，因此无使用禁忌证，即使新生儿（包括早产儿）需要抢救，也可使用。

乙肝疫苗是将HBsAg吸附于氢氧化铝凝胶，为均匀的乳白色混悬液制剂。乙肝疫苗的安全性极高，除引起局部轻微红肿外，几乎无其他严重不良反应，过敏的发生率为1/（500 000～600 000），这与个体的特殊体质有关。新生儿（包括早产儿）存在窒息、吸入性肺炎等严重不良状况需要抢救时，应暂停接种乙肝疫苗，待身体状况稳定后1周可开始接种。接种第2针或第3针疫苗时，如存在发热、呼吸道（咳嗽）或消化道（腹泻）感染、其他全身性感染、不明原因烦躁、哭闹、拒乳、睡眠不佳等，需延期接种，待身体恢复后1周可接种。新生儿黄疸但无发热、咳嗽或腹泻等感染情况，能正常喝奶、睡眠，无烦躁、哭闹等，可接种乙肝疫苗。我国国产乙肝疫苗的效果和安全性与进口疫苗完全相同。

自2000年后，我国均使用重组乙肝疫苗。新生儿和儿童使用的绝大多数疫苗含10 μg重组酵母HBsAg，少数是哺乳动物细胞HBsAg，刺激机体主动产生抗–HBs，按"0、1、6月"方案接种3针。接种第1针疫苗后，大部分婴儿抗–HBs仍为阴性或低于检测下限，接种第2针后1周左右抗–HBs阳性，即接种第1针疫苗后 35 ～ 40 天可保护机体免受 HBV 感染；接种第 3 针疫苗是为了延长保护期限，可达 30 年以上。普通新生儿全程接种 3 针疫苗后抗 –HBs 阳转率高达 97% ～ 100%。人体主动产生抗 –HBs 后，具有免疫记忆，即使抗 –HBs 转阴，机体仍具有免疫力，再次接触 HBV，也不会感染。因此，非高危人群无须加强接种乙肝疫苗。

（五）新生儿的免疫预防

1. 足月新生儿的免疫预防

孕妇 HBsAg 阴性时，其新生儿按"0、1、6 月"方案接种 3 针疫苗即可，不必使用乙肝免疫球蛋白。孕妇 HBsAg 阳性时，无论 HBeAg 是阳性还是阴性，其新生儿务必在出生后 12 小时内肌内注射乙肝免疫球蛋白（越快越好，最好在数分钟内），同时在不同部位肌内注射第 1 针乙肝疫苗（越快越好，最好在数分钟内）；并于 1 月和 6 月龄分别接种第 2 针和第 3 针疫苗。孕妇 HBeAg 阳性时，100 IU 和 200 IU 的乙肝免疫球蛋白对新生儿的保护作用相同，仅使用 100 IU 的乙肝免疫球蛋白即可，无须使用 200 IU，也无须在新生儿 2 ～ 4 周龄时注射第 2 针乙肝免疫球蛋白，因为注射 100 IU 乙肝免疫球蛋白的保护期限至少可以维持 42 ～ 63 天，此时已经接种了第 2 针疫苗，体内已主动产生抗 –HBs 抗体。

采取上述联合免疫预防后，对 HBeAg 阴性孕妇的新生儿，保护率几乎为 100%，几乎不再感染；对 HBeAg 阳性孕妇的新生儿，保护率为 90% ～ 97%，感染率为 3% ～ 10%，如果在新生儿出生后 1 小时内使用联合预防，保护率可达 97% 以上，感染率低于 3%，如果不使用乙肝免疫球蛋白，仅使用乙肝疫苗，保护率仅为 55% ～ 85%。因此，务必联合使用乙肝免疫球蛋白和乙肝疫苗，新生儿出生后越快使用越好。

2. 足月新生儿出生状况不佳时的免疫预防

新生儿身体状况不佳需要抢救时，如羊水吸入、窒息等，如果孕妇 HBsAg 阴性，暂缓接种疫苗，待病情恢复且稳定 1 周后再开始按"0、1、6 月"方案接种。

如果孕妇 HBsAg 阳性，暂缓接种疫苗，但务必在新生儿出生后 12 小时内（越快越好，最好在数分钟内）肌内注射乙肝免疫球蛋白。乙肝免疫球蛋白几乎无不良反应，新生儿抢救不影响乙肝免疫球蛋白的应用。乙肝疫苗待病情恢复且稳定1周后再开始接种。如果第1针疫苗延迟接种≥4周，第2针疫苗也将相应延迟，导致婴儿主动产生免疫力的时间也延迟，因此，建议新生儿4周龄左右注射第2针乙肝免疫球蛋白。

3. 早产儿的免疫预防

孕妇HBsAg阴性，早产儿生命体征稳定，出生体重≥2 000 g时，按"0、1、6月"方案接种。早产儿生命体征不稳定，先处理相关疾病，待稳定1周再按上述方案接种。早产儿出生体重<2 000g，待体重≥2 000 g后接种第1针（出院前未达到2 000 g，在出院前接种第1针），间隔1个月接种第2针疫苗，再间隔5个月接种第3针疫苗。

孕妇HBsAg阳性，早产儿无论身体状况如何，在12小时内（越快越好）必须肌内注射乙肝免疫球蛋白；如果首针疫苗接种延迟≥4周，间隔4周左右需再注射1次乙肝免疫球蛋白。如早产儿生命体征稳定，无须考虑体重，尽快接种第1针乙肝疫苗；如果生命体征不稳定，待稳定1周左右，尽早接种第1针乙肝疫苗。1个月后或者体重≥2 000 g后，再重新按"0、1、6月"方案全程接种3针乙肝疫苗。

如果孕妇抗–HBs阴性，大部分新生儿在接种第2针乙肝疫苗后1周左右才产生抗体，在此之前对HBV易感。如果家庭成员HBsAg阳性，尤其是HBeAg阳性者，注意与新生儿不要密切接触。如果HBsAg阳性（尤其是HBeAg阳性）者必须与新生儿密切接触（如照料），新生儿最好注射1针乙肝免疫球蛋白。

虽然HBsAg阳性孕妇的乳汁存在病毒，但母乳喂养不增加额外的HBV母婴传播风险，这与新生儿出生后立即免疫预防有关，也可能与母乳能与HBsAg结合有关。无论孕妇HBeAg阳性还是阴性，都应鼓励新生儿母乳喂养，且在预防接种前就可以开始哺乳。新生儿出生后12小时内已完成免疫预防，具有免疫力，乳头皲裂或损伤出血、婴儿口腔溃疡或舌系带剪开造成口腔损伤等，均可哺乳。

无须检测乳汁HBV DNA水平。孕妇妊娠期抗病毒预防治疗，产后立即停药者，鼓励母乳喂养。产后继续服药者，药物可通过乳汁分泌，虽然药物说明书建议服药期间不能哺乳，但研究显示，婴儿经母乳而吸收的替诺福韦酯和拉米夫定的血药浓度仅为孕妇血药浓度的 2% ～ 27%，远低于妊娠期服药者的宫内暴露浓度，孕妇产后短期服药且母乳喂养的新生儿，并没有出现额外的不良反应。因此，建议产后短期继续服药者（如产后 1 个月）应坚持母乳喂养，而不是放弃母乳喂养。如果产后需要持续服药者，母乳喂养对婴儿是否产生不良影响的研究资料有限，但结合母乳喂养的益处和婴儿曾经长期宫内暴露于药物未产生严重不良影响，可考虑母乳喂养，同时须密切观察药物对婴儿是否存在不良影响。

HBsAg 阴性孕妇的婴幼儿，正规免疫预防后抗体应答率 > 97%，几乎不再发生慢性 HBV 感染，无须检查乙肝血清学指标。HBsAg 阳性孕妇的婴幼儿应随访乙肝血清学指标，其目的：①免疫预防是否成功，有无感染 HBV；②是否需要重新接种乙肝疫苗。随访的适当时间为 7 ～ 12 月龄，即接种第 3 针乙肝疫苗后 1 ～ 6 个月；如果未随访，12 月龄后仍需随访。接种第 3 针乙肝疫苗后 1 ～ 2 个月，抗 –HBs 滴度最高，是随访的最佳时机。随访结果：① HBsAg 阴性、抗 –HBs 阳性，说明预防成功，无须特别处理。② HBsAg 阴性、抗 –HBs 也阴性，说明暂时没有感染，但对疫苗无应答，尽快再次按 "0、1、6 月" 方案全程接种 3 针乙肝疫苗，然后再复查；如果仍然没有应答，通常无须再次接种。③ HBsAg 阳性、抗 –HBs 阴性，初步说明免疫预防失败；6 个月后复查 HBsAg 仍阳性，可确定预防失败，已为慢性感染。妊娠期抗病毒预防治疗孕妇的子代，还需要观察其生长发育情况以及是否存在其他情况。

因母体 IgG 抗体能通过胎盘，婴儿体内的母源性抗 –HBs 最长可持续 2 年。但只要婴儿 HBsAg 阴性、抗 –HBs 阳性，就说明没有感染，而且具有免疫力。确定免疫预防成功、抗 –HBs 阳性后，无须每年随访。如果抗 –HBs 转为阴性，因机体具有免疫记忆，仍具有免疫力，无须重复接种乙肝疫苗。

（六）预防 HBV 母婴传播的推荐建议

（1）所有孕妇产前需要筛查乙肝血清学指标：HBsAg 阳性即为 HBV 感染，有传染性；HBeAg 阳性，传染性强；抗 –HBs 阳性，有免疫力。

（2）孕妇 HBsAg 阴性：新生儿按 "0、1、6 月" 方案接种乙肝疫苗，通常不必注射乙肝免疫球蛋白。

（3）孕妇 HBsAg 阳性：新生儿出生 12 小时内（越快越好）肌内注射 1 针

乙肝免疫球蛋白（通常无须第 2 针），并同时肌内注射第 1 针乙肝疫苗（越快越好），1 月和 6 月龄分别接种第 2 针和第 3 针疫苗。

（4）孕妇 HBeAg 阳性或 HBV DNA 水平 $> 2 \times 10^5$ IU/mL：妊娠 28 ~ 32 周开始服用抗病毒药物，首选替诺福韦酯，密切观察妊娠和分娩结局，分娩当日停药。新生儿及时联合免疫预防，并随访子代，观察有无严重不良事件。孕妇 HBeAg 阴性或 HBV DNA 水平 $\leq 2 \times 10^5$ IU/mL，无须服用抗病毒药物预防母婴传播。

（5）行剖宫产术分娩不能减少 HBV 母婴传播。

（6）身体状况不佳的足月儿和早产儿：母亲 HBsAg 阳性，无论新生儿身体状况如何，务必在出生后 12 小时内（越快越好）肌内注射 1 针乙肝免疫球蛋白，身体稳定后尽早接种乙肝疫苗。

（7）家庭其他成员 HBsAg 阳性：孕妇抗 –HBs 阳性，无须特殊处理。孕妇抗 –HBs 阴性，新生儿接种第 2 针疫苗前，HBsAg 阳性（尤其是 HBeAg 阳性）者避免与新生儿密切接触；如果必须密切接触，新生儿最好注射乙肝免疫球蛋白；不密切接触时，新生儿不必注射乙肝免疫球蛋白。

（8）母乳喂养：无论孕妇 HBeAg 阴性还是阳性，无论新生儿口腔有无损伤，均可母乳喂养。孕妇产后服用抗病毒药物，建议母乳喂养，同时观察对新生儿是否产生不良影响。

（9）新生儿随访：仅需随访 HBsAg 阳性孕妇的子代，7 ~ 12 月龄时检测乙肝血清学指标。若 HBsAg 和抗 –HBs 都阴性，尽快再次按"0、1、6 月"方案接种 3 针乙肝疫苗。孕妇妊娠期或产后口服抗病毒药物者，需观察对婴儿有无不良影响。

第三节　孕产妇合并血液系统疾病的转诊与救治

妊娠期较常见的母体血液系统并发症有贫血和特发性血小板减少性紫癜，两者均可对母儿造成危害。尽管妊娠合并白血病的发病率不高，但肿瘤细胞浸润、

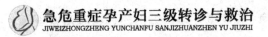

重度贫血、反复出血、感染都将严重损害重要脏器的功能，威胁母胎健康，甚至导致孕产妇死亡。在血液系统疾病论述中，重点介绍这几种疾病。

一、妊娠合并贫血

贫血是妊娠期较常见的并发症。由于妊娠期血容量增加，且血浆增加多于红细胞增加，血液呈稀释状态，又称生理性贫血。贫血在妊娠各期对母儿均可造成一定危害，在资源匮乏地区，严重贫血也是孕产妇死亡的重要原因之一。在妊娠期各种类型贫血中，缺铁性贫血最常见。

（一）贫血对妊娠的影响

1.对孕妇的影响

贫血孕妇对分娩、手术和麻醉的耐受能力差，即使是轻度或中度贫血。重度贫血可因心肌缺氧导致贫血性心脏病；贫血对失血耐受性降低，易发生失血性休克；贫血降低产妇抵抗力，容易并发产褥感染。世界卫生组织资料表明，贫血使全世界每年数十万孕产妇死亡。

2.对胎儿的影响

孕妇中重度贫血时，经胎盘供氧和营养物质不足以满足胎儿生长所需，容易造成胎儿生长受限、胎儿窘迫、早产或死胎，同时对胎儿远期也构成一定影响。

（二）妊娠期贫血的诊断标准

由于妊娠期血液系统的生理变化，妊娠期贫血的诊断标准不同于非妊娠妇女。世界卫生组织的标准：孕妇外周血血红蛋白 < 110 g/L 及血细胞比容 < 0.33 为妊娠期贫血。根据血红蛋白水平分为轻度贫血（100 ～ 109 g/L）、中度贫血（70 ～ 99 g/L）、重度贫血（40 ～ 69 g/L）和极重度贫血（< 40 g/L）。

（三）缺铁性贫血

缺铁性贫血是妊娠期最常见的贫血，约占妊娠期贫血95%。由于胎儿生长发育及妊娠期血容量增加，对铁的需要量增加，尤其在妊娠中晚期，孕妇对铁摄入不足或吸收不良，均可引起贫血。

1.病因

妊娠期铁的需要量增加是孕妇缺铁的主要原因。以每毫升血液含铁 0.5 mg 计算，妊娠期血容量增加需铁 650 ～ 750 mg。胎儿生长发育需铁 250 ～ 350 mg，故妊娠期需铁增加约 1 000 mg。孕妇每日需铁至少 4 mg。每日饮食中含铁 10 ～ 15 mg，吸收利用率仅为 10%，即 1 ～ 1.5 mg，妊娠中晚期铁的最大吸收率可达 40%，仍不能满足需求，若不给予铁剂治疗，容易耗尽体内储存铁造成贫血。

2. 诊断

（1）病史：既往有月经过多等慢性失血性疾病史；有长期偏食、妊娠早期呕吐、胃肠功能紊乱导致的营养不良病史等。

（2）临床表现：轻症无明显症状，或只有皮肤、口唇黏膜和睑结膜稍苍白；重症可有乏力、头晕、心悸、气短、食欲缺乏、腹胀、腹泻、皮肤黏膜苍白、皮肤毛发干燥、指甲脆薄以及口腔炎、舌炎等。

（3）实验室检查：①血常规：外周血涂片为小细胞低色素贫血。血红蛋白 < 110 g/L，红细胞 < 3.5×10^{12}/L，血细胞比容 < 0.33，红细胞平均体积（MCV）< 80 fL，红细胞平均血红蛋白浓度（MCHC）< 32%，而白细胞及血小板计数均在正常范围。②血清铁浓度：能灵敏的反应缺铁状况，正常成年妇女血清铁为 7 ～ 27 μmol/L。若孕妇血清铁 < 6.5 μmol/L，可以诊断为缺铁性贫血。③铁代谢检查：血清铁蛋白是评估铁缺乏最有效和最容易获得的指标。④骨髓常规：红系造血呈轻度或中度增生活跃，以中、晚幼红细胞增生为主，骨髓铁染色可见细胞内外铁均减少，尤以细胞外铁减少明显。

3. 治疗

原则是补充铁剂和纠正导致缺铁性贫血的原因。一般性治疗包括增加营养和摄入含铁丰富的饮食，对胃肠道功能紊乱和消化不良者给予对症处理等。

（1）补充铁剂：以口服给药为主。血红蛋白在 70 g/L 以上者，可以口服给药。常用的口服药物有多糖铁复合物、硫酸亚铁、琥珀酸亚铁、10% 枸橼酸铁铵等。对中重度缺铁性贫血、或因严重胃肠道反应不能口服铁剂者、依从性不确定或口服铁剂无效者可选择注射铁剂，如右旋糖酐铁或山梨醇铁、蔗糖铁等深肌内注射或静脉滴注。

（2）输血：多数缺铁性贫血孕妇经补充铁剂后血常规很快改善，不需输血。当血红蛋白 < 70 g/L 者建议输血；血红蛋白在 70 ～ 110 g/L 时，根据患者手术

与否和心脏功能等因素，决定是否需要输血。接近预产期或短期内需行剖宫产术者，应少量、多次输悬浮红细胞或全血，避免加重心脏负担诱发急性左心衰。

（3）产时及产后的处理：重度贫血者于临产后应配血备用。严密监护产程，积极预防产后出血，积极处理第三产程，出血多时应及时输血。产后预防感染。

4. 预防

妊娠前积极治疗失血性疾病如月经过多等，以增加铁的贮备。妊娠期加强营养，鼓励进食含铁丰富的食物，如猪肝、鸡血、豆类等。建议孕妇定期检测血常规。

（四）巨幼细胞贫血

巨幼细胞贫血是由叶酸或维生素 B_{12} 缺乏引起 DNA 合成障碍所致的贫血。外周血呈大细胞正血红蛋白性贫血。国外报道，其发病率为 0.5% ～ 2.6%，国内报道为 0.7%。

1. 病因

叶酸和维生素 B_{12} 均为 DNA 合成过程中的重要辅酶，缺乏时可致 DNA 合成障碍，全身多种组织和细胞均可受累，以造血组织最明显，特别是红细胞系统，因红细胞核发育处于幼稚状态，形成巨幼细胞，巨幼细胞寿命短从而导致贫血。该病多数因叶酸缺乏、少数因维生素 B_{12} 缺乏而发病。引起叶酸与维生素 B_{12} 缺乏的原因包括：①来源缺乏或吸收不良：摄入不足、不当的烹调方法和慢性消化道疾病等可导致叶酸和维生素 B_{12} 缺乏；②妊娠期需要量增加：孕妇每日需叶酸 300 ～ 400 μg，多胎孕妇需要量更多；③叶酸排泄增多：叶酸在肾内廓清增加，肾小管再吸收减少，排泄增多。

2. 诊断

（1）临床症状和体征：表现为乏力、头晕、心悸、气短、皮肤黏膜苍白等贫血症状，严重者有消化道症状和周围神经炎症状如手足麻木、针刺、冰冷等感觉异常以及行走困难。

（2）实验室检查。①血常规：为大细胞性贫血，血细胞比容降低，红细胞平均体积（MCV）> 100 fL，红细胞平均血红蛋白含量（MCH）> 32 pg，大卵圆形红细胞增多、中性粒细胞分叶过多，粒细胞体积增大，核肿胀，网织红细胞减少，血小板通常减少。②骨髓常规：红细胞系统呈巨幼细胞增生，不同成熟期的巨幼细胞系列占骨髓细胞总数的 30%～50%，核染色质疏松，可见核分裂。③叶酸及维生素 B_{12} 值：血清叶酸＜6.8 nmol/L、红细胞叶酸＜227 nmol/L，提示叶酸缺乏。血清维生素 B_{12}＜74 pmol/L，提示维生素 B_{12} 缺乏。

3. 防治

（1）加强营养指导：改变不良饮食习惯，多食新鲜蔬菜、水果、瓜豆类、肉类、动物肝及肾等食物。

（2）补充叶酸：有高危因素的孕妇应从妊娠 3 个月开始，口服叶酸 0.5～1 mg/d，连续服用 8～12 周。确诊为巨幼细胞性贫血孕妇，应口服叶酸 15 mg/d，或每日肌内注射叶酸 10～30 mg，直至症状消失、贫血纠正。

（3）维生素 B_{12} 注射液 100～200 μg 肌内注射，每日 1 次；2 周后改为每周 2 次，直至血红蛋白值恢复正常。

（4）血红蛋白＜70 g/L 时，应少量间断输新鲜血或浓缩红细胞。

（5）分娩时避免产程延长，预防产后出血和感染。

（五）再生障碍性贫血

再生障碍性贫血简称再障，是因骨髓造血干细胞数量减少和质的缺陷导致造血障碍，引起外周全血细胞（红细胞、白细胞、血小板）减少为主要表现的一组疾病。国内报道，妊娠合并再生障碍性贫血占分娩总数的 0.3‰～0.8‰。

1. 再生障碍性贫血与妊娠的相互影响

再生障碍性贫血的病因较复杂，半数为原因不明的原发性再生障碍性贫血，少数女性在妊娠期发病，分娩后缓解，再次妊娠时复发。目前认为妊娠不是再长的病因，但妊娠可能使原有病情加重。孕妇血液相对稀释，使贫血加重，易发生贫血性心脏病，甚至造成心力衰竭。由于血小板数量减少和质的异常，以及血管壁脆性及通透性增加，可引起鼻、胃肠道黏膜出血。同时外周血粒细胞、单核细胞减少，易引起感染。再生障碍性贫血孕妇也易发生子痫前期，使病情进一步加重。颅内出血、心力衰竭及严重呼吸道、泌尿道感染或败血症常是再生障碍性贫血孕产妇的重要死因。

轻度贫血者对胎儿影响不大，分娩后能存活的新生儿一般血常规正常，极少发生再生障碍性贫血。中重度贫血者可导致流产、早产、胎儿生长受限、死胎及死产等。

2. 临床表现与诊断

主要表现为进行性贫血、贫血、皮肤及内脏出血及反复感染。可分为急性型和慢性型，孕妇以慢性型居多。贫血呈正细胞型、全血细胞减少。骨髓常规显示多部位增生减低或严重减低，有核细胞甚少，幼粒细胞、幼红细胞、巨核细胞均减少，淋巴细胞相对增高。

3. 处理

应由产科医师及血液科医师共同管理，主要以支持疗法为主。

（1）妊娠期。①治疗性人工流产：再生障碍性贫血患者在病情未缓解之前应避孕。若已妊娠，在妊娠早期应做好输血准备的同时行人工流产。妊娠中晚期孕妇，因种植妊娠有较大危险，应加强支持治疗，在严密监护下妊娠直至足月分娩。②支持疗法：注意休息，增加营养，少量、间断、多次输新鲜血，提高全血细胞，使血红蛋白 > 60 g/L。③出现明显出血倾向：给予糖皮质激素治疗，如泼尼松10 mg，每日 3 次口服，但不宜久用。也可用蛋白合成激素，如羟甲烯龙 5 mg，每日 2 次口服，有刺激红细胞生成的作用。④预防感染：选用对胎儿无影响的广谱抗生素。

（2）分娩期。多数可能经阴道分娩，注意缩短第二产程，防止第二产程用力过度，必要时助产，以避免重要脏器出血。产后仔细检查软产道，防止产道血肿形成。有剖宫产指征者，可采用止血措施，以减少产后出血。

（3）产褥期。继续支持疗法，加强宫缩，预防产后出血和感染。

二、特发性血小板减少性紫癜

特发性血小板减少性紫癜（idiopathic thrombocytopenic purpura，ITP）是一种常见的自身免疫性血小板减少性疾病。因免疫性血小板破坏过多致血小板减少。主要临床表现为皮肤黏膜出血、月经过多，严重者可致内脏出血，甚至因颅内出血而死亡。

（一）发病机制

分为急性型和慢性型，急性型好发于儿童，慢性型多见于成年女性。慢性型与自身免疫有关，80%～90%的患者血液中可测到血小板相关免疫球蛋白（PAIg），包括 PA-IgG、PA-IgM、PA-C3 等。当结合了这些抗体的血小板经过脾、肝时，可被单核–巨噬细胞系统破坏，使血小板减少。

（二）特发性血小板减少性紫癜与妊娠的相互影响

1. 妊娠对特发性血小板减少性紫癜的影响

妊娠可使稳定的特发性血小板减少性紫癜患者复发或使特发性血小板减少性紫癜妇女病情加重，出血机会增多。

2. 特发性血小板减少性紫癜对孕产妇的影响

特发性血小板减少性紫癜对妊娠的影响主要是出血，尤其是血小板 $< 50 \times 10^9$/L 的孕妇。在分娩过程中，孕妇用力屏气可诱发颅内出血；亦可产道裂伤出血、血肿形成及产后出血。特发性血小板减少性紫癜患者妊娠时，自然流产和母婴死亡率均高于正常孕妇。

3. 特发性血小板减少性紫癜对胎儿和新生儿的影响

由于部分抗血小板抗体能通过胎盘进入胎儿血液循环，引起胎儿血小板破坏，导致胎儿、新生儿血小板减少。孕妇血小板 $< 50 \times 10^9$/L，胎儿血小板减少发生率为 9%～45%。严重者有发生颅内出血的危险。胎儿血小板减少为一过性，脱离母体的新生儿体内抗体逐渐消失，血小板将逐渐恢复正常。胎儿及新生儿血小板减少的概率与母体血小板不一定成正比。胎儿出生前，母体抗血小板抗体含量可间接帮助了解胎儿血小板状况。

（三）临床表现与诊断

（1）主要表现是皮肤黏膜出血和贫血。轻者仅有四肢及躯干皮肤的出血点、紫癜及瘀斑、鼻出血、牙龈出血、严重者可出现消化道、生殖道、视网膜及颅内出血。脾脏不大或轻度增大。

（2）实验室检查：①血小板低于 100×10^9/L。一般血小板低于 50×10^9/L 时才有临床症状。②骨髓检查：巨核细胞正常或增多，成熟型血小板减少。③血小板抗体测定大部分为阳性。

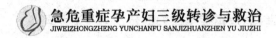

通过以上临床表现与实验室检查，本病的诊断并不困难。但应排除其他引起血小板减少的疾病，如再生障碍性贫血、药物性血小板减少、妊娠合并 HELLP 综合征、遗传性血小板减少等。

（四）治疗

1.妊娠期处理

特发性血小板减少性紫癜患者一旦妊娠一般不必终止妊娠，只有当严重血小板减少在妊娠早期就需要用糖皮质激素治疗者，可考虑终止妊娠。妊娠期治疗原则与单纯特发性血小板减少性紫癜患者相同，用药时尽可能减少对胎儿的不利影响。除支持治疗、纠正贫血外，可根据病情进行下述治疗：

（1）糖皮质激素：是治疗特发性血小板减少性紫癜的首选药物。妊娠期血小板 $< 50 \times 10^9$/L、有出血症状，可用泼尼松 40～100 mg/d。待病情缓解后逐渐减量至 10～20 mg/d 维持。该药能减轻血管壁通透性，减少出血，抑制抗血小板抗体的合成及阻断巨噬细胞破坏已被抗体结合的血小板。

（2）丙种球蛋白：可竞争性抑制巨噬细胞系统的 Fc 受体与血小板结合，减少血小板破坏。大剂量丙种球蛋白 400 mg/（kg·d），5～7 天为一疗程。

（3）脾切除：糖皮质激素治疗血小板无改善、有严重出血倾向、血小板 $< 10 \times 10^9$/L 可考虑脾切除，有效率达 70%～90%。手术最好在妊娠 3～6 个月间进行。

（4）血小板：输入血小板会刺激体内产生抗血小板抗体，加快血小板破坏。因此，只有在血小板 $< 10 \times 10^9$/L、有出血倾向、为防止重要器官出血（脑出血）时或手术、分娩时应用。可输新鲜血或血小板。

（5）其他：免疫抑制剂及雄激素在妊娠期不主张使用。

2.分娩期处理

分娩方式原则上以阴道分娩为主。特发性血小板减少性紫癜孕妇的最大危险是分娩时出血。一方面，若行剖宫产，手术创口大、出血危险增加。另一方面，特发性血小板减少性紫癜孕妇有一部分胎儿血小板减少，经阴道分娩时有发生新生儿颅内出血的危险，故特发性血小板减少性紫癜孕妇剖宫产指征可适当放宽，如血小板 $< 50 \times 10^9$/L 并有出血倾向或有脾切除史。产前或术前应使用大剂量糖

皮质激素，泼尼松 500 mg 或地塞米松 20～40 mg 静脉注射，并准备好新鲜血或血小板，防止产道裂伤，认真缝合伤口。

3.产后处理

妊娠期应用糖皮质激素治疗者，产后应继续应用。孕妇常伴有贫血及抵抗力低下，应预防感染。是否母乳喂养视母亲病情及胎儿血小板情况而定。

三、妊娠合并白血病

白血病是血液系统的一种恶性肿瘤，由某一种类型的白细胞在骨髓和其他造血组织中恶性克隆，增殖失控，凋亡受阻，从而抑制了正常的造血功能，累及其他器官和组织。妊娠合并白血病是产科的危急重症，其发病率国内外报道不尽相同，国外报道的发病率为 1/10 万～1/7.5 万，国内较早的研究报道占同期妊娠总数的 17.78/10 万，主要类型为急性白血病，约占 90%。其中约 60% 为急性粒细胞白血病，30% 为急性淋巴细胞白血病。慢性白血病约占 10%，其中以慢性粒细胞性白血病为主。尽管妊娠合并白血病的发病率不高，但肿瘤细胞浸润、重度贫血、反复出血、感染都将严重损害重要脏器的功能，威胁母胎健康，甚至导致孕产妇死亡。同时，由于妊娠的特殊性导致治疗延迟将严重影响疾病的远期预后。在权衡妊娠合并白血病患者是否继续妊娠以及临床如何处理时，要兼顾疾病本身、母体、胎儿及患者意愿等多方面因素，使得临床处理极为棘手，需要多学科团队合作，而目前国内外对妊娠合并白血病尚缺乏明确的诊疗标准。

（一）白血病和妊娠的相互关系

1.妊娠对白血病的影响

妊娠对白血病的影响目前尚没有定论。有学者提出妊娠可能促进白血病进程的观点，因妊娠状态下胎盘分泌多种生长因子，机体激素水平改变，同时免疫功能处于抑制状态，这些都有可能刺激休眠的白细胞导致完全缓解的白血病患者再次复发。也有学者认为，妊娠时机体产生大量的具有一定抗白血病作用的 17- 羟皮质酮及黄体酮，可使患者的病情得到暂时的缓解。但大多数证据显示，妊娠本身对白血病的发生、发展、化疗效果以及预后并无明显影响。

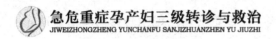

2. 白血病对妊娠的影响

白血病严重危害母儿健康。白血病使患者正常造血功能受到抑制，从而出现贫血、血小板减少、感染，以致发生弥漫性血管内凝血、产后出血、脑出血、脑梗死、败血症等的风险明显增加。而且，病理妊娠如子痫前期、胎盘早剥等的发生率也明显增高。妊娠过程中胎盘的屏障作用一定程度上可以阻止白血病细胞进入胎儿体内，所以对胎儿来讲先天性白血病很罕见，但是妊娠合并白血病可造成胎儿生长受限、流产、胎死宫内、死产及早产的风险增加。此外，在妊娠早期确诊的白血病患者接受联合化疗会增加胚胎丢失及胎儿畸形的发生率，而妊娠中晚期化疗虽然致畸率的风险降低，但可能因短暂的骨髓抑制，导致胎儿生长受限、低体质量儿、早产和轻微升高的死胎率。

（二）诊断

妊娠期白血病的症状、体征常不具有特异性，且起病急缓不一，可表现为脸色苍白、乏力、体质量下降、皮肤紫癜、疼痛等。急者可出现高热、严重的贫血、出血和骨关节疼痛等。血常规检查是诊断此疾病十分经济有效的手段，几乎所有患者血常规检查均有白细胞异常，同时可伴有贫血及血小板计数（PLT）异常。当妊娠期白细胞总数 > 15×10^9/L 或 < 4×10^9/L 时，无论是否伴有贫血和／或血小板异常均应入血液科进一步检查。当患者有可疑的临床症状，或白细胞总数处于（$10 \sim 15$）$\times 10^9$/L，贫血或血小板异常时，也应该提高警惕，建议血液内科进一步检查。骨髓穿刺是诊断白血病的主要依据和必须做的检查，结合细胞化学、免疫学、分子生物学及染色体检查不难明确白血病的诊断与分型。

（三）几个热点问题

妊娠合并白血病的孕妇是否能够继续妊娠及终止妊娠的时机一直是关注的热点，需要在妇产科医师和血液内科医师共同评估的基础上，结合患者自身意愿来决定。

由于白血病本身及化疗药物对胎儿在不同孕周的影响不同，继续妊娠条件首先取决于孕周大小。如果妊娠前已经诊断出患有白血病，建议先足量、足疗程化疗，严格避孕，待病情完全缓解后再慎重妊娠。在妊娠早期，化疗药物会造成自然流产和胎儿发育畸形，主要畸形风险达 10% ～ 20%，不良妊娠结局率为33%，故在妊娠早期发现急性白血病的患者建议立即终止妊娠，并即刻启动积极的化疗，以期提高母体的治愈率。若妊娠中晚期发病，由于此阶段化疗药物对胎儿的影响相对较小，当患者有迫切生育要求时，可以考虑继续妊娠，但同时需行联合化疗。若在临近分娩期发现的白血病，可以等到分娩结束后再进行化疗。

另外一个决定是否继续妊娠的重要因素就是白血病的类型。妊娠合并急性白血病大多病情凶险，预后很差，一般情况下妊娠早期建议尽早终止妊娠并开始足量、足疗程的联合化疗，妊娠中晚期若要继续妊娠需充分告知患者化疗对胎儿的影响。慢性白血病分为慢性期、加速期和最终急变期。慢性期一般病情缓和，大都能顺利经过妊娠过程，无须终止妊娠，但当病情加速或急变时，应建议患者立即终止妊娠，并开始专科治疗。

继续妊娠过程中建议孕妇严格正规的定期产检，及时复查血常规监测病情变化，定期的超声检查了解胎儿生长情况、胎盘及脐血流情况。在妊娠中晚期嘱孕妇自数胎动，监测胎儿宫内存活情况，及时了解是否发生死胎、胎盘早剥等。分娩的新生儿应及时接受普查，若并发新生儿白血病需尽早干预治疗。

（四）临床处理

1.妊娠期管理

妊娠合并急性白血病病情凶险，进展快，妊娠期首选及时化疗，尽量避免因妊娠延迟化疗 时间，以免严重影响患者病情，甚至导致母胎死亡。妊娠早期用药有致畸作用，国外研究显示妊娠中晚期化疗导致胎儿并发症较妊娠早期少，但延迟化疗将影响母体的预后。

化疗分为诱导缓解期和缓解后治疗期。抗代谢类（主要为阿糖胞苷）和蒽环类（柔红霉素）是治疗白血病的经典化疗药物，阿糖胞苷有致胎儿肢体畸形的风险，柔红霉素安全性相对较好，但也有报道可能损害胎儿心脏。急性早幼粒细胞白血病相对于其他类型的急性白血病更容易出现弥散性血管内凝血，严重影响妊娠和分娩，最重要的治疗药物是维A酸，但在妊娠3～5周使用可增加胎儿神经管畸形、骨骼发育异常、胎儿心脏和肾脏异常的发生率。所以在妊娠早期，急性早幼粒细胞白血病患者若有强烈的继续妊娠意愿，可在充分沟通化疗风险

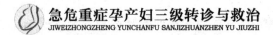
的前提下考虑选择安全性相对较好的柔红霉素，待病情平稳至妊娠中期再开始给予维 A 酸治疗。除了积极的抗白血病治疗，支持治疗对母儿的预后也有着非常重要的意义。预防性应用广谱抗生素，积极输血纠正贫血，输注血小板、凝血因子预防出血是临床常用的支持手段。白血病也是严重的消耗性疾病，营养的维持也很重要，尤其是在放、化疗期间，维持水、电解质的平衡，必要时可肠外营养。

　　妊娠合并慢性白血病以慢性粒细胞白血病为主，病程发展缓慢，妊娠结局往往好于急性白血病，治疗应着重于慢性期早期，避免疾病的转化，治疗方法主要有 α–干扰素、分子靶向治疗（伊马替尼）、羟基脲及白细胞分离术。① α–干扰素具有抗肿瘤和免疫调节的作用，通过降解 RNA 抑制蛋白质合成从而导致细胞增殖受阻，且很少通过胎盘，被认为是比较安全的治疗手段。研究表明 α–干扰素不会增加胎儿畸形、流产、早产、死胎死产的风险。②伊马替尼是一种酪氨酸激酶抑制剂，用于治疗 Ph 染色体阳性的慢性粒细胞白血病，通过特异性地抑制 BCR/ABL 基因编码蛋白的酪氨酸激酶活性，导致蛋白磷酸化受阻，从而抑制细胞增殖。伊马替尼的应用明显降低了慢性粒细胞白血病的致死率。妊娠早期使用可能会导致胎儿畸形，但妊娠中晚期应用相对比较安全。③羟基脲是一种核苷二磷酸还原酶抑制剂，干扰碱基的合成，选择性地阻断 DNA 合成而发挥作用，是一种细胞毒性药物，具有周期特异性，处于 S 期的细胞敏感。其分子量小可以自由通过胎盘，妊娠早期应用会导致胎儿畸形，妊娠中晚期应用虽相对安全，但仍有增加胎儿生长受限、子痫前期发病的风险。④白细胞分离术可以快速降低高白细胞血症，从而降低白血病淤滞和血栓形成的风险。虽然该技术不能阻止白细胞的恶性克隆，不能延长患者生存期，但它可以避免药物对胎儿致畸的影响，且没有其他的不良反应，所以在妊娠早期、临近分娩等紧急情况下使用具有优势。

　　对于妊娠合并慢性粒细胞白血病患者，妊娠期若处于加速期或急变期，建议立即终止妊娠，并采用伊马替尼化疗。对于处于慢性期阶段的患者，当白细胞计数 $< 100 \times 10^9/L$ 且血小板计数 $< 500 \times 10^9/L$ 时可以考虑不予治疗；当白细胞计数及血小板计数超过此数值时可以首先予以白细胞分离术以降低肿瘤对胎盘功能

的影响。如果单纯白细胞分离术效果不佳可加用低分子肝素或阿司匹林抗凝治疗。若上述方法仍效果不佳可考虑使用 α-干扰素治疗。再次强调在妊娠早期尽量避免使用羟基脲和伊马替尼，以降低药物对胎儿的致畸作用。

2. 围生期管理

妊娠合并白血病患者在围生期应激状况下面临着更大的考验，尤其是在化疗后骨髓处于严重抑制状态下，包括产时出血、产后出血、贫血、产褥期感染等。因此，对妊娠合并白血病患者在围生期的处理需要做好充分的准备和良好的医患沟通，由妇产科、血液内科、输血科、ICU 等多学科团队综合管理。为了充分保证母儿的安全，需要大量的血液制品支持和广谱抗生素预防感染。

（1）分娩时机：做好充分的围生期准备，尽量选择择期计划性终止妊娠。妊娠早期急性白血病可根据患者一般情况和血常规情况选择终止时机。孕妇一般状况较差时，建议待症状缓解 2～3 周后考虑终止妊娠。妊娠中晚期如果进行化疗，需考虑治疗效果、化疗不良反应、产科并发症、胎儿成熟度等来决定适时终止妊娠。妊娠 35 周后，考虑到化疗药物对新生儿肝脏、肾脏的损害，一般不建议再行化疗。临近分娩才发病的急性白血病可先分娩后再化疗，不建议母乳喂养，分娩后立即启动化疗。为了降低分娩并发症和对新生儿的骨髓抑制，一般选择在两次化疗的间歇期或在治疗后 2～3 周终止妊娠，以利于骨髓造血功能的恢复。慢性白血病病情一般较为稳定，如无产科情况，多数可维持到足月分娩。

（2）分娩方式与处理：产科情况决定分娩方式。如果没有产科并发症，白血病本身并不是剖宫产指征。术后出血、感染、切口愈合不良也是必须要考虑的问题。尤其是急性白血病，术后并发症延误后续治疗将严重影响母体的远期预后。因此，应尽量避免不必要的手术操作。妊娠早期时可采取药物流产，妊娠中晚期可采用依沙吖啶羊膜腔注射引产，必要时行清宫术。选择剖宫产时需做好充分的术前准备，输注成分血、血小板，术中良好止血，高度警惕腹腔腹壁有无血肿形成，可适当放置引流条（管）。阴道分娩时要注意有无软产道裂伤、会阴血肿形成。妊娠合并白血病的孕妇易出现胎儿窘迫，在产程进展中务必要严密加强胎心监护，常规吸氧，必要时手术终止妊娠，并做好新生儿抢救准备。产后加强宫缩，积极应用广谱抗生素预防感染，预防产褥期感染。

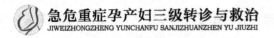

（五）预后

目前尚没有确切的定论。有学者认为妊娠状态有可能缓解白血病的进程；也有研究显示，妊娠合并白血病患者的预后较非妊娠患者差，因为妊娠期症状常不典型，早发现、早诊断较困难，加上分娩刺激可能导致病情加速，影响预后。但大多数研究表明，妊娠期白血病能否得到完全缓解很大程度上决定了母儿预后，而围产期白血病的化疗缓解率、总体生存率与非孕人群组相比差异并无统计学意义。妊娠中晚期化疗对于胎儿相对安全，但妊娠早期化疗的影响目前没有一致意见，多数学者认为妊娠早期化疗将增加胎儿畸形、胎死宫内等风险。

妊娠合并白血病是一种虽然罕见但十分凶险的产科合并症，由于同时涉及母体、胎儿、疾病三方面，临床上处理起来比较棘手。常规的孕前检查很重要，若妊娠前发现血常规异常，需进一步血液内科就诊排除。若明确为白血病，在积极化疗后病情完全缓解且有强烈生育愿望的妇女可慎重妊娠，否则不宜妊娠。针对妊娠期白血病的治疗（化疗方案）与非妊娠人群类似，但是妊娠期白血病在治疗上更要充分认识妊娠分期（妊娠早期、中期、晚期）对于指导治疗的重要意义。虽然大多数观点认为妊娠中晚期行化疗对母胎影响相对较小，但妇产科医师一定要高度重视，与患者及家属充分沟通继续妊娠的风险，包括化疗药物对母儿的影响。即使患者选择终止妊娠后再化疗，也要向患者充分告知大剂量化疗和骨髓移植可能损伤其卵巢功能，导致生育能力的下降，甚至不孕的风险，这都将面临一些伦理的问题。所以，一定要充分告知、权衡利弊，在患者知情同意，尊重患者意愿的前提下做出最终的决定。早发现、早治疗，选择适宜的时机终止妊娠和化疗，积极支持治疗，是改善母胎预后的关键。

第四节　孕产妇合并消化系统疾病的转诊与救治

消化系统疾病是日常生活中最高发的疾病，对于妊娠期和产褥期妇女更是普遍存在。主要包括妊娠期急性脂肪肝、妊娠合并阑尾炎、胰腺炎、胃肠炎、病毒性肝炎等，均可造成巨大危害，威胁母胎健康，甚至导致母胎死亡。

一、妊娠期急性脂肪肝

妊娠期急性脂肪肝（AFLP）是妊娠期最常见的导致急性肝衰竭的疾病，多发生于妊娠晚期，以明显的消化道症状、肝功能异常和凝血功能障碍为主要特征，起病急、病情重、进展快，严重危及母体及围生儿生命。发病率低，约1/10 000。

（一）病因

机制不明，目前主导学说认为该病是胎源性疾病，由胎儿线粒体脂肪酸氧化异常所致。病毒感染、部分药物、遗传因素及营养情况均可能损害胎儿线粒体脂肪酸 β–氧化，从而导致妊娠期急性脂肪肝。另外雌激素、肾上腺皮质激素及生长激素的升高也可使脂肪酸代谢障碍，游离脂肪酸堆积从而引起妊娠期急性脂肪肝。此外，初产妇、多胎妊娠及男胎的孕妇中发病风险增加。

（二）诊断

根据症状及实验室检查可诊断，但需排除重型肝炎、药物性肝损害等。临床常用 Swansea 标准：①呕吐；②腹痛；③烦渴、多尿；④脑病；⑤胆红素升高；⑥低血糖；⑦尿素升高；⑧白细胞增多；⑨超声检查发现腹水或肝脏光亮点；⑩谷丙转氨酶/谷草转氨酶升高；⑪血氨升高；⑫肾功能受损；⑬凝血异常；⑭肝组织活检提示微泡性脂肪变性。

符合上述 6 项及以上者可确诊，诊断敏感度 100%，特异度 57%，肝细胞脂肪变预测值 85%。

（三）治疗

一旦确诊，尽快终止妊娠，加强支持治疗，维持内环境稳定。

1.产科处理

尽快终止妊娠是改善母儿预后的关键。阴道试产适用于病情稳定、已临产、无胎儿窘迫征象者。如估计短时间内无法经阴道分娩，应积极改善凝血功能后尽快剖宫产终止妊娠。

2.对症支持治疗

维持内环境稳定，补充能量及蛋白质；监测血糖，防止低血糖发生；纠正凝血功能异常，预防产后出血；预防感染，合理使用肝肾毒性低的抗生素；多学科协作，采用血液制品、人工肝、静脉滤过等方法防治肝性脑病、肾衰竭、感染等并发症。

（四）预后

本病是胎源性疾病，终止妊娠前无法缓解，一般不留后遗症。若发生多脏器功能衰竭，预后不良。

二、妊娠合并急性阑尾炎

急性阑尾炎是妊娠期最常见的外科急腹症之一，发病率占妊娠总数的1/2 000～1/1 000。妊娠期各期均可发生，多见于妊娠期前6个月。

（一）特点

妊娠期增大的子宫使阑尾位置改变，临床表现不典型，诊断难度增加，阑尾穿孔及腹膜炎发生率明显增加，对母儿危害大。

（二）急性阑尾炎对妊娠的影响

1.对孕妇

穿孔继发弥漫性腹膜炎较非妊娠期增加1.5～3.5倍。原因：①妊娠期盆腔血液及淋巴循环丰富，毛细血管通透性增强，导致炎症发展迅速，更易穿孔；②增大的子宫把壁腹膜与病变阑尾隔开，症状不典型；③增大的子宫上推大网膜，妨碍大网膜对阑尾炎症的包裹，使炎症不易局限；④阑尾毗邻子宫，炎症波及子宫可诱发宫缩，宫缩又促进炎症扩散，易导致弥漫性腹膜炎；⑤阑尾位置上移及增大子宫的掩盖，致使腹肌紧张及腹膜刺激征不明显，体征与实际病变程度不符，易漏诊而延误治疗时机。

2.对围生儿

全身炎症反应及弥漫性腹膜炎可导致胎儿缺氧；诱发子宫收缩导致流产、早产；妊娠期手术、药物对胎儿产生不良影响，围生儿死亡率增加。

（三）诊断

不同孕周的临床表现差异较大。妊娠早期与非妊娠期基本相同，腹痛仍为主要症状，约80%的患者有转移性右下腹痛及右下腹压痛、反跳痛和腹肌紧张；妊娠中晚期常无明显的转移痛，腹痛和压痛的位置相对较高，当阑尾位于子宫背面时，疼痛可能位于右侧腰部，压痛、反跳痛及腹肌紧张不明显。严重时可出现中毒症状，如发热、心率增快等，常合并消化道症状，如恶心、呕吐、厌食等。血常规提示白细胞计数 $> 15 \times 10^9$/L、中性粒细胞增高时有诊断意义，B超检查发现肿大阑尾或脓肿亦有诊断意义。

（四）治疗

因其危害大，临床症状不典型，易漏诊或延误治疗时机，故妊娠期急性阑尾炎一般不主张保守治疗，一旦诊断，建议积极抗感染的同时行阑尾切除术，妊娠中晚期高度怀疑而难以确诊时，应积极考虑剖腹探查。

1. 手术治疗

开腹手术/腹腔镜手术均可选择，但妊娠期腹腔镜手术的安全性仍有争议。开腹手术：①麻醉方式：建议选择连续性硬膜外麻醉或硬腰联合麻醉；②切口选择：早期可选择麦氏切口，如诊断不明或妊娠晚期同时行剖宫产时可选择下腹正中纵切口；③术中床向左倾斜30°，可防止仰卧位综合征、同时子宫左移，便于暴露阑尾；④动作轻柔，避免刺激子宫；⑤腹腔炎症严重而局限，阑尾穿孔，盲肠壁水肿，可防止腹腔引流管；⑥如无产科急诊指征，原则上只处理阑尾炎而不同时行剖宫产术，但以下情况除外：术中暴露阑尾困难；阑尾穿孔并发弥漫性腹膜炎、盆腔感染严重，子宫已有感染征象；近预产期或胎儿基本成熟，已具生存能力。

2. 术后处理

术后需继续妊娠者，应选择对胎儿影响小、对病原菌（厌氧菌占75%～90%）敏感的广谱抗生素（甲硝唑和青霉素/头孢菌素类联合使用）继续抗感染治疗；术后3～4天内给予宫缩抑制剂保胎治疗，避免流产或早产。如术中已同时行剖宫产，术后积极抗感染治疗。

三、妊娠合并急性胰腺炎

妊娠期常见外科急腹症之一，多发生于妊娠晚期及产褥期，发生率为1/10 000～1/1 000，近年来呈上升趋势。

（一）病因

胆道疾病、脂代谢异常、雌、孕激素水平升高。

（二）特点

发病急，并发症多，治疗困难，病死率高，严重威胁母儿健康。

（三）分型

按严重程度分轻症急性胰腺炎和重症急性胰腺炎；按病例改变过程分急性水肿性胰腺炎和出血坏死性胰腺炎。

（四）急性胰腺炎对妊娠的影响

1. 对母体

（1）低血容量休克：胰酶入血，血管扩张，血管同性增加，大量血浆外渗，血容量锐减。

（2）心功能损害：胰蛋白酶入血导致小动脉收缩，且可直接损害心肌，抑制心肌氧利用。

（3）血栓形成、弥散性血管内凝血：胰酶激活凝血因素Ⅷ、Ⅵ，血小板凝集，另可损害血管内膜，导致弥散性血管内凝血、门静脉血栓等。

（4）急性呼吸窘迫综合征：致死最直接原因。

（5）肾衰竭：血容量不足导致肾缺血，胰酶产生的蛋白分解产物造成肾毒性损害，严重感染及血液高凝使肾小管受损等。

2. 对胎儿

刺激子宫导致异常子宫收缩，致使胎儿缺血缺氧，严重者死胎。

（五）诊断

1. 典型症状

中上腹／左上腹疼痛，放射至背部。

2.典型体征

腹胀与腹痛同时存在，严重者出现左腰部及脐周皮肤青紫色斑。

因胰腺位置相对较深及增大子宫的覆盖，诊断困难，易误诊。妊娠早期易误诊为妊娠剧吐；晚期因炎症刺激导致宫缩易误诊为临产，或腹膜炎导致的压痛、板状腹等体征误诊为胎盘早剥；此外，仍需与急性胃肠炎、消化性溃疡穿孔、胆囊炎、阑尾炎、肠梗阻等疾病鉴别。

3.胰酶测定

（1）血、尿淀粉酶：血淀粉酶发病数小时内升高，24小时达高峰，48小时开始下降，4～5天恢复正常；尿淀粉酶发病后24小时升高，48小时达高峰，1～2周恢复正常。

（2）血清脂肪酶起病后24～72小时升高，持续7～10天，持续时间长，其特异性和敏感性优于淀粉酶。

4.影像学检查

B超可见胰腺增大/胰腺周围渗液，但因肠胀气诊断价值有效，如提示胆结石或胆道扩张有协助诊断意义；CT/增强CT因妊娠期放射线暴露问题，妊娠期不作为首选；MRI亦有一定诊断意义；国外资料推荐超声内镜联合MRCP联合诊断为首选检查，国内目前尚未推广。

（六）治疗

原则上与非妊娠期急性胰腺炎相同，但需加强胎儿监测，是否终止妊娠需个体化处理。对于重症胰腺炎，应争取在48～72小时尽快手术治疗。

1.保守治疗

禁饮食，持续胃肠减压减轻付账、降低腹腔压力。静脉补液，防止休克，完全肠外营养，抗休克治疗，维持水、电解质平衡。及时使用抑制胰酶药物，如生长抑素、H_2受体拮抗剂或质子泵抑制剂等。适当缓解患者疼痛，首选哌替啶50～100 mg，可加用阿托品，禁用吗啡，以免造成Oddi括约肌痉挛。未明确病原体前建议使用大剂量广谱抗生素控制感染。

2.手术治疗

腹膜炎持续存在，不能排除其他急腹症；重症胆源性胰腺炎伴壶腹部嵌顿结

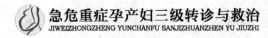
石，合并胆道梗阻感染者，应尽早手术接触梗阻；胰腺坏死，腹腔内大量渗出液体，迅速出现多脏器功能损害者应手术消除坏死组织并充分引流；合并肠穿孔、大出血或胰腺假性囊肿。

3.产科处理

治疗期间密切监测胎儿宫内情况，可适当使用宫缩抑制剂预防早产。轻症者保守治疗有效，病情控制后再终止妊娠；如已临产可自然分娩，病情危重时，若评估胎儿已可存活，应立即剖宫产。

以上3种消化系统疾病均起病急、进展快，可能造成不良母儿结局，且治疗难度大，所以需要高度警惕，早期发现、早期识别、必要时早期转诊、早期诊断、早期治疗。

转诊时需携带：病情简介、已回报相关检查化验单、已给治疗（具体措施及输液 / 输血制品情况），以便于接诊医师初步判断、及时治疗。

转诊途中需配备急救措施、随车医护人员，做好就地抢救准备。

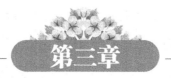

第三章

急危重症孕产妇的多科室联合救治

第一节　输血科的救治方案

　　产科出血是指产前、产时或产后出血过多，是导致产妇死亡的主要原因之一。产科出血的特点是量大、难以预测出血的时间、出血量、极易伴发凝血功能障碍。产科出血是母亲死亡的主要原因，尤其是产后出血。产科出血的全球死亡率占孕产妇死亡的 27% 以上。这些死亡大多发生在发展中国家，2003 — 2009 年报告的死亡人数为 65.9 万人。虽然发展中国家产科出血死亡人数大于发达国家，但发达国家的产妇由于产科出血死亡占比仍然超过了 16%。重要的是我们需要认识到产科出血引起的死亡是可以及时治疗预防的，据研究显示美国 California 和 North Carolina 州的孕产妇死亡情况调查发现 70% ～ 93% 的孕产妇因出血死亡是可预防的。

　　产科出血中死亡主要由于产后出血（PPH）引起，产后出血定义为阴道分娩出血 24 小时内出血超过 500 mL、剖宫产 24 小时内出血超过 1 000 mL，根据出血量可以将产科出血分为 4 级：一级出血为 900 mL（血容量 15%）、二级出血 1 200 ～ 1 500 mL（占血容量 20% ～ 25%）、三级出血 1 800 ～ 2 100 mL（占血容量 30% ～ 35%）、四级出血 2 400 mL（≥ 40%）。产后出血分为原发性产后出血和继发性产后出血：原发性产后出血发生在产后 24 小时（早期产后出血），继发性产后出血发生在产后 24 小时至 12 周（晚期或延迟产后出血）。目前已知的引起产妇出血的高危因素包括高龄、体质指数 > 30、前次产后出血史、胎盘早剥、前置胎盘、多胎、巨大儿、子宫手术史等。其中Ⅲ级胎盘早剥最严重，在

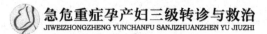

Ⅲ级胎盘早剥中有 30% 发生凝血障碍，另外前置胎盘患者出血风险增加 6.7 倍。产科输血的目的在于增加血液的携氧能力和补充丢失的凝血因子。在临床实际工作中要掌握好输血指征，输血前已经进行了严格的程序筛查，但仍然存在输血传播疾病以及输血不良反应发生的可能性，因此产科患者输血需实现合理、安全有效，尤其在危重产妇的抢救、大量输血产妇的输血方案仍然是临床所面临的挑战。

一、产科输血总纲

在妊娠妇女第一次产检及妊娠 28 周时需检查血型、抗体筛查并记录在孕产妇手册中；输血前必须检查血型、不规则抗体以及进行交叉配血实验。

特殊血型输血准则：Kell 阴性不必须输注 Kell 阴性血液，否则发生严重的新生儿溶血病风险极高；巨细胞病毒血清阴性的患者必须接受巨细胞病毒阴性的血液；对于前者胎盘的患者必须与输血科（血库）沟通提前备红细胞 2 U；当患者发生贫血或伴有临床症状时才能输血；为了避免同种异体免疫及新生儿溶血病，再次生产的妊娠妇女只能输注 Kell 阴性的血液。

以下情况必须进行交叉配血实验：①产科大出血；②前置胎盘；③严重的产前子痫或子痫；④明显的凝血功能紊乱；⑤剖宫产前贫血（血红蛋白＜ 100 g/L）；⑥手术前合并子宫平滑肌瘤、既往伴有剖宫产史或伴有胎盘植入病史。

二、输血治疗

血液成分治疗包括异体或自体包装的红细胞、血浆、单采血小板及冷沉淀。血液制品是治疗严重或大量产后出血的重要组成部分。

（一）红细胞输注

1.红细胞制品种类

（1）悬浮红细胞：由已移出大部分血浆的浓缩红细胞内加入适量的保存液构成，具有血液的最佳主要功能，即输送氧气，故适用产科的各种急性失血。

（2）少白细胞红细胞：全血静置或离心移去血浆和血小板、白细胞、加 1/3 或等量羟乙基淀粉 40，或加入红细胞沉降剂经离心或过滤除去白细胞制备而成。该类血液制品可减少白细胞 50%，血小板 60%，可做成全血代用品又可以减少输血反应。适应证包括：曾反复输血或妊娠时已产生白细胞抗体者；不明原因的输血反应；需要反复输血患者；产妇发生 Rh 系统的同种免疫溶血病时，可采用少白细胞的红细胞进行输血。

（3）洗涤红细胞：用生理盐水反复离心洗涤红细胞或者自动连续洗涤法尽可能去除血液中的血浆及白细胞，再用生理盐水重新缓冲悬浮红细胞，该血液制品血细胞比容为 0.70。适应证为血浆蛋白过敏的患者。

2. 推荐治疗方式

2019NATA（产科患者血液管理——产后出血的预防和治疗）共识声明，在非大出血或出血可控情况下，一些 RCTs 和产后出血外的系统评价支持限制性输血策略，即只有当血红蛋白浓度低于 70 g/L 时，大多数患者考虑进行红细胞输血。但当产妇发生大量产后出血时，将建议启动产科大量输血方案程序。在这里应注意的是限制性的输血方案执行时，需要注意产妇处于中度至重度的贫血，而贫血与母亲的某些疾病相关，包括抑郁、疲劳和认知障碍。因此，针对贫血应该注意进行针对性的治疗。

我国目前产科出血何时输注红细胞尚无统一的指征，输注红细胞不能仅仅依据血红蛋白和血细胞比容，需要根据产妇出血量、临床表现如休克相关的生命体征变化、止血情况、血气指标、肾功能等综合考虑来决定是否输注。输注红细胞的目的主要改善机体氧供，避免组织缺氧。

（1）输注红细胞的目的不仅仅为了提高血红蛋白和血细胞比容的值，主要是为了改善机体的氧供，避免组织缺氧。当患者贫血时为了满足机体的供氧，体内有一个自身调节功能，血红蛋白吸附氧的能力降低，氧离曲线右移，红细胞释放氧增加，所以一个正常健康的产妇即使血红蛋白降至 70 g/L，也没有严重的贫血症状。但是当患者伴有缺血性心脏病、心力衰竭、肺或外周血管性疾病，以及服用影响心排血量的药物的时候这种自身调节功能降低。

（2）输注红细胞的适应证。①根据出血量来决定红细胞的输注：如果出血量小于全身血容量的 15%，无贫血或严重的心、肺疾病，则不需要输血；出血量占全身血容量的 15% ～ 30%，无贫血或严重的心、肺疾病且没有继续出血，则可以只输注晶体、胶体溶液补充血容量而不需要输血；如果出血量达到身体血容量的 30% ～ 40%，在补充晶体、胶体溶液的同时往往需要输血治疗；如果出血量达到全身血容量的 40% 以上，则需要紧急输注晶体胶体溶液和红细胞，以补充血容量。②根据血红蛋白水平来决定红细胞的输注：如果血红蛋白 > 100 g/L，患者的情况稳定，则不需要输注红细胞；如果血红蛋白 < 60 g/L，通常需要输注红细胞；血红蛋白为 60 ～ 100 g/L，则根据情况看是否需要输注红细胞。如果患者为血红蛋白 ≤ 70 g/L，虽然无贫血症状，但有进行性出血或有高危麻醉风险，则需要输红细胞。输注一个单位红细胞大约升高血红蛋白 5 ～ 10 g/L。

（3）输注红细胞注意事项：输注红细胞前必须做输血前检查、血型检查和交叉配血试验，ABO、Rh 均需相合。输血的速度应根据输血适应证、年龄、贫血程度、输血者的状况及心肺功能等决定。

（二）新鲜冰冻血浆的输注

新鲜冰冻血浆（FFP）是新鲜抗凝全血在 6 ～ 8 小时内分离血浆并快速冷冻制成的，几乎保存了血液中所有的凝血因子、血浆蛋白及纤维蛋白原。每单位（相当于 200 mL 新鲜全中血浆含量）新鲜冰冻血浆可使成人增加 2% ～ 3% 的凝血因子。应用剂量为 10 ～ 15 mL/kg，必要时重复使用。不应该将血浆作为容量扩张剂。

2019NATA（产科患者血液管理——产后出血的预防和治疗）共识声明，简易凝血试验异常（如凝血酶原时间、INR 和 / 或活化部分凝血活酶时间大于正常的 1.5 倍；或 ROTEM CT 延长或 TEG R 时间延长）指导下的严重持续产后出血患者输注标准计量的血浆（15 ～ 20 mL/kg）。如果缺乏实验室结果时，在输注 4 个单位红细胞后患者仍然出血，建议至少以 1：2 的新鲜冰冻血浆：红细胞比例输注新鲜冰冻血浆，直到凝血实验报告已知后根据指南进行输注。

我们国家目前实行的适应证为凝血酶原时间或活化部分凝血活酶时间大于正常的 1.5 倍或 INR > 2.0、创面弥漫性渗血、急性大出血输入大量库存全血或浓缩红细胞（出血量或输血量相当于患者自身血容量）、弥散性血管内凝血、血栓性血小板减少性紫癜、先天性或获得性凝血因子缺陷、纤维蛋白原水平低于 1 g/l、单个凝血因子缺乏的补充、抗凝剂过量引起的出血、抗凝血酶Ⅲ缺乏、免疫缺陷综合征等。

注意事项：①为了减少输血并发症，如果患者凝血功能正常，血浆不能来纠正低血容量。②新鲜冰冻血浆要求 ABO 血型同型输注，特殊情况下 ABO 血型相容输注，AB 型血浆可以输注给任何血型受血者；A 型血浆可输给 A 型和 O 型受血者；B 型血浆可输给 B 型和 O 型受血者；O 型血浆只能输注给 O 型受血者。

（三）血小板的输注

血小板的及时供应为孕产妇的抢救起到了极大的作用。手术中血小板和凝血因子丢失、内源性和外源性凝血途径激活消耗，需要同时补充凝血因子和血小板。大量研究表明，只有失血量达到一个血容量时，凝血机制方被破坏。稀释性血小板减少（$< 50 \times 10^9/L$）是止血异常的最重要的原因。

普遍认为血小板计数高于 $75 \times 10^9/L$ 是安全阈值。急性出血的患者血小板计数不能低于 $50 \times 10^9/L$。当患者血容量的两倍被液体和红细胞替换，此时血小板计数估计为 $50 \times 10^9/L$。

1.输注血小板的适应证

（1）预防出血：①血小板计数 $< 10 \times 10^9/L$；②凝血功能紊乱、瘀斑、血小板减少症：血小板计数 $<（10 \sim 20）\times 10^9/L$；③血小板计数正常但血小板功能异常所致的毛细血管出血；④硬膜外麻醉：血小板计数 $< 75 \times 10^9/L$。正常的阴道分娩即使血小板计数 $< 50 \times 10^9/L$ 也是安全的。剖宫产手术，血小板计数应 $> 50 \times 10^9/L$。输注血小板不一定能升高血小板计数。

（2）急性失血患者血小板计数 $< 50 \times 10^9/L$，则需要输注血小板。

2.常规输注血小板的剂量

手工分离浓缩血小板为 1 U/10 kg 体重（国内以采 200 mL 的 1 U 全血分离制备的血小板定义为 1 U 的浓缩血小板）；单采血小板成人每次输注 1 袋（1 个治疗量）。国家标准要求 1 U 手工分离浓缩血小板数量必须 $\geq 2 \times 10^{10}$ U，1 个单采血小板（1 个治疗量）含量必须 $\geq 2.5 \times 10^{11}$ U。

3.输注血小板的禁忌证

（1）血栓性血小板减少性紫癜（TTP）除非出血危及生命，否则禁止输注血小板。血小板输注与 TTP 恶化有关。

（2）肝素引起的血小板减少症是一种药物诱发的免疫性血小板减少症，常伴有严重的血栓形成，输注血小板会导致急性动脉血栓形成。

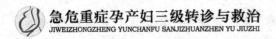

4.输注血小板注意事项

（1）注意细菌污染的异常颜色或浑浊，成人30分钟内输完。

（2）应使用新的输血器，最好是血小板专用输血器，这种输血器无效腔较小，可减少血小板浪费，输注血小板变态反应多见。

（3）浓缩血小板输注需 ABO、Rh 血型均相合。

血小板输注是大量产后出血的产科大量输血方案程序的一部分，但对严重持续的产后出血何时使用血小板的证据很少。血小板减少发生在分娩前血小板计数低的妇女（先兆子痫，子痫，或遗传性、免疫性、妊娠期血小板减少），继发于胎盘早剥、羊水栓塞或有严重或大出血，但这可能在很大程度上受到复苏策略的影响。血小板计数与大出血患者的生存率相关，研究者一致认为，在血小板计数 $< 75 \times 10^9$/L（或当检测表明血小板功能受损）时，应输注血小板，目标是在发生大量持续的产后出血时，血小板数量维持在 $> 50 \times 10^9$/L 水平。如果大量产后出血继续发展，也建议启动产科大量输血方案程序。

（四）冷沉淀的输注

输注冷沉淀主要为了纠正纤维蛋白原和因子Ⅷ的缺乏，每袋冷沉淀是由 400 mL 全血制成，体积为每袋25 mL±5 mL，其中主要含有凝血因子Ⅷ（≥80 U）、纤维蛋白原（≥150 mg）、血管性血友病因子、纤维粘连蛋白、凝血因子ⅩⅢ等。冷沉淀常用剂量为 0.10～0.15 U/kg。

1.适应证

由低纤维蛋白原血症、纤维蛋白原异常、弥散性血管内凝血、血管性血友病、因子ⅩⅢ缺陷等所致的出血需要输注冷沉淀。通常 10 kg 体重输注 1～2 U 冷沉淀可提高纤维蛋白原大约 500 mg/L，血浆纤维蛋白原达 1 g/L 足够维持机体正常的止血功能。

2.注意事项

（1）应按 ABO 血型相容原则输注，不需做交叉配血。

（2）输注前应在37 ℃水浴中10分钟内融化，融化过程中必须不断轻轻摇动，避免局部温度过高。

（3）融化后的冷沉淀应在 4 小时内尽快输用，不可再重新冻存。

（4）以患者可耐受的最快速度输注。

三、产科大量出血的管理（图 3-1）

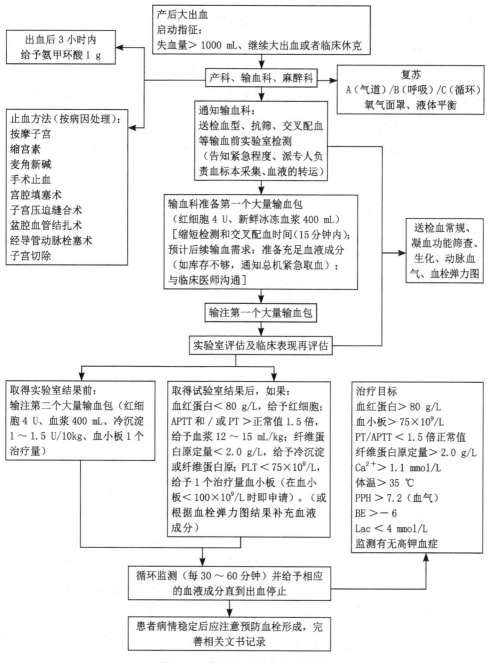

图 3-1 产科大量输血方案程序

大量或危及生命的产后出血，定义失血量＞2.5 L，或24小时内出血量达1个血容量或者3小时内出血量达到50%血容量或出血量达到150 mL/min。大量输血定义为成人患者在＜24小时输注悬浮红细胞≥18 U（1 U悬浮红细胞为200 mL全血制备）；或者＜24小时输注悬浮红细胞≥0.3 U/kg（体重）。大量的产后出血是一种以严重持续出血引起低血容量和休克为特征的临床状况。重点是止血，实施复苏，并避免进一步的并发症。在大规模产后出血中，存在凝血障碍的风险，与发病率和发病率的增加相关死亡率。

在将大量输血方案应用于产科患者时，妊娠与非妊娠状态的患者不同基线使输血方案并不能直接引用，因此国内外在产科大量输血方案的制定中并不一致。我们建议所有产科单位都有一个明确的大规模输血方案，用于危及生命的产后出血的初始管理，考虑早期使用悬浮红细胞和新鲜冰冻血浆进行输血治疗。且对产科大出血的抢救、输血方案的制定是由产科、麻醉科、输血科联合制定而成，需要各个科室的密切合作。我们目前推荐常用的红细胞、血浆、血小板的应用比例为1：1：1（如10 U悬浮红细胞＋1 000 mL新鲜冰冻血浆＋1 U机采血小板）输注。在条件具备的情况下，及时检测凝血相关指标，早期应用冷沉淀、纤维蛋白原制品以及rF Ⅶ a，将有助于改善患者的预后。

四、危重产妇抢救过程中的实验室检测

对凝血状态改变的实验室评估应在产科出血发生时进行。由于患者的凝血状态在产科出血复苏过程中可能迅速改变，建议每30～45分钟重复检测一次，直到出血得到控制。为了正确认识产科出血的实验室检测结果，认识到妊娠是一种高凝状态非常重要。足月妊娠时血管性血友病因子、Ⅷ因子等促凝血因子升高，蛋白S等抗凝血因子降低。值得注意的是，足月妊娠的纤维蛋白原含量在350～650 mg/dL，与未妊娠的个体相比几乎是其两倍。后一种变化可能没有反映在实验室设置的参考范围内，这可能导致临床医师中对低纤维蛋白原血症的认识不足。

产科出血的暴发性和严重性要求对其病因进行快速诊断。关于纤维蛋白原水平的快速实验室数据对产后出血管理特别重要。在一些观察性研究中，低纤维蛋白原血症已被确定为严重产后出血进展的重要预测因素。纤维蛋白原是最常与严

重产后出血进展相关的实验室标志物。其他相关的实验室凝血酶原时间和活化部分凝血活酶时间等标志物在产科出血时显示的异常较少，直至有大量失血时发生改变。因此，在出血期间及时检测纤维蛋白原不仅对确定纤维蛋白原恢复的需要至关重要，而且也是出血严重程度的生物标志物。常规的凝血检测因实验时间较长而受到批评，这可能会降低其在出血急症中的效用。因此，TEG 由于其一般较短的实验时间而被研究用于产科出血。观察性研究发现，来自血栓弹性成像和血栓弹性测量的数据与产科出血的标准纤维蛋白原测定相关。另一项观察性研究发现，ROTEM Fibtem A5 数据与产后出血出血量＞2 500 mL 的进展直接相关。值得注意的是，这两种实验优化后的凝血检测，包括纤维蛋白原水平，实验报告时间有可能＜15 分钟。

五、RhD 阴性患者紧急抢救输血推荐方案（图 3-2）

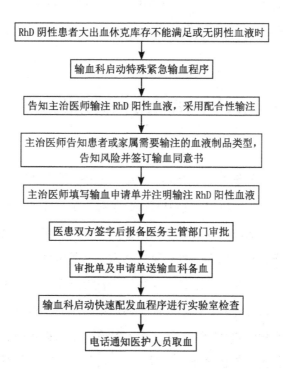

图 3-2　RhD 阴性患者紧急抢救输血推荐方案

（1）RhD 阴性患者输血，无论有无抗 –D，均应首选 ABO 血型与患者同型

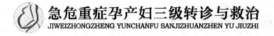

RhD 阴性红细胞输注。

（2）对 RhD 阴性且无抗 –D 的患者，在无法满足供应与其 ABO 血型同型 RhD 阴性红细胞的紧急情况下，可根据"血液相容性输注"原则实施救治：①首选与患者 ABO 血型相容 RhD 阴性红细胞输注；②次选与患者 ABO 血型同型 RhD 阳性红细胞输注；③选 O 型 RhD 阳性红细胞输注。上述 3 种情况均须在与患者主侧交叉配血阴性情况下输注。

（3）血浆输注：与患者 ABO 血型同型的 RhD 阴性和 RhD 阳性血浆均可输注，无法满足供应时可选择 AB 型 RhD 阴性和阳性血浆输注；对 RhD 阴性血浆应在筛查排除存在抗 –D 后输注，以防止抢救过程中有可能输 RhD 阳性红细胞引起的溶血反应。

（4）在紧急抢救输血过程中，输血科（血库）应积极联系所属辖区采供血机构提供与患者 ABO/RhD 血型同型血液。一旦得到供应仍作为首选给予患者输注。

第二节　麻醉科的救治方案

危重孕产妇是指妊娠开始至产后 42 天内发生的严重威胁孕产妇及围生儿生命的急危重症，包括产后出血、心力衰竭、子痫、羊水栓塞、子宫破裂、多器官功能不全综合征等。通过三级转诊与救治措施的实施，对于提高危重症孕产妇的抢救水平，降低孕产妇死亡率，具有重要意义。麻醉医师作为产科急危重症患者抢救及手术麻醉的具体参与实施者，在转诊与救治过程中的重要作用不言而喻。

产科麻醉因产妇对麻醉和镇痛的需要而产生，主要工作内容包括孕产妇的手术麻醉：如剖宫产麻醉和妊娠期非产科手术麻醉，孕产妇镇痛如术后镇痛和分娩镇痛，危重症如子痫、羊水栓塞、产后出血等的抢救治疗。妊娠期的生理变化是由于体内激素水平的改变、妊娠期子宫对机体的机械性影响、代谢增加、胎儿胎盘代谢要求以及胎盘循环带来的血流动力学改变所致。随着妊娠时间的推移，这些变化越来越显著，它们是围术期麻醉管理的主要依据。产科麻醉医师必须熟悉产妇特有的生理状况以及麻醉相关药物和技术对产妇和胎儿的影响，更应熟悉危重孕产妇相关并发症病理生理变化、治疗和麻醉管理原则。近年来，随着国家生育政策的进一步放开，高龄和瘢痕子宫孕产妇明显增加，产科并发症如凶险性前置胎盘、妊娠合并心脏病及羊水栓塞等的发生率明显增多，使得产科麻醉呈现复杂、风险大且极具挑战性的特点，也对产科麻醉医师提出了更高的要求。

一、危重孕产妇转诊救治期间麻醉管理的一般原则

在危重孕产妇转诊救治的过程中，麻醉科作为急救团队中的关键环节，发挥重要作用，在术前评估、急救复苏、术中麻醉管理及术后恢复等多个方面承担重要任务。在这一过程中，进行完善的术前评估，强调多学科之间的紧密协作，采取精细的麻醉管理措施，提供良好的术后恢复质量具有重要的临床意义。

（一）术前评估

对于拟实施择期剖宫产的孕产妇，其术前评估项目与其他外科手术患者，具有一定的特殊性，主要基于产妇特有的生理状况以及麻醉相关药物和技术对产妇和胎儿的影响。常规的评估项目包括：既往病史（包括手术麻醉史）、妊娠期保健、相关产科病史及相关用药情况；体格检查中重点评估气道、心血管系统，拟行椎管内麻醉应检查腰背部脊柱情况；实验室检查应包括血常规、凝血功能、血型交叉检查及心电图检查等基本项目；关注胎儿情况，在麻醉前后均监测胎心率变化情况；预防反流误吸，对于无合并症的择期手术，麻醉前禁饮清液体至少2小时，禁食固体类食物6～8小时。对于急诊饱胃或拟行全身麻醉者，麻醉前30分钟可酌情口服非颗粒性抑酸药（0.3 mol 枸橼酸钠 30 mL）、静脉注射 H_2 受体拮抗剂（如雷尼替丁 50 mg）和 / 或甲氧氯普胺（10 mg）等；无论选择何种麻醉方式，对于麻醉物品和设备的准备应尽量完备，必须准备并检查人工气道相关的设备（如面罩、喉罩、声门上通气装置以及呼吸机、吸引器等），保证设备处于可正常工作状态。麻醉医师应熟练掌握应对各种困难气道的策略，同时还须准备与术中异常情况（如低血压、呼吸抑制、心搏骤停、局麻药中毒、恶心、呕吐

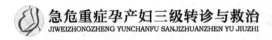

等）处理相关的药品和新生儿抢救的设备。

对于危重孕产妇的病情及预后评估，目前尚缺乏准确、有效的评估方法，有研究者采用急性生理与慢性健康评分方案进行评估，但由于危重产妇妊娠期生理变化的特殊性及合并症对病情复杂性的影响，这一评估方法难以有效反映危重孕产妇的病情严重程度及预后。同样，对于危重孕产妇的麻醉前评估，亦缺乏有效、准确、统一的评估系统，完整的麻醉前评估，不仅包括了解完整的病史，还应该进行至少包含气道、肺和心脏评估的体格检查，其他的检查取决于患者的病史和麻醉方案。对于危重孕产妇的术前评估，仍然依赖于评估医师在对妊娠、分娩和产后不同阶段孕妇特殊的解剖及生理学变化深入了解的基础上，重点关注产科各种相关合并症和并发症的发病机制、病理生理变化和治疗等相关情况，并结合相关专业科室意见，对危重孕产妇的总体情况及心肺等重要器官的麻醉耐受能力进行综合评估，并制定相应的围术期麻醉管理预案。

对于转诊收治的危重孕产妇，在产科治疗的同时，应尽早组织进行多学科会诊，包括麻醉科、心脏内科、呼吸内科、重症医学科以及其他的相关科室。在多学科会诊过程中，麻醉医师应根据围术期麻醉管理中可能发生的问题，根据相关专业科室的意见，对患者心肺等重要系统功能做出评估，并对可能涉及的其他专业科室和所需进一步的检查项目提出建议，共同确定手术时机，力争使患者在术前调整至最佳状态。手术前一日，可再次进行多学科会诊，根据增补的相关检查结果和术前准备情况再次进行评估，并就术中麻醉管理注意事项、术后转归情况进行完善的讨论，以确保危重孕产妇顺利渡过围术期。对于较紧急的危重患者，在尽可能缩短术前准备时间的前提下，由产科和麻醉科发起的多学科会诊同样重要。如难以在有限时间内组织多学科会诊，可由麻醉科先行实施术前评估，并根据病情提出相关学科的急会诊意见，在术前尽可能完善术前准备并进行相关学科的检查和治疗。病情危急的孕产妇，如紧急剖宫产，可在产妇进入手术室后，在抢救及麻醉准备的同时完成评估情况，根据预案实施抢救及麻醉管理流程，必要时可邀请相关学科进行术中紧急会诊以协助处理相关的专科情况。

（二）麻醉管理

危重孕产妇围术期的麻醉管理应个体化，麻醉方式的选择取决于孕产妇合并症和并发症的严重程度、手术的紧急情况以及围术期可能出现的问题，根据具体情况选择麻醉方式及药物。根据危重孕产妇的不同情况所制定的针对性麻醉预案至关重要，团队中麻醉医师应具备娴熟的复苏、麻醉操作技能，围术期监测项目除基础生命体征监测外，有创血流动力学监测、心排量监测、麻醉深度监测、血气分析、凝血监测等应尽可能完备。详见急危重症孕产妇麻醉管理的具体实施要点。

（三）术后恢复

对于术前准备较为充分，术中情况平稳的患者，术毕时进行评估，重要脏器功能无明显损害，生命体征平稳，可考虑让患者苏醒并转入麻醉恢复室（PACU）。待患者意识恢复良好，符合麻醉恢复室拔管指征后拔管，拔管后观察 2 小时无病情恶化，方可转入病房继续治疗。在术前多学科会诊中已经提前决定术后转入ICU，以及术毕时评估血流动力学及内环境不稳定或需进一步的呼吸、心血管及其他重要器官支持治疗的急危重症患者，应延迟拔管，维持浅麻醉，携带便携式呼吸机及多参数生理监测仪，带气管导管转入 ICU 进行后续支持治疗。

急危重症孕产妇术后的疼痛管理尚无统一的规范，但显然，采用合理的术后疼痛治疗方法，对于此类患者术后的康复，或有一定的益处，尤其是对于合并心脏病的危重患者，良好的镇痛可避免疼痛导致的心血管不良反应。目前，产科术后镇痛多采用多模式镇痛方法，通过多种药物和技术联合使用降低单一药物时的药物剂量及不良反应，并增加镇痛作用。转入 ICU 的患者，麻醉医师也可协助ICU 医师进行术后的镇痛管理。

二、急危重症孕产妇麻醉管理的具体实施要点

（一）产科出血

通常定义为妊娠期（产前）、分娩中（产中）及产褥期（产后）出血，出血最常见的原因是胎盘早剥、前置胎盘、胎盘植入、子宫破裂及子宫收缩乏力等，是导致孕产妇并发症发生率和死亡率的首要因素。

对于有可能围术期发生出血的孕产妇，如合并胎盘早剥、前置胎盘及胎盘植入等情况，麻醉医师应与产科医师进行有效的沟通交流，充分了解病情，与产科

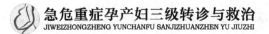

医师共同制定手术时机。胎盘早剥根据剥离的不同程度，轻度时可进行充分的术前准备，麻醉选择可采用椎管内麻醉方法。当出现中、重度的胎盘早剥及胎儿宫内窘迫及子宫破裂，需立即行剖宫产术以降低围术期并发症发生率和死亡率，麻醉选择可采用全身麻醉。对于前置胎盘，需要确定异常胎盘的类型，如完全性前置胎盘或中央性前置胎盘、部分性前置胎盘、边缘性前置胎盘、凶险型前置胎盘等，以利于手术时机及麻醉管理方式的选择。麻醉医师需仔细评估术前循环功能状态和贫血程度，重点关注凝血功能状态，如血小板计数、纤维蛋白原定量、凝血酶原时间和凝血酶原激活时间检查，并做弥散性血管内凝血过筛试验。应注意胎盘早剥时由于血液积聚在胎盘之后，往往可能低估出血的程度。凶险性前置胎盘预计会有分娩后持续大量出血可能的患者，不宜尝试行椎管内麻醉，可直接进行全身麻醉，尽早建立和保护气道，以使得麻醉管理团队可以专注于母体容量复苏。总之，麻醉方式的选择应遵循个体化的原则。如果母体、胎儿情况尚好，预计出血量较少，可选择椎管内麻醉，预备全身麻醉。如果母体、胎儿情况尚好，预计出血量较大，可先选择椎管内麻醉，胎儿娩出后视出血情况决定是否改为气管插管全身麻醉。如果胎儿情况较差需要尽快手术，或母体有活动性出血、低血容量休克，有明确的凝血功能异常或弥散性血管内凝血，选择全身麻醉。

在麻醉前准备中，根据术前评估情况，进行相应麻醉药品、设备的准备，包括完善的困难气道处理设备以及术中血流动力学、心排量监测设备。根据病情，留置桡动脉、颈内静脉穿刺导管行血流动力学监测，准备充足的血液制品，制定大量输血预案并配备血液回输相关设施设备。如具备条件，术前留置腹主动脉、髂总动脉或髂内动脉球囊。

在围术期麻醉管理方面，应严密监测血压、心率及容量相关参数，如中心静脉压（CVP）、心排血量（CO）、脉压变异度（PPV）、每搏量变异度（SVV）、尿量等，其他如凝血功能、电解质及酸碱平衡、体温等相关指标的监测。开放动静脉通路，准确计算出血量，并根据相关监测指标，及时补充容量，预防急性肾衰竭。凶险性前置胎盘发生产后出血时，产妇在短时间内大量失血导致循环剧烈波动，存在缺氧等风险。麻醉医师应及时作出快速反应和紧急处理，维持产妇的呼吸、循环功能，纠正内环境紊乱。胎盘早剥易诱发弥散性血管内凝血，围麻醉期应严密监测，积极预防处理。对怀疑有弥散性血管内凝血倾向的产妇，在完善相关检查的同时，可谨慎预防性的给予小剂量肝素，并补充凝血因子和血小板（如新鲜冰冻血浆、冷沉淀、血小板、凝血酶原复合物等）。对于血流动力学不稳定的患者，全身麻醉时推荐使用依托咪酯（0.3 mg/kg）或氯胺酮（0.75 ～ 1 mg/kg），但应注意严重出血性休克时，由于儿茶酚胺耗尽，氯胺酮抑制钙离子转运所导致的心肌抑制并进一步加重低血压。胎儿娩出后的子宫收缩乏力是产后出血的常见原因，当出现子宫迟缓需要外科干预时可在全身麻醉下行紧急手术，围术期静脉给予氯化钙可增强难治性子宫迟缓的子宫收缩，尤其是在接受硫酸镁治疗的患者，在娩出后停止吸入卤化麻醉药可避免对子宫下段收缩力抑制的影响。

对于产后出血的患者，术后应充分评估全身情况，如血容量是否补足、凝血功能、电解质、酸碱平衡、重要脏器功能等情况，若情况稳定，术后可进入麻醉恢复室，完全清醒拔管后，继续观察病情平稳，2 小时后送回病房。病情不稳定及后续可能发生病情变化者，转送入 ICU 进一步支持治疗。

（二）子痫前期、子痫

高血压是妊娠期最常见的并发症，分为妊娠期高血压、子痫前期、子痫、慢性高血压伴发子痫前期、慢性高血压五大类，其中子痫前期在临床上最常见，约70% 的妊娠期高血压可发展为子痫前期。重度子痫前期易并发心力衰竭、脑出血、胎盘早剥等严重并发症，其最有效的处理措施是剖宫产终止妊娠。子痫是子痫前期的另一种严重形式，定义为有子痫前期症状和体征而没有预先存在神经系统疾病的患者，在妊娠期或产后新出现抽搐和 / 或无法解释的昏迷症状。

子痫前期患者除了疾病本身带来的病理生理改变，同时伴有早产、糖尿病、病态肥胖、高龄、慢性高血压等产科问题，病情也可能突然恶化为高血压危象、肺水肿、胎盘早剥、HELLP 综合征及子痫，因此，在术前评估及麻醉管理中更加复杂，应根据不同情况灵活制定麻醉计划。除各种并发症的处理措施外，应确保高血压得到控制，已启动惊厥预防措施并合理调整容量状态，同时进行严格的气道评估。术前在常规评估和准备基础上，重点评估气道，凝血功能，水、电解质、酸碱平衡状态，治疗药物应用等情况。根据手术的紧急程度选用合适的降压药物调控血压，使目标血压控制在收缩压 140 ～ 150 mmHg，舒张压 90 ～ 100 mmHg，重度子痫前期患者首选硫酸镁预防子痫。

麻醉管理中，根据患者相关脏器受损情况，并综合考虑妊娠期高血压疾病的病理生理改变及母婴安全来选择麻醉方法。对于无凝血功能异常、无循环衰竭、意识清醒的产妇，建议首选椎管内麻醉。重度子痫前期患者中血小板减少及血小板异常聚集常见，目前没有结论推荐可安全实施椎管内阻滞的最低血小板计数标准。有研究指出血小板计数 $\geqslant 75 \times 10^9$/L 时椎管内麻醉可能是安全的，其他则推荐 80×10^9/L 作为安全实施椎管内麻醉的血小板计数最低标准。除非有明确的容量不足证据，不建议积极的容量扩充来改善血流动力学参数。子痫前期产妇腰麻时低血压发生率低于非子痫前期，术中血管活性药物剂量应适当减少。如术前曾使用含利血平成分的降压药物，禁用麻黄碱或肾上腺素，建议应用 α_1 受体激动剂。

处于休克、昏迷、子痫、凝血功能异常者，建议选择全身麻醉。子痫前期引起的全身水肿可累及上呼吸道结构引起严重的上呼吸道水肿，重度子痫前期的所有患者都应怀疑困难气道，而子痫患者困难气道的顾虑更大，需进行充分的困难气道处理相关设备的准备以应对。全身麻醉和快速诱导气管插管可引发反射性心动过速和严重高血压而导致不良后果，应予以避免。麻醉诱导可配合使用硫酸镁、右美托咪定或利多卡因等药物，以减轻气管插管的应激反应，避免血流动力学波动剧烈。但同时应适当降低全身麻醉诱导药物剂量，特别是麻醉前应用较大剂量硫酸镁的患者，亦可选用喉罩替代气管内插管以减轻气管插管的应激反应。子痫患者需额外关注评估抽搐控制情况和神经系统状态，制定麻醉方案时应考虑颅内压（ICP）升高的因素。

麻醉复苏过程力求平稳，重点关注血压水平及肌力恢复情况。如在复苏过程或复苏后发生子痫，首选硫酸镁静脉滴注。由于产后肺水肿、持续性高血压及卒中等风险依然存在，应密切监测血压、尿量及液体摄入量。重度子痫前期和子痫患者术后宜转入 ICU 进一步诊治。

（三）妊娠合并心功能不全

妊娠晚期的心功能不全通常与妊娠期间新发生的心脏病及既往的心脏病史有

关，妊娠合并心脏疾病的种类包括先天性心脏病、瓣膜性心脏病、心肌病及大血管疾病等结构异常的心脏病和非结构异常的严重心律失常等。妊娠期新发生的心脏病包括妊娠期高血压性心脏病和围生期心肌病等。妊娠期和分娩期血流动力学的改变将加重心脏负担，导致心力衰竭、肺动脉高压危象等危及母儿生命的严重心脏并发症。近年来，妊娠期主要的心脏病由既往的风湿性心脏病逐渐转变为以先天性心脏病为主，而先心病对孕产妇的影响主要取决于肺动脉压力。

在术前评估中，如妊娠合并心脏病患者发生急性心力衰竭时，需要多学科合作抢救，麻醉科应与产科、心内科、心外科及ICU医师共同会诊，根据孕周、疾病的严重程度及母儿情况综合考虑终止妊娠的时机和方式，并充分分析围术期注意事项，制定相应的风险预案。若无急诊手术处理指征时，可在ICU先行调整心功能状态，再决定手术时机。剖宫产以择期手术为宜，应尽量避免急诊手术。严重、复杂心脏病者酌情完善血常规、凝血功能、血气分析、电解质、脑钠肽、心电图和心脏超声等检查，并联合多学科积极进行心力衰竭的治疗，进一步明确心脏合并症及并发症情况，如分流、肺动脉高压、艾森曼格综合征等。

麻醉选择方面，椎管内麻醉可提供有效的镇痛，具有抑制交感神经兴奋、扩张容量血管、减轻心脏前后负荷的优点。硬膜外阻滞虽起效较慢但血流动力学变化较为平稳，是妊娠合并心脏病患者剖宫产的主要麻醉方式。腰硬联合麻醉具有起效迅速、药物用量小，麻醉成功率高等优点，但外周血管阻力下降容易导致血压下降。对于合并有凝血功能障碍、严重胎儿窘迫需紧急手术、已处于严重的心力衰竭失代偿状态或合并严重低氧血症等情况，选择全身麻醉较为适宜。无论是采用椎管内麻醉或是全身麻醉，围术期麻醉管理中的重点在于完善的血流动力学监测如动脉血压、心排量监测及TEE等，注意控制补液速度和胶体液的应用，保持心脏的适宜负荷以维持术中血流动力学的平稳。重度肺动脉高压及艾森曼格综合征的患者，围术期容易出现循环波动的最明显阶段是在胎儿娩出和娩出后72小时，这一阶段，在维持良好麻醉效果的同时，维持有效血容量、适宜调节外周阻力及保护右心功能至关重要。尤其注意预防肺动脉高压危象，尽量避免使用缩宫素，以免加重肺动脉高压。对于左向右分流的先心病，应避免体循环阻力降低，肺循环阻力增加。而对于右向左分流的先心病，宜选择全身麻醉。流出道梗阻性疾病如梗阻肥厚性心肌病应维持适当的容量和静脉回流，维持窦性心律下的缓慢心率，避免心肌氧供需不平衡。瓣膜狭窄避免心动过速，关闭不全可保持轻度的心动过速，降低周围血管阻力。心律失常者主要控制室率。

完善的术后镇痛也是降低术后并发症的关键，术后可采用静脉自控镇痛（PCIA）复合外周神经阻滞的多模式镇痛方法，有效的镇痛可减轻应激反应，有利于维持心肌的氧供需平衡。对于妊娠合并心脏病的危重患者，分娩后 72 小时内仍是发生严重心脏并发症的高危期。无论是采用椎管内麻醉或是全身麻醉，术后转入 ICU 继续治疗是适宜的选择。

（四）羊水栓塞

羊水栓塞（amniotic fluid embolism，AFE）是妊娠期特有的一种并发症，临床表现凶险，死亡率高，至今仍是围生期死亡的主要原因之一。分娩过程中母胎屏障被破坏，羊水通过母胎屏障的破口（子宫颈内膜静脉、子宫下段的静脉以及子宫损伤和胎盘附着部位）进入母体循环并释放一些血管活性物质。敏感的母体由于胎儿的异体抗原激活致炎介质产生炎症、免疫等瀑布样级联反应，进而产生一系列形式多样、复杂的临床症状和体征。其主要临床表现呈现为"三低"：低氧血症、低血压和低凝血功能，如突然出现的呼吸困难，发绀，与出血量严重不符的低血压，呼吸、心搏骤停等。羊水栓塞的诊断主要根据临床症状和体征，分娩期间或分娩后即刻出现经典的"三低"三联征，是诊断羊水栓塞的临床标准。不典型者出现三联征中的一个或两个症状，需要排除其他原因（如产后大出血、肺栓塞、过敏性休克、局麻药中毒、脓毒症等）才能做出诊断，诊断中强调细致、全面的排他性诊断。此外，肺动脉中检测到羊水任何成分不再作为羊水栓塞诊断标准。

一旦怀疑羊水栓塞，应立即启动抢救流程，强调包括产科、麻醉科、重症医学、血液科和新生儿科等在内的多学科合作，主要采用支持性、对症性的治疗措施，如心肺支持、弥散性血管内凝血的治疗等。成功治疗的关键是及时识别、快速复苏及分娩。如发生心跳、呼吸骤停，按照 AHA 心肺复苏（CPR）标准流程进行基础生命复苏和高级生命支持。条件具备的情况下，尽可能在产房或手术室实施 5 分钟剖宫产。出现呼吸困难或低氧血症时，应保证患者气道通畅及充足氧供，必要时建立人工气道、正压通气，严重者可采用体外膜肺、心肺转流术、血液透析等措施。当出现循环系统受累、低血压时，快速建立畅通的液体输注通路，留置中心静脉导管，进行有创血流动力学监测。积极进行液体复苏，并根据临床指征合理选择血管活性药物，推荐药物包括去甲肾上腺素、肾上腺素、多巴胺等。如右心功能不全，推荐选用米力农。液体复苏目标为 SBP ≥ 90 mmHg、PaO_2 ≥ 60 mmHg、尿量 ≥ 0.5 mL/（kg·h）。纠正凝血功能障碍的措施主要为补充凝血物质，如输注新鲜冰冻血浆（FFP）、冷沉淀、血小板等血制品和应用促凝血药物如氨甲环酸、抑肽酶等。建议应用肺动脉扩张药物，如一氧化氮、前列环素、氨茶碱、罂粟碱等，来治疗羊水栓塞的肺动脉高压。肾上腺糖皮质激素如氢化可的松、5-HT3 受体阻滞剂如恩丹西酮等也可应用。需要注意的是，不推荐羊水栓塞时常规应用肝素。对顽固性羊水栓塞患者，可联合应用阿托品、恩丹西酮、酮咯酸（即所谓的 A-OK 治疗法）。

（五）紧急剖宫产

紧急剖宫产是快速终止妊娠、挽救孕产妇和胎儿生命的有效手段，多见于羊水栓塞、严重胎盘早剥、脐带脱垂、子宫破裂、前置血管出血、前置胎盘大出血及器械助娩失败等情况。美国妇产科医师协会（ACOG）和英国国家健康和保健医学研究所（NICE）建议：对紧急剖宫产，决定手术至胎儿娩出的时间（DDI）应控制在 30 分钟以内。在保证安全的前提下，尽可能缩短时间，最快娩出胎儿，对于改变新生儿的预后具有重要意义。要想达到此目标，取决于设备设施、团队人员、胎儿的宫内状态及决定手术的时机等多个方面，其中麻醉准备时间和麻醉实施时间是缩短 DDI 的关键影响因素之一。危重孕产妇发生心跳、呼吸骤停的原因包括羊水栓塞、肺栓塞、麻醉意外和心脏疾病等，此时分娩作为复苏过程的一部分。在紧急剖宫产中，此类以抢救产妇为主要目的的濒死期剖宫产称为5 分钟剖宫产，要求在心搏骤停的 4 分钟内开始，在 5 分钟内娩出胎儿。对于心搏骤停的产妇实施剖宫产，娩出胎儿后可以改善母体血流动力学状态，有利于产妇的复苏和预后。

紧急剖宫产中，术前的评估对麻醉医师来说几乎无法进行，尤其是在 5 分钟

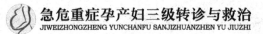

剖宫产中。这就要求在产妇到达手术间后，进行监测的同时，麻醉医师需要在1分钟内对心、肺及气道情况作出快速的初步评估并了解是否饱胃情况。因此，对于紧急剖宫产，麻醉相关设备准备和麻醉药物使用的标准化预案显得尤为重要。

紧急剖宫产麻醉方式首选全身麻醉，具有迅速、安全的优点。但全身麻醉时遇到的最大挑战是可能出现的困难气道及反流、误吸。麻醉诱导前应尽早给予预充氧，纯氧吸入甚至可在病房即可开始，转运期间继续予以高流量氧气吸入。麻醉诱导期间宜采用非正压辅助通气方式，气管插管时可行环状软骨压迫以防治反流误吸。如果存在有效的分娩镇痛硬膜外导管，也可尝试通过硬膜外导管给予局麻药，采用硬膜外阻滞麻醉方式。研究表明，通过分娩镇痛的硬膜外导管给药方式，紧急剖宫产时 DDI 可与全身麻醉时类似。

三、情景模拟演练中麻醉医师承担的任务

对于不常发生的紧急情况，需通过定期模拟，反复演练，形成一整套的规范救治流程和团队协调机制，并在模拟操作中顺利、正确实施，对于实际的临床救治工作意义重大。在演练过程中，通过反复练习和磨合，可以最大限度地发挥团队各部门的相互协作能力，并帮助发现团队和个人在临床方面的弱点，最终提高团队及个人的救治能力，从而改善患者结局。

麻醉科作为急危重症孕产妇救治团队中的重要组成部分，全程参加历次的培训推广活动，通过模拟演练，包括产后出血、子痫、心力衰竭、羊水栓塞及紧急剖宫产等的转诊救治，进一步明确了麻醉医师在救治团队中所承担的任务，也发现了一些在模拟演练及临床实践中亟待解决的问题。

（一）麻醉医师的参与度

在产科急危重症孕产妇的转诊与救治过程中，麻醉医师的主动参与度还有待提高。通过回顾和总结以往的情景模拟演练过程，发现大多数的情况下，麻醉医师多处于被动的、等待呼唤的境况之中，其原因与模拟演练脚本的设计、麻醉医师的个人能力及职称资历等有关。对于危重孕产妇的救治，麻醉科应提前主动介入，在转诊及入院的早期即应参与到术前的病情评估和进一步的检查、治疗中，以期为围术期的抢救及麻醉管理提供更为安全的保障。当患者到达手术室后，麻

醉医师应利用对手术室环境熟悉的特点，发挥主要的枢纽作用，紧密协调产科手术医师、新生儿科医师和手术室护士的工作。围术期多学科团队的协作是提高抢救效率、降低孕产妇死亡率的重要举措。如在产后出血的救治中，多学科团队中各个环节相互影响，密不可分，每一环节均是必不可少的。2015年法国妇产科医师协会联合法国麻醉及重症监测学会共同发布了产后出血处理临床指南，明确了麻醉团队在产后出血救治过程中的重要性，具有不可取代的重要作用。

（二）模拟培训脚本的制定

模拟培训脚本是情景模拟及演练的基石，目前国内外尚无统一标准并精细化的设计脚本，通常是参照相关的专家共识并结合本单位的实际情况进行设计并制定，因而存在脚本设计中的流程不规范、操作实施精细化要求不够等缺点。在急危重症孕产妇转诊救治过程中，针对具体的急危重症类型，制定统一的规范流程框架，强调流程中细节的质量控制方法，从而为基层单位模拟培训脚本的制定提供重要的参考依据，是下一步亟须解决的问题。此外，在基层单位的推广及演练过程中，对于模拟培训脚本的评价也应成为一项考核内容。

（三）麻醉医师基本技能的提升

作为产科急危重症孕产妇转诊救治快速反应团队，对麻醉医师应有一定的要求，应该是高年资主治或更高级别的麻醉医师，从而在术前评估、麻醉操作技能和救治团队协调方面发挥有效的作用。在以往的演练过程中，麻醉医师对患者的术前评估有所欠缺，且普遍缺乏对产科患者气道及饱胃情况的评估，困难气道相关设备的准备不够完善。此外，对于急危重症孕产妇围术期所使用的非麻醉类药物，如血管活性药，以及产科和其他专科的治疗药物等，麻醉医师应对此类药物的作用进行的深入了解并熟练应用。对于气管插管、动静脉穿刺置管及椎管内麻醉技术，应由有经验的高年资医师完成，并采用临床和模拟教具相结合的方式进行技能培训，提高个人急救能力。尤其在紧急剖宫产时，麻醉准备时间及实施时间是影响DDI的重要因素，麻醉医师应尽量缩短麻醉准备及操作实施时间，以获取最大效益。加强对心排量、TEE、血气分析、麻醉深度等监测项目的培训，更科学、客观的根据上述监测结果评估围术期的容量、内环境及麻醉深度等相关问题，为临床中的决策提供正确指导方向。

第三节　介入科的救治方案

介入放射学一词由 Margulis 早在 1967 年首次提出。20 世纪 70 年代后期以来，介入放射学有了飞速发展，逐步成为一门独立的专业学科，并且已经分化出一些分支：如心脏介入放射学、神经介入放射学、肿瘤介入放射学等。它是在医学影像设备的引导下，以影像诊断学和临床诊断学为基础，结合临床治疗学原理，利用导管、导丝等器材对各种疾病进行诊断及治疗的一系列技术。

介入医学在我国的兴起主要是在 20 世纪 80 年代。20 世纪 80 年代初，我国放射学的泰斗汪绍训医师在《中华放射学杂志》上以《沿着医学影像学的发展道路前进》为题发表述评，将"介入医学"称为"手术性或介入性放射学"，并将"介入放射学"高度评价为是"放射学园地中光彩夺目的一朵奇葩"。20 世纪 90 年代初，国家卫生部发布卫医司发［90］第 27 号文——《关于将具备一定条件的放射科改为临床科室的通知》，确定以是否能很好地开展介入放射学，以及加上具有相应的人才、管理程序是放射科从医技科室转为临床科室的标准。

介入放射科与妇产科息息相关，其是部分妇产科出血性疾病的主要治疗方式。子宫动脉栓塞术属于血管性介入治疗。应用导管等器材通过血管内的操作，选择子宫动脉附近血管，不损伤正常组织的同时，进行彻底止血，达到生命体征稳定、无失血性休克的目的。子宫动脉栓塞术多应用吸收性明胶海绵，价格低廉，无毒，无抗原性，可压缩，被压缩后可通过直径较小的导管，到血管后再膨胀复原，适用于各种血管水平的栓塞，通常 1～3 周内被机体吸收，栓塞作用可靠，是临床常用栓塞剂。可吸收性明胶海绵颗粒注入血管后停留在直径与其相当的血管内，形成机械性栓塞，需引起注意。但术后会出现不同程度的缺血性疼痛，短则 5～6 小时，长达 3 天，需进行疼痛控制，对于发热、恶心呕吐，一般不需要进行特殊处理，维持 1 周后，会自行消退，阴道少量流血，一般持续 7～10 天，属正常，且少数患者卵巢功能发生短暂的紊乱，一般治疗后，均会改善。此外，行子宫动脉栓塞术时需尽量避免栓塞卵巢支或采取保护措施避免栓塞过度，减少卵巢功能损伤。

子宫动脉栓塞术适用范围较广，剖宫产切口部妊娠、凶险性前置胎盘、胎盘植入、产后出血及异常子宫出血等均可适用。

子宫剖宫产切口部妊娠属于异位妊娠的一种表现方式，由于在受精卵着床的时候一部分着床在子宫瘢痕处，一部分在宫腔内，没有办法继续妊娠，必须要通过终止妊娠的手术方式来达到治疗的目的，不然随着孕囊的增大可以造成子宫瘢痕处破裂，会引起大出血的概率发生。由于子宫切口瘢痕处周围具有充分的血液供应，首先要行子宫动脉栓塞术，子宫动脉栓塞之后，再考虑行人工流产。

某医院曾做过一个研究实验，对照组为单纯性双侧子宫动脉栓塞术患者，术后 1 ～ 3 天内进行清宫术。研究组则在在对照组基础上，通过微超导管灌注 50 mg 甲氨蝶呤。两组术后均随访 3 个月。动脉介入化疗是用导管技术将化疗药物直接灌注到孕囊，因此动脉灌注化疗可有效克服经静脉药物化疗的缺点，同时患者全身药物浓度较低，减轻化疗药物不良反应。本文研究结果显示，研究组的术中出血量、手术时间、住院时间均显著少于（短于）对照组；研究组的 β-HCG 下降至正常范围时间、宫腔异常包块消失时间、月经恢复正常时间、首次肛门排气时间均显著短于对照组。表明相比于单子宫动脉栓塞，子宫动脉化疗栓塞有利于改善剖宫产切口部妊娠患者的手术相关指标及术后恢复情况。

凶险性前置胎盘是指既往有剖宫产史，此次妊娠被诊断为前置胎盘，胎盘附着于原手术瘢痕部位。其发生胎盘粘连、植入和致命性大出血等并发症的风险较高。临床中此类患者不可避免的需行剖宫产术，但手术风险较大，术中出血量多，导致术中输血率和子宫切除率高，对患者伤害较大，不利于术后恢复。近年来，腹主动脉预置球囊阻断术在此类患者的剖宫产手术中已经得到广泛的应用，并且取得良好的效果。动脉球囊阻断术是指在 X 线引导下将合适规格的球囊引入相关动脉，在子宫大量出血前进行充盈。因而可以减少失血量和输血需求，并可改善手术视野。

胎盘植入是妇产科中少见但是危害性特别严重的并发症，主要由于子宫内膜受损或者发育不良导致的。当下胎盘植入的治疗中手术治疗通常是以切除子宫为

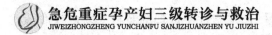
主要方法，虽然手术效果尚佳，但是对于患者的损害较大，尤其是年轻的患者，可能造成严重的心理和生理上负担。对预计强行剥离植入胎盘能够导致严重并发症者的处理可考虑原位留置胎盘，待其自行吸收或剥离。留置胎盘最初被称为胎盘植入的保守疗法。胎儿分娩后，将植入的胎盘原位留置，可以期待子宫、宫旁和胎盘内的血液循环逐渐减少，绒毛组织继发坏死，并且理论上胎盘应会逐渐自行从子宫和邻近盆腔器官的浆膜层绒毛上脱离，但一般时间长达 180 天。因此一些附加步骤（如动脉栓塞或结扎、髂内动脉球囊阻塞、静脉滴注甲氨蝶呤、宫腔镜切除残留组织）已用于原位留置胎盘保守疗法以降低发病率或加速胎盘吸收。近些年的介入治疗以选择性子宫动脉灌注甲氨蝶呤配合子宫动脉栓塞术能够尽小伤害的前提下对病症进行治疗。

产后出血居我国产妇死亡原因的首位，其发生率占育龄妇女的 1%。产后出血的介入治疗主要术式为双侧子宫动脉栓塞术。介入治疗最早获得妇产科医师认可是因其在产后出血中的应用，已经报道的成功率是 97%。介入治疗一方面抢救了孕妇的生命，另一方面也保住了子宫，为妇产科医师解除了后顾之忧。产后出血介入栓塞治疗的适应证广泛，宫缩乏力、产道裂伤和胎盘因素均是产后出血介入治疗的主要适应证。介入栓塞出血动脉，栓塞剂不但可闭塞出血动脉而导致子宫内动脉压明显降低，血流减慢，有利于血栓形成，同时由于子宫供血减少，子宫平滑肌纤维缺血缺氧而致收缩加强，控制出血。产后出血介入治疗目标有两个：第一是终极治疗，如宫缩乏力性出血、轻度凝血功能障碍性出血患者，栓塞后阴道出血停止，赢得时间纠正患者全身状况，不需要再次外科处理；第二是为再次外科处理创造条件，尤其在伴有胎盘植入或软产道裂伤时，介入治疗可以减少术中出血。

异常子宫出血这里指妇科手术后、外伤性出血、子宫动静脉瘘（恶性肿瘤除外），都可以使用子宫动脉栓塞，尤其在子宫动静脉窦中血管畸形的栓塞治疗可达到 94% 的有效率，并成为首选。子宫动静脉瘘主要继发于多次妊娠、流产、刮宫术、剖宫产等所致的子宫创伤，其病理改变主要为创伤的动脉分支与子宫肌层或子宫内膜的静脉直接对合形成直接交通或二者之间的血肿机化形成间接交通。其临床表现主要为突发的、过度的阴道不规则流血，原因可能与月经期盆腔充血、畸形血管暴露破裂而致经量增多有关，严重时可出现失血性休克并危及生命。其传统治疗常采取次子宫或全子宫切除术，子宫切除术虽然能有效地治疗大出血，但切除子宫使患者丧失生育能力，给年轻希望保留生育功能的妇女带来极大的痛苦，故子宫切除术仅适于无生育要求、栓塞失败、大出血危及患者生命的情况。

子宫动脉栓塞术是治疗妇产科出血性疾病有效方法，可快速止血，且对于植入或残留的胎盘因缺血坏死可以通过阴道自然娩出，避免子宫切除术和进一步清宫术，适合育龄女性，保留子宫完整性，易被患者接受。

第四章

危重症孕产妇评审案例分享

第一节　妊娠合并甲状腺功能亢进与心力衰竭

一、病例特点

患者杜某，30 岁，在县城天然气公司工作。

主诉：停经 29^{+3} 周，咳嗽咳痰 11 天，胸闷、气喘 6 天。

现病史：平素月经规律，周期 30 天，经期 4～5 天，末次月经 2020-04-06，预产期 2021-01-13。妊娠期未规律产检，行唐氏综合征筛查低风险，未行甲状腺功能检查、四维 B 超、口服葡萄糖耐量试验、心电图等检查。11 天前受凉后出现咳嗽、咳痰，未在意。6 天前出现胸闷、气短，夜间不能平卧，伴双下肢水肿。4 天前就诊于当地医院，测血压 180/90 mmHg，建议住院治疗。查脑钠肽示：6688 pg/mL。甲状腺功能检查示：游离 T_4 > 100 pmol/L，TSH < 0.005 μU/mL。心脏超声示：射血分数 50%，全心大，心包积液，左室舒张、收缩功能正常；三尖瓣反流。给予解痉、降压、促胎肺等治疗，口服"甲巯咪唑 15 mg，每天 3 次"，病情控制不理想。现妊娠 29^{+3} 周，胎动如常，不规律腹痛伴阴道出血，无阴道流液，考虑病情危重，建议转入我院，急诊以"孕 1 产 0、29^{+3} 周妊娠、LOA、先兆早产；妊娠期高血压疾病：子痫前期（重度）；妊娠合并甲状腺功能亢进（简称甲亢）；完全性前置胎盘；心功能不全（心功能Ⅳ级）"收入院，自停经以来，精神、饮食可，大小便正常。

既往史：既往甲亢病史 5 年，2 年前口服药物治疗，自行停药，妊娠后未监测甲状腺功能，未进行药物治疗。余无特殊。

个人史：28 岁结婚，爱人原配，0-0-0-0。

家族史：无家族遗传病史。

入院查体：T 37.2℃，P 101 次 / 分，H 29 次 / 分，BP 174/98 mmHg。精神差，坐立位，对答应题，双眼球凸出，甲状腺 Ⅱ 度肿大，可闻及血管杂音。双肺听诊未闻及异常，心前区无隆起，心尖冲动未见异常，心浊音界有扩大，律齐，各瓣膜听诊区未闻及病理性杂音。腹部隆起，双下肢浮肿（＋）。产科检查：宫高 28 cm，腹围 98 cm，可触及不规律宫缩，胎方位 LOA，胎心率 143 次 / 分，先露头，浮；阴道检查：可见暗红色血液流出，量约 200 mL。

入院诊断：孕 1 产 0、29^{+3} 周妊娠、LOA、先兆早产；妊娠期高血压疾病：子痫前期（重度）；妊娠合并甲亢；产前出血：完全性前置胎盘；甲亢性心脏病；心功能不全（心功能Ⅳ级）。

治疗经过：入院后请心内科、内分泌科、麻醉科、新生儿科等会诊，积极予解痉、降压、控制甲状腺功能、改善心功能等治疗。入院后 1 小时因"产前出血、完全性前置胎盘、心功能Ⅳ级"急诊行剖宫产术。因心力衰竭症状严重难以卧位，以坐位行中低硬膜外麻醉。以 LOA 助娩一女活婴，外观无畸形，Apgar 评分为 5-10-10 分，体重 1390 g，身长 38 cm。胎盘覆盖宫颈内口，胎盘娩出后子宫收缩差，如软袋状，行 B-Lynch 缝合术后出血减少，手术顺利。术中生命体征平稳，术中出血量约 500 mL。术后患者转入 ICU。新生儿转入新生儿科继续治疗。

ICU 治疗经过如下。

手术当日：①降压：硝普钠。②抗感染：头孢西丁。③解痉：硫酸镁。④强心（脑钠肽 1125 pg/mL）：去乙酰毛花苷。⑤改善心功能：清蛋白纠正低蛋白血症、呋塞米利尿。⑥改善甲状腺功能：甲巯咪唑 15 mg，每天 3 次。⑦床旁超声提示：双侧胸腔积液，遂行右侧胸腔穿刺置管引流术。

术后第 1 天：①降压：乌拉地尔。②抗感染：哌拉西林 – 舒巴坦。③改善心功能（脑钠肽 486 pg/mL）：清蛋白纠正低蛋白血症、呋塞米利尿。④改善甲状腺功能：甲巯咪唑 15 mg，每天 3 次。⑤胸腔引流 750 mL。

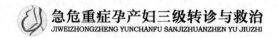

术后第 2 天：①降压：乌拉地尔＋硝苯地平缓释片。②抗感染：哌拉西林 – 舒巴坦。③改善心功能：极化液营养心肌。④改善甲状腺功能：甲巯咪唑 15 mg，每天 3 次。⑤胸腔引流 100 mL。

产科治疗经过：术后 3 天转入产科。

术后 3～5 天：①抗感染：哌拉西林 – 舒巴坦 4.5 g，每 8 小时 1 次，静脉滴注。②术后 3 天胸腔引流液分别为 55 mL、65 mL、50 mL。③降压：硝苯地平缓释片 30 mg，每天 1 次，口服。④改善心功能：极化液、适当清蛋白纠正低蛋白血症、呋塞米利尿。⑤改善甲状腺功能：甲巯咪唑 15 mg，每天 3 次。⑥X 线检查提示：两肺渗出性病变，右侧胸腔引流术后，左侧胸腔少量积液。

术后 5～10 天治疗过程（图 4-1）：①降压：硝苯地平缓释片 30 mg，每天 2 次，口服。②抗感染：升级抗生素。③改善心功能：极化液、适当清蛋白纠正低蛋白血症、呋塞米利尿。④改善甲状腺功能：甲巯咪唑 15 mg，每天 3 次。⑤胸腔引流液分别为 380 mL、250 mL、140 mL、42 mL、22 mL。⑥术后 6 天 CT 结果提示：肺纹理增重；心影大，心包积液；左侧胸腔及左侧叶间裂大量积液，右侧胸腔引流术后改变。

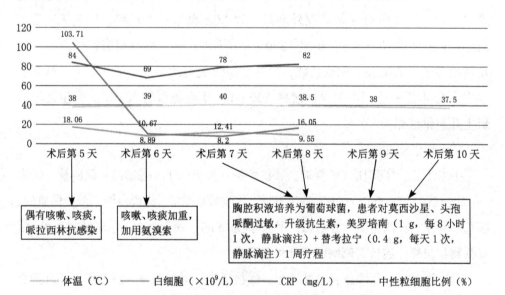

图 4-1　术后 5～10 天治疗过程

术后 10 ～ 16 天：术后 11 天，行 B 超提示右侧微量胸腔积液，遂行胸腔引流管拔除。①改善甲状腺功能：甲巯咪唑 15 mg，每天 3 次。②改善心功能：适当呋塞米利尿，营养心肌。③降压：硝苯地平缓释片 30 mg，每天 2 次，口服。术后 15 天，将美罗培南降阶梯为氨曲南注射剂 2 g，静脉滴注，每 8 小时 1 次；替考拉宁 0.4 g，静脉滴注，每天 1 次；连用 3 天后改为口服抗生素。术后 16 天，B 超提示：双心房、右心室大，肺动脉高压（收缩压 67 mmHg）；三尖瓣大量反流，二尖瓣及主动脉少量反流。建议给予西地那非 20 mg，每天 3 次，口服，降低肺动脉高压。继续当前改善甲状腺功能、降压方案。

术后 18 天出院。

出院诊断：孕 1 产 1、29^{+3} 周妊娠、LOA、剖宫产、早产；妊娠期高血压疾病：子痫前期（重度）；妊娠合并甲亢；部分性前置胎盘；甲亢性心脏病；心功能不全（心功能Ⅳ级）；肺部感染、胸腔积液；低蛋白血症；早产儿。

二、危重症评审关键点

1. 患者入院时是否符合危重症？是否延误？

（1）患者 6 天前出现胸闷、气短，夜间不能平卧，伴双下肢水肿。4 天前就诊于当地医院测血压 180/90 mmHg，查脑钠肽示：6688 pg/mL；甲状腺功能检查示：游离 T_4 > 100 pmol/L，促甲状腺激素 < 0.005 μU/mL，心脏超声示：射血分数 50%，全心大，心包积液，左室舒张、收缩功能正常；二、三尖瓣反流。入院查体：T 37.2 ℃，P 101 次 / 分，H 29 次 / 分，BP 174/98 mmHg。精神差，坐立位，双肺底可闻及湿性啰音，心浊音界有扩大，存在明确的心功能不全，该孕产妇当时的状况符合"孕产妇危重症病例筛选标准"的心力衰竭表现。

（2）患者乘 120 救护车入院，当日产科值班医师在接到转诊电话后提前联系 ICU 准备床，患者到达医院查体评估后符合危重症患者，产科值班二线与 ICU 医师共同接诊患者，2021-11-01 11：00 左右入院，11：25 已办理好入院手续，从患者入院到收治无延误。

2. 关于诊断，首诊时对患者状况的了解是否正确、充分和全面？

（1）该患者病史采集较详细，但病史询问时未问及咳痰颜色、是否可以平静呼吸，鉴别肺部感染及心力衰竭。

（2）患者符合心力衰竭表现，心脏超声提示心包积液、全心大，结合入院当日术后行胸腔闭式引流术引流出胸腔积液，值班医师双肺听诊未及异常，考虑不正确。

（3）体格检查中未体现体循环淤血体征如颈静脉充盈、肝颈静脉回流征是否阳性等情况；未体现皮肤冷暖、干湿情况，进一步鉴别心力衰竭的分型及分级。

3. 关于诊断，是否对需要鉴别的问题给予了充分的考虑？为什么？

因时间紧迫，对需鉴别问题给予较充分考虑。

（1）因为患者入院时即出现心功能Ⅳ级、产前出血，一次出血量达 200 mL，行抽血送检后，急送往手术室行剖宫产术，抢救母儿生命。术前如时间允许，可进一步查体，明确急性心力衰竭分型，再确定治疗方案。

（2）入院后甲状腺功能检查结果未出，是否做好围术期甲亢危象相关准备。

4. 关于医疗 / 管理，治疗原则或诊疗计划是什么？是否符合医疗常规和临床路径？为什么？

诊疗计划如下：①监测生命体征、出汗、是否存在呕吐或腹泻、神经精神症状，警惕甲亢危象的发生；②患者妊娠合并完全性前置胎盘，阴道一次出血 200 mL，手术指征明确，拟行急诊剖宫产；③继续改善甲状腺功能、抗感染、解痉、降压对症治疗。

该患者处理符合医疗常规，但不符合临床路径，因为患者为急诊剖宫产。

5. 关于医疗 / 管理，最初采取了哪些处理？这些处理是否恰当？为什么？

该患者入院后即予持续心电监护、吸氧、建立静脉通路，急查血气分析、即刻血糖、心电图、心脏超声、备血等相关检查；给予乌拉地尔降压、硫酸镁负荷量解痉、毛花苷 C 强心、呋塞米利尿、头孢西丁抗感染，请内分泌科、心内科、麻醉科、新生儿科、眼科会诊协助诊治。

6. 关于医疗 / 管理，是否进行危重症病例讨论？为什么？

入院后考虑病情危重，请内分泌科、心内科、麻醉科、新生儿科、眼科会诊协助诊治，进行危重症病例讨论。

7. 关于医疗 / 管理，是否调整治疗方案？调整治疗方案后的处理是否适宜？为什么？

产科医师产科检查发现患者腹部有宫缩，阴道出血量多时，继续期待妊娠可能危及母儿生命，立即启动急诊剖宫产。

调整后的处理方案适宜，因为妊娠后增大的子宫导致胸腔容积减小，增大母亲心脏负担，解除妊娠有利于母亲恢复；同时患者为完全性前置胎盘，一次阴道出血达 200 mL，继续出血可能导致胎儿宫内窘迫，甚至胎死宫内，终止妊娠，新生儿转新生儿科进一步治疗。

8. 监测与随后的处理，是否密切观察病情，及时发现病情的变化？为什么？

入院后密切观察病情变化，术后床旁 B 超发现大量胸腔积液，予闭式胸腔引流；术后多次留取组织培养，及时调整抗生素；定期监测甲状腺功能。

9. 出入院诊断是否符合？为什么？

出院诊断增加了肺动脉高压、低蛋白血症，出院的随访事项向患者及家属交代清楚。

10. 病历记录中的信息是否完整？

完整。

11. 下级医院转诊情况，转诊指征是否适当？为什么？

转诊指征适当，因为患者妊娠合并甲亢、心力衰竭、完全性前置胎盘、子痫前期重度，随时可能出现血流动力学改变，导致低氧血症、心源性休克、失血性休克、心脏骤停等风险，危及母儿生命。

12. 转诊时机是否及时、恰当？为什么？

患者在外院发现甲亢、子痫前期重度的情况下治疗 4 天，完善心超后发现全心大、心包积液、射血分数降低的情况下转院，心力衰竭症状明显时，建议提前转诊。

三、案例总结

妊娠合并甲亢发生率国内文献报道为 0.05% ～ 0.8%，甲亢性心脏病占甲亢病患者的 13.4% ～ 21.8%。确诊甲亢的妊娠妇女在排除其他原因的心脏病后，如

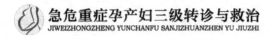

有心脏扩大、心律失常（房颤最为常见）、心力衰竭（右心衰竭较常见）、心绞痛或心肌梗死一项或以上等，则可诊断为妊娠合并甲亢性心脏病。

该患者既往甲亢病史5年，2年前口服药物治疗后自行停药。此次确诊妊娠后，未监测甲状腺功能及药物治疗，过量甲状腺素长期对心肌作用类似于长期运动的高排出量状态，而正常孕妇也有这种效应。且患者为妊娠期高血压疾病，全身小血管痉挛，血压升高，心脏后负荷增加，容易发生心力衰竭。在肺部感染未治疗的诱因下出现急性心力衰竭。患者入院前因"产前出血、完全性前置胎盘、心功能Ⅳ级"急诊行剖宫产术，同时给予强心、利尿、抗感染及降压等对症治疗。术后长期口服甲巯咪唑药物治疗改善甲状腺功能治疗。

对于妊娠合并甲亢性心脏病，其治疗原则如下。①控制甲亢：首选药物治疗。丙硫氧嘧啶（PTU）应作为治疗的首选用药，最大剂量为 50 ～ 100 mg/d，每 8 小时 1 次；甲巯咪唑（MMI）可作为妊娠中晚期的优选药物，最大剂量为 20 mg/d，妊娠早期禁用。对抗甲状腺药物（ATD）过敏、需要大剂量 ATD 方可控制、无法依从 ATD 治疗的患者，考虑给予手术治疗。②控制心力衰竭：首先应限制钠盐的摄入；同时给予利尿剂和血管扩张剂，以减轻心脏负担；使用强心药物，如洋地黄。③控制心律失常：可选用 β 受体阻滞剂，如普萘洛尔，也可选用超短效 β₁ 受体阻滞剂艾司洛尔，还可推荐应用拉贝洛尔静脉滴注。④若患者躁动不安，可适当使用镇静剂。利血平和胍乙啶既可降低心率又可改善躁动，但应注意直立性低血压的发生。注意预防和治疗感染；⑤经积极治疗仍有下列情况者需考虑终止妊娠：妊娠早期即发生心力衰竭者；心脏明显扩大者；经治疗心力衰竭控制不理想或反复发作者；重度甲亢经治疗效果不好，或对丙硫氧嘧啶过敏；有不良反应又不宜手术者。

妊娠合并甲亢性心脏病患者，围生期可出现多种严重母儿并发症，应尽量采取措施防止甲亢性心脏病的发生。甲亢患者妊娠前定期监测甲状腺功能，最好是在甲状腺功能控制正常及平稳 1 年后妊娠。确诊妊娠后根据临床表现及甲状腺功能，决定是否继续用药。

第二节　妊娠期急性脂肪肝合并多脏器功能衰竭

一、病例特点

患者，陈某，女，32岁。

主诉：停经 36^{+1} 周，腹胀 1 周，阴道出血半天。

现病史：1 周前出现腹胀，伴乏力，偶有恶心，无明显呕吐，只能进流质，未就诊。今晨出现阴道流血，色红，量约 150 mL，有不规律腹部发紧，无明显腹痛，遂至当地医院就诊，查肝功能提示转氨酶、胆红素、胆汁酸明显升高，凝血功能异常，给予肌内注射 10 mg 地塞米松促胎肺成熟，考虑病情危重，遂转入我院。妊娠期饮食、夜休可，小便频。昨日大便不成形，5～6 次。近期夜休差。妊娠前体重 47 kg，增重 13 kg。

既往史：既往无肝炎病史，无特殊服药史，1-0-0-1，2014 年阴道分娩一女婴，3 300 g，现体健。

入院查体：T 37.4 ℃，P 112 次/分，R 22 次/分，BP 124/78 mmHg。全身黄染，巩膜黄染，心肺未见明显异常，腹软，全腹无压痛，无反跳痛。产科查体：宫高 30 cm，腹围 95 cm，胎心率 124 次/分，胎方位 LOA，窥器检查：阴道少量暗红色血块，擦除血块，暴露宫颈，见少量血液自宫颈口流出。

辅助检查：凝血（2021-8-1）：血纤蛋白原 0.45 g/L；肝功能（2021-8-1）：谷丙转氨酶 299 U/L、谷草转氨酶 194 U/L、血清总胆汁酸 47.7 μmol/L、总胆红素 146 μmol/L、血肌酐 176 μmol/L、血尿素氮 6.15 mmol/L；妊娠期口服葡萄糖耐量试验：4.96 mmol/L — 10.37 mmol/L — 8.59 mmol/L。

初步诊断：孕 2 产 1、36^{+1} 周妊娠、LOA、先兆早产；妊娠期急性脂肪肝？肾功能不全；妊娠期肝内胆汁淤积症（重度）；妊娠期糖尿病。

入院急诊检查：①凝血系列：凝血酶原时间 21.9 秒、活化部分凝血活酶时间 4.6 秒、血纤蛋白原 0.44 g/L、凝血酶时间 39.7 秒、D- 二聚体 71.38 mg/L。

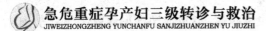

②肝、肾功能：清蛋白 23.8 g/L、血糖 3.01 mmol/L、总胆红素 117 μmol/L、直接胆红素 87.3 μmol/L、血清总胆汁酸 42.8μmol/L、谷丙转氨酶 259 U/L、谷草转氨酶 157 U/L、血尿素氮 6.27 mmol/L、血肌酐 170.3 μmol/L、尿酸 420μmol/L。③脑钠肽 956 pg/mL。④心肌损伤标志物：肌红蛋白 65.79 ng/mL。⑤血脂全项：总胆固醇 2.95 mol/L、甘油三酯 2.05 mmol/L、高密度脂蛋白胆固醇 0.78 mmol/L、低密度脂蛋白胆固醇 1.39 mmol/L、载脂蛋白 A 0.74 g/L、载脂蛋白 B 0.64 g/L、载脂蛋白 E 61.5 mg。⑥心肌酶及其同工酶：乳酸脱氢酶 864 U/L、α–羟基丁酸脱氢酶 720 U/L、乳酸脱氢酶同工酶 1194.3 U/mL、缺血修饰蛋白 72.6 U/mL。⑦血常规：白细胞计数 10.11×10^9/L、中性粒细胞百分比 0.817、血红蛋白 102 g/L、血小板计数 88×10^9/L。⑧上腹部 B 超：肝脏大小、形态正常，门静脉主干内径 1.0 cm，血管纹理清晰，回声尚均匀。胆总管内径 0.4 cm，显示段管腔清晰。⑨产科 B 超：单胎，双顶径 8.9 cm、头围 31.2 cm、心率 145 次/分、腹围 33.2 cm、股骨长 7.0 cm，胎动存在，部分肢体显示，无脐绕颈，胎盘位于后壁，厚度 3.8 cm，分级Ⅱ级，羊水指数 15.2 cm，脐血流参数：Vmax 43 cm/s、Mind 6 cm/s、R 0.62、S/D 2.63。

手术治疗经过：于 2021-08-01 14：06 在全麻下急症行剖宫产术。术中见：子宫下段形成差，Apgar 评分 7 — 9 — 10 分，体重 3220 g，身长 50 cm，胎盘位于宫底部，子宫下段可见少量凝血块，胎盘自勉完整，术中给予缩宫素、麦角、卡贝缩宫素入壶，关腹后皮下渗血明显，术中出血 800 mL，输血浆 400 mL，放置皮下引流管。

ICU 治疗经过：术后转入 ICU 后急查血常规等，提示血红蛋白下降至 53 g/L，凝血系列异常，阴道持续性出血，遂行双侧子宫动脉栓塞术；并请产科、消化科、血液科、介入科等相关科室第一次全院大会诊。

术后第 2 天：①中枢神经系统：神志清楚，暂无处理。②呼吸系统：气管插管有创呼吸机辅助通气。③肝脏系统：目前肝脏衰竭，给予保肝、人工肝、双重血浆分子吸附系统、血浆置换、连续肾脏替代治疗，动态复查肝功能检测。④凝血系统＋血液系统：贫血，血小板减少，凝血系统紊乱，给予补充凝血因子及纠正贫血产科：阴道持续出血，行子宫动脉栓塞术止血。

术后第 3 天：自主呼吸试验试验通过后拔出气管插管，给予鼻导管吸氧，请神经内科、神经外科、血液科、消化科营养科多学科会诊后继续给予降颅压、保肝、人工肝、输注新鲜血浆、纤维蛋白原、洗涤红细胞等。

术后第 4 天：患者于 1：30 突发肢体抽搐、呕吐白沫、呼之不应，血氧饱和度 85%，遂行再次气管插管有创通气；行头颅 CT 提示蛛网膜下腔出血；考虑凝血异常引起；遂再次请神经内科、神经外科、消化内科会诊，给予降低颅内压、利尿、定期复查颅脑 CT 等处理。

术后第 5 ～ 6 天：患者气管插管可吸出少量血性黏液痰，双肺可闻及干、湿性啰音；胸 CT 提示：双肺多发感染性病变。给予肺部抗感染等对症治疗。①肝、肾功能：期间出现转氨酶下降，胆红素进行性升高的"胆酶分离"。②泌尿系统：尿量减少，B 超提示肾皮质密度增高，考虑急性肾衰竭。继续给予保肝、人工肝、血浆置换、连续肾脏替代治疗等治疗。

术后第 7 ～ 16 天：于 10 日行胸部 CT 提示双肺渗出无增大，B 超提示双肾皮质密度好转，遂停止气管插管、血液透析等，继续给予保肝、退黄、抗感染、营养支持治疗。期间复查血常规、肝肾功能、凝血系列、心肌酶及心肌损伤蛋白、脑钠肽等趋于稳定，于 16 日转回产科病区，继续给予保肝、退黄、抗感染、营养支持等治疗。

患者术后 23 天，精神尚可，下床活动自如，皮肤黏膜黄染较前明显好转，巩膜黄染，双肺呼吸音清，子宫底达脐下两横指，双下肢无水肿。血常规（2021-08-20）检查：血红蛋白 99 g/L；血小板计数 304×10^9/L；凝血系列：凝血酶原时间 13.3 秒、活化部分凝血活酶时间 34.7 秒、血纤蛋白原 2 g/L、凝血酶时间 19.1 秒、D- 二聚体 2.87 mg/L；肝、肾功能：清蛋白 42.8 g/L、总胆红素 35.59 μmol/L、直接胆红素 24.26 μmol/L、谷丙转氨酶 82 U/L、谷草转氨酶 56 U/L、血肌酐 32.73 μmol/L；心脏 B 超（2021-08-20）：左心房偏大，左心室舒张功能正常，左室收缩功能正常，彩色血流示二尖瓣、三尖瓣及主动脉瓣少量反流；心包积液（微量）；颅脑 CT：蛛网膜下腔出血较前有所吸收减少；考虑病情恢复稳定准予其出院。

病例分析：患者一般生命体征平稳，肝功能相关的生化指标趋于明显好转，

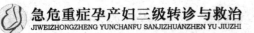
鉴于肝脏损伤修复需要一个相当长的时间，目前继续给予保肝、退黄、控制血压、营养支持治疗，准予出院，嘱其定期复查各项指标。

二、病例评审要点

（一）入院情况

（1）陈某到达医院时，基本生命体征为 T 37.4 ℃、P 112 次 / 分、R 22 次 / 分、BP124/78 mmHg、BMI 23.4 kg/m²，神志清醒，意识清晰，表情自然，患者全身黄染，巩膜黄染。符合"孕产妇危重症病例筛选标准"的临床表现。

（2）患者近一周有腹胀伴乏力症状，偶有恶心，进流质，因"个人原因"未就诊，耽误病情识别及临床治疗，就诊当地医院后门诊辅助检查提示：凝血（2021-8-1）：血纤蛋白原 0.45 g/L；肝肾功能：谷丙转氨酶 299 U/L、谷草转氨酶 194 U/L、血清总胆汁酸 47.7 μmol/L、总胆红素 146 μmol/L、血肌酐 176 μmol/L、血尿素氮 6.15 mmol/L。当地判断患者病情危重，直接转入我院治疗，临床转诊较及时。

（二）入院诊断

病例资料采集是否完整？辅助检查是否全面、必要？对患者状况是否判定准确？有无耽误患者病情？

1.病史

该患者病史询问仔细，接诊医师采集病史时了解到患者近一周有消化道症状史，但因患者个人原因未就诊，入院诊治辅助结果严重异常时，距离疾病首发症状出现已超过一周，加重疾病治疗的风险，临床预后差。

2.辅助检查与鉴别诊断

（1）辅助检查结果提示：血常规五分类（急）：白细胞计数 10.11×10⁹/L、中性粒细胞百分比 0.817、血红蛋白 102 g/L、血小板计数 88×10⁹/L；脑钠肽 956 pg/mL；心肌损伤标志物：肌红蛋白 65.79 ng/mL；凝血系列：凝血酶原时间 21.9 秒、活化部分凝血活酶时间 4.6 秒、血纤蛋白原 0.44 g/L、凝血酶时间 39.7 秒、D- 二聚体 71.38 mg/L、肝肾功能：清蛋白 23.8 g/L、血糖 3.01 mmol/L、总胆红素 117μmol/L、直接胆红素 87.3 μmol/L、血清总胆汁酸

42.8 μmol/L、谷丙转氨酶 259 U/L、谷草转氨酶 157 U/L、血尿素氮 6.27 mmol/L、血肌酐 170.3 μmol/L、尿酸 420 μmol/L。

（2）未与妊娠期高血压、HELLP综合征、病毒性肝炎相鉴别密切检测血压变化（患者入院血压正常），并行肝炎病毒检查（结果提示阴性）。

3. 临床治疗

入院后考虑患者"妊娠期急性脂肪肝"诊断成立，及时终止妊娠后行保肝对症及支持治疗。遂于入院后 2 小时 54 分钟推入手术室紧急行子宫下段剖宫产术，顺利分娩一男活婴，术中发现子宫收缩差，及时给予促宫缩治疗（缩宫素、卡贝缩宫素、麦角新碱），术后给予按摩子宫、促宫缩治疗预防产后出血。手术结束后直接转入ICU，给予抗感染、纠正凝血功能紊乱、保肝、营养支持治疗等。

4. 病例情况变化及临床处理

患者术后第一天阴道出血较多，产科、介入科、ICU、血液科、消化内科查体后讨论，考虑有产后出血情况，当日行子宫动脉栓塞术，过程顺利；给予保肝，人工肝、双重血浆分子吸附系统、血浆置换、连续肾脏替代治疗，动态复查肝功能，术后 2 天拔除有创气管插管；术后 3 天 1∶30 突发肢体抽搐、呕吐白沫、呼之不应，血氧饱和度 85%，遂行再次气管插管有创通气；行头颅 CT 提示蛛网膜下腔出血；考虑凝血异常引起继发性癫痫；遂再次请神经内科、神经外科、消化内科会诊，给予降颅压，利尿，抗癫痫等对症治疗，定期复查颅脑 CT；术后 15 天，复查肝肾功能：总胆红素 34.92 μmol/L、谷丙转氨酶 70 U/L、碱性磷酸酶 173 U/L；脑钠肽 589 pg/mL；凝血系列：纤维蛋白降解产物 12.6 mg/L、D−二聚体 5.4 mg/L，头颅 CT 提示蛛网膜下腔出血较前明显吸收；胸部 CT 提示双肺多发性感染病变较前吸收。考虑病情趋于稳定，转回产科病区，期间监测血压升高，遂请心内科会诊，给予口服硝苯地平控释片＋厄贝沙坦控制血压，继续给予保肝、抗癫痫、营养支持治疗。

5. 处理及时性

患者入院后根据外院辅助检查及相关病史资料，急查肝肾功能、凝血等相关生化治疗，符合妊娠期急性脂肪肝诊断，考虑病情危重，及时终止妊娠，术后给予保肝、人工肝、保肝，人工肝、双重血浆分子吸附系统、血浆置换、连续肾脏替代治疗。

（三）医疗／管理

1. 治疗原则

该患者入院后相关辅助检查结合病史资料，符合妊娠期急性脂肪肝诊断，考虑该病危重，及时剖宫产终止妊娠，术后患者转回 ICU 给予抗感染、保肝，人工肝、双重血浆分子吸附系统、血浆置换、连续肾脏替代治疗，纠正凝血系列紊乱等对症治疗；术后因凝血异常引起继发性癫痫，给予抗癫痫等治疗；转回产科病区后，继续维持原治疗方案，期间患者血压波动较大，给予静脉＋口服药物控制血压，整体治疗符合妊娠期急性脂肪肝以及该病演变的治疗原则。

2. 病情观察

入院后对该妊娠期急性脂肪肝患者病情危重情况充分认知，术后在 ICU 治疗期间，根据病情变化，积极对症治疗。术后首次拔除有创气管后，患者突发继发性癫痫，与该患者凝血障碍有关。转回产科治疗期间，血压监测高于正常值，给予降压、镇静对症治疗。

3. 学科会诊

患者入院期间共进行 3 次全院大会诊（涉及消化内科、神经内科、神经外科、血液科、产科、麻醉科、心内科、输血科等多个相关科室），病程记录 33 次，疑难病例讨论 2 次，其中患者呈现多脏器衰竭，肝功能检测提示胆酶分离，考虑危重，请消化内科朱云清主任会诊后认为该患者虽然肝功能损伤严重，但整体肝酶上升速度减慢，病情有趋于好转方向，为该患者的继续原方案诊疗提供了理论依据与信心。

4. 与患者家属有效沟通及交流

患者住院期间，产科主任带领重症组、重症医学科主任与患者家属积极沟通，随时告知病情变化，给予患者家属坚持抢救的信心。

5. 考虑院外会诊

ICU 期间复查肝功能提示胆酶分离，考虑肝细胞坏死；凝血系列紊乱，多脏器衰竭，考虑患者病情危重，拟行肝移植治疗，外院专家会诊交流后认为该患者暂无肝脏移植指征。

（四）护士的监测与实施

患者入院后给予建立静脉通路，生命体征监测。术后 ICU 治疗期间给予特级护理、防压疮护理、按摩子宫、吸痰护理、会阴护理、留置导尿管、留置胃管、雾化吸入、气管插管护理、中心静脉护理、血滤置管、监测血压等对症护理。住院期间对该危重症患者护理治疗及时得当，医嘱执行完成度满意。

（五）出院

1.出院诊断

多脏器功能衰竭（肝脏、肾脏、中枢神经系统）；妊娠期急性脂肪肝；肺部感染；孕 2 产 2、36^{+1} 周妊娠、LOA、先兆早产剖宫产术；妊娠期肝内胆汁淤积症（重度）；蛛网膜下腔出血、继发性癫痫；子宫动脉栓塞术后；弥散性血管内凝血；失血性贫血；低蛋白血症；高血压；代谢性酸中毒；高乳酸血症；早产儿。

2.出院诊断与入院诊断符合

该患者出院诊断与入院诊断基本符合，出院诊断基本符合妊娠期急性脂肪肝病情发展过程。

3.出院时机

患者术后 23 天，患者精神尚可，下床活动后无不适，血压 135/91 mmHg，皮肤瘀斑较前明显缩小，双侧球结膜充血较前明显减轻，皮肤黏膜轻度黄染，巩膜黄染，双肺呼吸音可，未闻及干、湿性啰音，子宫复旧好，双下肢无水肿。血常规：血红蛋白 111 g/L；血小板计数 316×10^9/L；肝肾功能：清蛋白 42.8 g/L、总胆红素 30.5 μmol/L、直接胆红素 9.34 μmol/L、谷丙转氨酶 84 U/L、谷草转氨酶 52 U/L、血肌酐 35.62 μmol/L、心脏 B 超及颅脑 CT 均提示病情处于稳定；血压监测 135/91 mmHg，患者病情明显趋于稳定，考虑肝脏修复正常需一定时间，准予其出院，出院时机符合要求。

4.出院随访情况

出院时得知患者拟回当地，随后向患者充分告知需每周随访，安排患者与主管医师联络（微信号及手机均告知患者），于门诊行肝肾功能及心肌酶指标复查；随访后 1 个月，患者肝肾功能、凝血系列等各项生化指标正常。

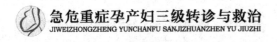

（六）病历记录信息

病例详细记录了每日查房关于患者病情的变化、异常指标的分析及处理意见、手术记录、会诊记录及转诊记录以及危重症病例讨论记录、抢救记录等。

（七）转诊情况

（1）下级医院转诊患者资料：当地医院转诊及时，转诊资料完善齐全。

（2）转诊时机：该患者按照妊娠风险评估分级，为"红色标记"，妊娠风险极高，对母婴安全有极大威胁，可能危及孕妇生命。下级医院接诊该患者后及时对该病情分析，考虑病情稳重，立即转诊，转诊及时。

（3）转诊前联系：转诊前积极联系上级接诊医院，做好接诊准备。

（4）转诊交通工具及配置：转诊过程中有医务人员陪同，途中基本生命体征监护，车上急救设备配置，确保危重孕产妇的生命安全。

（八）其他情况

（1）医务人员资质、技能、态度、沟通能力：接诊医师为主治医师、副主任医师，病情及时汇报三线主任医师。术前与患者家属积极沟通，告知患者家属病情危重，手术医师为高年资主治医师，术后转入 ICU。产科主任、ICU 副主任和主任医师与患者家属就病情发展积极沟通，患者家属积极配合。

（2）仪器设备：有创呼吸机、血滤机、胃管等抢救设备使用得当。

（3）药品：抢救药品积极到位，用药方案得当。

（4）医疗组织管理：术前积极组织术前准备，术后产科主任带领重症组团队多次前往 ICU 查房，组织全院多学科会诊；ICU 主任就病情变化多次与患者家属沟通。

（5）患者及家属配合度：患者及家属对治疗方案认可，治疗期间虽花费巨大，但家属积极配合，表示理解，并于出院复诊送来锦旗表示感谢。

三、病例总结

妊娠期急性脂肪肝（AFLP）是涉及多个医学领域的危重症疾病，其发病率较低，但起病急、进展快、病情凶险，母婴病死率较高。妊娠期急性脂肪肝的发病由多因素共同作用所致，其临床表现缺乏特异性，应结合实验室检查尽快做出早期识别和诊断，以减少严重并发症和改善预后。妊娠期急性脂肪肝一旦确诊或高度怀疑，均应及时终止妊娠，同时予以多学科的综合支持治疗，严重时需行人工肝治疗，甚至肝移植，以达到较好的预后。未来，基因检测技术的发展将为妊娠期急性脂肪肝的早期诊治提供帮助。

第三节　妊娠合并 2 型糖尿病和胃轻瘫

一、病例特点

患者程某，31 岁，已婚，于 2021-10-26 入院。

主诉：停经 32^{+2} 周，恶心、呕吐 1 周。

现病史：平素月经规律，4 ～ 5/28 ～ 30 天，末次月经 2021-03-12，预产期 2021-12-19，停经 39 天确诊早孕。停经 49 天，因监测血糖、血压均较高，于我科住院，给予运动及糖尿病饮食指导，监测血压、血糖不佳，予三餐前门冬胰岛素 14 U － 12 U － 12 U、地特胰岛素 20 U 皮下注射，监测血糖波动范围：餐前 6 ～ 8 mmol/L，餐后 2 小时 7 ～ 9 mmol/L。拉贝格尔 100 mg 每天 3 次、硝苯地平控释片 30 mg 每天 2 次，口服降压，血压控制理想。出院后未规律遵医嘱用药及监测血压、血糖。妊娠 3 月起间断呕吐，呕吐物为胃内容物，无腹痛、腹泻，未在意。妊娠 6 月时自觉胎动伴腹渐隆及双下肢水肿至今。妊娠 27^{+4} 周产检，因血压高建议住院，患者拒绝。妊娠 28^+ 周因血糖控制不满意于内分泌科门诊调整门冬胰岛素 16 U － 16 U － 16 U、睡前地特胰岛素 26 U 皮下注射，餐前血糖波动于 8 ～ 9 mmol/L，餐后 2 小时血糖波动于 12 ～ 13 mmol/L。妊娠 30^{+4} 周，测血压 184/105 mmHg，建议住院，拒绝。1 周前无明显诱因出现进食后恶心、呕吐加重，呕吐物为胃内容物，呕吐后无不适，无头痛、头晕及视物模糊，无腹痛。来院产检，门诊以"慢性高血压并发子痫前期重度；妊娠合并糖尿病；孕 2 产 0、32^{+2} 周妊娠、LOA；肥胖症"收入院。身高 170 cm，妊娠前体重 115 kg，妊娠期增重 15 kg。

既往史：3年前自测血糖升高，确诊2型糖尿病，予以口服二甲双胍2片，每天1次；阿卡波糖1片，每天3次，自诉血糖控制不佳。1年前因"眼底出血"于当地医院治疗，监测空腹血糖＞11 mmol/L，血压150/90 mmHg，改降糖药为甘精胰岛素14 U睡前皮下注射并口服降压药。其未服用降压药，未定期监测血压。

家族史：母亲患"糖尿病"10余年。

个人及婚育史：身高170 cm，妊娠前体重115 kg，23岁结婚，30岁再婚，配偶体健。0-0-1-0，自然流产1次。

入院查体：T 36.8℃，P 87次/分，R 20次/分，BP 198/135 mmHg，身高170 cm，体重130 kg，BMI 45 kg/m²。患者肥胖，急性病容，心肺听诊未见明显异常，腹膨隆，肝、脾触诊不满意，双下肢水肿（＋＋）。产科检查：宫高35 cm，腹围140 cm，未触及宫缩，子宫张力不高，先露头，浮，胎心136次/分。

辅助检查：产科＋泌尿系统B超示双顶径7.6 cm，HC 27.5 cm，AC 28.5 cm，FL 5.7 cm，胎盘位于右侧壁，厚3.1 cm，Ⅰ级，AFI 16.1 cm。右肾集合系统分离1.6 cm。

入院诊断：慢性高血压并发子痫前期（重度）、妊娠合并2型糖尿病、妊娠32周、肥胖症。

出院诊断：2型糖尿病性胃轻瘫；妊娠合并2型糖尿病（胰岛素治疗）；慢性高血压并发子痫前期；妊娠合并糖尿病性酮症；妊娠合并高血压性心脏病；代谢综合征；肥胖症；脂肪肝；妊娠合并肾积水（右侧）；孕2产1、32⁺⁴周妊娠、LOA、经选择性剖宫产术的分娩；早产儿。

二、危重病例评审要点

（一）入院情况

1. 是否符合孕产妇危重症病例筛选标准

患者入院时，BP 198/135 mmHg，体重130 kg，BMI 45 kg/m²。急性病容，双下肢水肿（＋＋）。达慢性高血压并发子痫前期（重度），符合筛查标准。

2. 从到达医院后至收住院期间有无延误？

16：47到达医院，心电监护、吸氧、开放两路静脉通路，17：02给予口服硝苯地平片后复测血压 163/66 mmHg，同时给予甘露醇 125 mL 快速静脉滴注；17：10 血压 164/84 mmHg，同时给予硫酸镁冲击量；17：38 给予硫酸镁维持量。患者是子痫前期（重度），且出现恶心、呕吐等颅内高压表现，入院后积极镇静、解痉、降压及降颅压对症处理，使得颅内高压症状缓解，避免出现子痫、脑出血及脑疝的发生。

（二）诊断

1. 诊断明确

慢性高血压并发子痫前期（重度）、妊娠合并 2 型糖尿病、妊娠 32 周、肥胖症。

2. 首诊缺陷

入院后首诊医师询问病史，但由于该患者恶心明显、呕吐频繁，询问病史期间不能完全配合，对呕吐发生时间，呕吐的经过等病史询问不详细。患者呕吐的症状未详细描述，呕吐的伴随症状无记载；体格检查并未记录排除颅内高压、胃肠道疾病等鉴别诊断缺乏描述，且未对硫酸镁应用期间的不良反应等加以鉴别，体格检查并未记录患者膝腱反射、呼吸及尿量等。

3. 是否对需要鉴别的问题给予了充分的考虑？

该患者入院后考虑妊娠期急性脂肪肝、急性胰腺炎等并积极完善检查予以排除。

4. 辅助检查的必要性

入院后急诊查血常规、凝血、肝肾功能、输血前八项、急诊心电图、尿蛋白定量等必要的辅助检查，请眼科等会诊，了解有无其他脏器病变，目的是评估重要脏器的功能障碍，防止病情进展及不良妊娠结局的发生，关注肝脏转氨酶、肌酐及总胆汁酸、尿蛋白、尿酮体、β-羟丁酸、血气组合的变化极为重要，评估患者是否存在隐匿的肝内胆汁淤积症、酮症酸中毒；而对该患者而言，目前处于慢性高血压并发子痫前期重度，应仔细评估其对全身脏器功能及胎儿宫内情况的影响，行肝胆胰腺、脾脏、泌尿系统 B 超、眼底检查，评估全身脏器的功能。

（三）医疗／管理

1. 治疗原则

给予降压、解痉、降颅压、促胎肺成熟等治疗，严密监测血糖、血压。必要

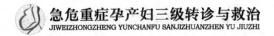
时手术终止妊娠治疗。

此病历的治疗原则符合重度子痫前期的医疗处理常规。

2. 最初采取了哪些处理

（1）告病危、持续心电监护、持续低流量吸氧、记出入量等。

（2）降压、解痉、降颅压、促胎肺成熟等。

（3）完善相关检查，请相关科室会诊。

3. 手术指征

患者急诊入院，持续心电监护、吸氧、建立静脉通路，给以硝苯地平片及乌拉地尔降压、硫酸镁冲击量及维持量解痉、镇静、止吐、抑酸、控制血糖、补液、促进胎儿肺成熟及甘露醇降颅压对症等治疗，避免出现胎死宫内、多脏器功能衰竭、子痫发作、脑血管意外及脑疝的发生。针对患者的频繁呕吐症状应用甲氧氯普胺、654-2、昂丹司琼、异丙嗪等药物后无缓解，乳酸 2.3 mmol/L，尿酮体 3＋，不能进食且伴有糖尿病酮症、心脏彩超提示左室大、左室壁肥厚，高血压性心脏病，此孕周血容量增加最明显，心脏负担最重时期，且继续频繁呕吐可能导致电解质紊乱，目前代谢性酸中毒、促胎儿肺成熟已完成，故积极终止妊娠，手术指征明确。

4. 术前准备

术前已经完善了相关检查，多学科会诊：新生儿科会诊告知早产儿出生时及生后可能出现的危重症及相关并发症；神经内科会诊进一步排除颅内病变；麻醉科、重症医学科进行术前评估、术中围术期管理。

5. 术中情况

于 2021-10-28 行剖宫产术娩出一男活婴，Apgar 评分 8 — 9 — 10 分，重 2 250 g，身长 44 cm。羊水清亮，量约 500 mL，皮下放置负压引流装置，手术顺利。

6. 术后处理方案

（1）术后监测体温、脉搏、血压、心率、精神状态、观察患者呕吐、子宫复旧及阴道流血情况。

（2）给予持续心电监护、吸氧、控制血糖、解痉、降脂、保护重要脏器功能等对症支持治疗，同时完善双下肢静脉彩超、完善库欣综合征等相关系统排查。

（3）监测血常规、尿常规、电解质、血气组合、血压、血糖等，了解有无感染征象、及时纠正电解质紊乱。

7. 诊治经过

术后当日：转入 ICU，予持续心电监护、吸氧、控制血糖、抗惊厥、降血压及保护重要脏器功能等治疗。

术后第 1 天：已排气，无恶心、呕吐，当晚进少量流质。

术后第 2 天：血压 135/85 mmHg，血氧饱和度 99%，神志清楚，精神可，进食早餐，未再恶心、呕吐，转回产科。回病区后正常进食，继续给予降压、解痉治疗。

术后第 3 天：再次出现频繁恶心、呕吐，呕吐物为胃内容物，非喷射状，无头痛、头晕，无腹痛、腹胀、腹泻等其他不适，血压波动在 126～166/88～99 mmHg。查体：全腹软，无压痛、反跳痛及肌紧张，肠鸣音稍低。对症给予昂丹司琼止吐后，恶心、呕吐症状仍未缓解；开始禁食。

术后第 4 天：呕吐无明显缓解，未准予进食，请营养科会诊拟给予肠外营养。

术后第 5 天：再次请内分泌科会诊，诊断为糖尿病自主神经病变（胃轻瘫），继续给予禁饮食、补液（肠外营养）、止吐（甲氧氯普胺、昂丹司琼、维生素 B_6）、抑酸（奥美拉唑）、抑酶（生长抑素）、营养神经（甲钴胺每周 3 次肌内注射）、镇静（地西泮）、促进胃动力（莫沙比利）、针灸、降压（乌拉地尔、硝普钠）治疗，患者恶心、呕吐症状逐渐消失。

术后第 6 天：拔除皮下引流管。

术后第 7 天（2021-11-04）：患者小口啜饮稀粥、紫菜汤、2 片馄饨皮及 2 勺糖尿病专用肠内营养制剂后，恶心、呕吐症状好转可进食，饮食逐渐过渡，大小便正常。查体：血压基本波动在 120～144/80～103 mmHg。神志清楚，精神可，每 4 小时监测血糖 1 次：13.1 — 14.2 — 16.6 — 9.6 — 11.9 mmol/L。多次复查尿常规：酮体（－）。逐渐停用硝普钠，开始口服降压药：拉贝洛尔 100 mg，每天 3 次＋硝苯地平控释片 30 mg，每天 2 次，严密监测血压变化。考虑患者肥胖，术后卧床时间长，指导患者活动，注意预防下肢血栓。

术后第 10 天：手术刀口拆线，伤口 Ⅱ/甲愈合。

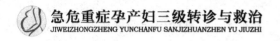

内分泌科会诊：心理科协诊；根据血糖、主食量增减胰岛素剂量；监测电解质、血 β 羟基丁酸。

术后第 11 天：调整早餐前及晚餐前门冬胰岛素至 8 U（午餐前 6 U），睡前地特胰岛素 12 U；血压控制尚可，停硝苯地平控释片，继续拉贝洛尔 100 mg，每天 3 次，停静脉营养，拔除深静脉置管。

术后第 13 天（2021-11-10）：出院。晨血压 126/77 mmHg，神志清楚，精神可，心肺未闻及明显异常，双乳不胀，泌乳畅，腹软，肠鸣音正常，伤口 Ⅱ / 甲愈合，子宫收缩好，宫底耻上可及，肝脾肋下未及，会阴无红肿，恶露少，双下肢无水肿。血糖三餐前 10.1 — 8.4 — 未测 mmol/L，三餐后 2 小时 9.9 — 9.7 — 11.1 mmol/L。晨空腹 8.8 mmol/L。

出院胰岛素用量：三餐前门冬胰岛素至 8 U － 6 U － 8 U、夜间地特胰岛素 12 U 皮下注射。

8. 医疗管理不足

（1）入院后集中精力应对重度子痫前期、预防子痫抽搐、降颅压，虽对恶心、呕吐给予对症处理，但对糖尿病胃轻瘫认识不足，过早进食。

（2）因考虑妊娠合并高血压性心脏病，且终止妊娠后回心血量增加，故对补液量控制过于严格，补液不足，没有做到充分的辨证施治。

（3）妊娠合并的内科并发症，并未引起足够的警惕。当对相关会诊医师诊疗存在异议时，分析原因，应该尽早请相关科室的高年资医师会诊，积极主动作为，尽快明确诊断，达到治标治本。

（4）患者术后进食后再次出现恶心、呕吐，家属心存疑虑。术前、术后应与患者有效沟通，解除患者疑虑积极配合诊疗。

（5）患者肥胖症，穿刺困难，对于补液时间及量应与主管护士进行及时沟通、分析、讨论，尽早启动深静脉置管。

9. 医疗管理 - 麻醉

患者入院后给予解痉、降压等对症处理，术前准备期间请我科医师积极会诊监护。在推入我科准备实施手术时，麻醉医师能够积极配合，控制血压治疗的同时协助手术监护，术中保证患者生命体征平稳，保护产科医师安全完成手术。在手术过程中严密监测孕妇手术野的失血及阴道流血、血压、血糖、血气等情况，配合产科医师随时了解孕妇生命体征，保证手术安全进行。当患者术后返回病区后，静脉通路不畅时，麻醉医师给予积极协助实施深静脉置管，保证液体量补充，治疗方法得当有效。

（四）护理监测及处理

患者于 2021-10-26 16：47 进入我科病区，是慢性高血压并发重度子痫前期，入院后建立静脉通道，积极给予镇静、降压等对症处理，并持续心电监护、持续低流量吸氧、记出入量等。术后转入 ICU，术后严密监测孕妇心、脑、肺、肾等重要器官的功能；护理措施上帮助患者进行翻身、协助排痰、更换体位等措施，防治患者出现压疮及坠积性肺炎。

术后 2 天患者生命体征平稳，病情尚稳定，遂转入产科病区继续降压、调整血糖等对症支持治疗，同时保持腹壁引流管及尿管在位通畅、定期消毒，会阴擦洗，关注子宫复旧及阴道出血情况。但由于观察不够细微，未能早发现患者进食是不适症状的诱因，且在补液方面与医师沟通不到位。医师在开出医嘱后，应该与其积极沟通，包括对补液量及补液时间、补液速度的要求等；另患者体型肥胖，静脉穿刺困难，应积极向医师反应，尽早启动深静脉置管。护理以后应该做到精细化及个体化管理。患者在诊疗过程中家属存在情绪波动，作为护士应该配合医师给予心理疏导，做到情感护理、人文护理。

（五）出院

患者于出院后已告知严格避孕 2 年，监测血压及血糖情况，同时已告知到内分泌科及心内科随访，但因患者妊娠期依从性差，故仍应该对患者强调控糖、降压、控制体重的重要性，同时做好家属的宣教。

（六）病历记录

病例详细记录了每日查房关于患者病情的变化、异常指标的分析及处理意见、手术记录、会诊记录及转诊记录；但此病历仍有对每天血糖、出入量情况的记录缺失，且对患者生活行为的指导缺乏记录。可能由于患者自身的原因导致部分血糖未测故无记录，护士发现此现象后应该与患者本人及医师实时沟通，以便更好的指导诊疗。

三、病例总结

糖尿病胃轻瘫（DGP）是糖尿病患者常见慢性并发症之一，多见于糖尿病血糖控制不佳的患者。其发病机制现阶段尚无统一的定论，但受多种因素的影响，目前认为主要与自主神经病变、高血糖、幽门螺杆菌感染、胃肠激素失调等因素有关。自主神经支配胃肠运动，自主神经可引起迷走神经脱髓鞘改变，进而胃底、胃部收缩力减弱，胃运动功能减弱，胃排空延迟，导致胃轻瘫。高血糖状态能够改变胃排空速率，抑制消化间期移行复合运动Ⅲ期出现，甚至缺失，引起胃收缩能力降低、异常的胃电节律、胃压力失常等症状，进而导致胃排空延迟，胃排空延迟又进一步使血糖难以控制，二者形成恶性循环。随着糖尿病发病率的上升，糖尿病胃轻瘫的发病率也呈逐渐上升的趋势。糖尿病胃轻瘫的典型临床表现有食欲下降、早饱、上腹部饱胀不适，食欲缺乏、恶心、呕吐等消化道症状，严重影响了患者的生活质量。其中饮食的管理，是糖尿病胃轻瘫综合质量和护理的最基本的措施，能够有效缓解临床症状，提高质量的效果。饮食注意进食时间的调整，进食次数的调整，食物形态的调整，不能千篇一律，应根据具体情况，正确协调好进餐与胰岛素注射时间，使胰岛素发挥作用高峰与血糖浓度高峰期吻合，从而更好地控制血糖。注意做好孕产妇的宣教，注意心理健康教育，主动向患者及家属介绍糖尿病知识，饮食教育，科学制订食谱及运动教育。尤其对于年龄≥35岁，一级亲属糖尿病病史、超重、肥胖、妊娠前及早期空腹血糖和甘油三酯高等，针对以上高危人群，妊娠前即可给予膳食管理及体重控制，多摄入不饱和脂肪酸的鱼类、植物油类、少摄入含饱和脂肪酸的红肉类等。推荐每周至少进行150分钟的中等强度体育锻炼。妊娠期监测提倡多学科协作，包括产科、内分泌科、营养科、糖尿病专科、康复科等综合管理，营养师开具营养处方指导，体脂成分分析，营养评估，饮食指导，随访干预，必要时康复科进行妊娠期运动计划。孕妇做好自我监测，注意胰岛素时机的应用及剂量，重视药物对血糖的影响，同时避免低血糖的发生。做到医患及医护及时沟通，降低不良并发症的发生。

第四节　前置胎盘并胎盘植入致失血性休克

一、病例特点

患者王某，女，36岁，于2021-03-12入院。

主诉：停经28^{+2}周，阴道大量出血3小时。

现病史：妊娠期按时产检，胎儿系统B超提示胎盘前置状态；胎儿心脏超声提示胎盘附着于子宫前壁，其下缘覆盖宫颈内口，内可见多个无回声区，余内部回声分布均匀；颈项透明层厚度超声检查、糖耐量检测均正常；无创DNA提示低风险；未行甲状腺功能等检查。半月前无明显诱因出现阴道流血，量约100 mL，色鲜红，自觉胎动正常，就诊当地医院，行B超检查提示前置胎盘，胎盘植入侵及膀胱可能；10天前再次出现阴道出血，磁共振成像提示完全性前置胎盘并胎盘早剥，前下右局部胎盘植入，伴较多增生影血管。3小时前无诱因阴道大量出血，急由120送至我科，急诊以"失血性休克；孕4产2、28^{+2}周妊娠、先兆早产；凶险性前置胎盘；胎盘植入"收住院。

既往史：分别于2006年、2009年行剖宫产术，2007年因宫外孕行患侧附件切除术，2018年行输卵管复通术；无食物药物过敏史。

个人史及婚育史：平素月经规律，周期26～30天，末次月经2020-08-26，预产期2021-06-03。否认家中双胎史，无畸形、死胎、死产等不良孕产史。

入院查体：体温36.5 ℃，脉搏128次/分，呼吸30次/分，血压61/39 mmHg。宫高29 cm，腹围100 cm；胎心140次/分，衣裤、被褥可见大量血迹。

初步诊断：失血性休克；孕4产2、28^{+2}周妊娠、先兆早产；前置胎盘并胎盘植入；瘢痕子宫。

诊疗经过：心电监护，血压69/45 mmHg，心率133次/分，三线医师立即组织抢救小组现场抢救，给予吸氧、立即建立静脉通路、持续心电监护，麻醉科迅速给予深静脉置管，同时上报医务处，联系血库、新生儿科、麻醉科、手术室，

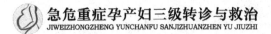
影像科等科室做好抢救准备，急诊在全麻下行子宫下段剖宫产术＋全子宫切除术＋膀胱修补术＋粘连松解术＋手剥胎盘术。取出一男活婴，Apgar 评分 3－3－3 分，体重 1250 g，身长 39.5 cm。探查见胎盘广泛植入，尤其以子宫颈内口周围处为剧，手剥胎盘，胎盘剥离面活动性出血。止血带捆绑子宫下段阻断血运，胎盘剥离面多点缝扎，放开止血带仍有活动性出血，血不凝，未见凝血块，无尿，患者身下手术床单完全浸透，患者已发生弥散性血管内凝血，故行全子宫切除术，同时行膀胱修补术。手术过程顺利，术中失血约 5 000 mL、尿量 1 500 mL，予以输注红细胞 3 600 mL、血浆 1 700 mL、冷沉淀 10 U、血小板 2 个治疗量、人纤维蛋白原 9 g 等纠正失血性休克，等抢救治疗后转入 ICU。

转入 ICU 后查血气分析（吸入氧浓度 40%）：pH 7.453、PCO_2 33.7 mmHg、PO_2 212.8 mmHg、SO_2 98.5%、SBE－0.4 mmol/L、Lac 3.6 mmol/L，K^+ 6.2 mmol/L、Na^+ 142 mmol/L、Cl^- 110 mmol/L、Ca^{2+} 1.20 mmol/L；凝血系列：纤维蛋白（原）降解产物 32.4 mg/L、血浆 D-二聚体定量 10.2 g/L；血常规：白细胞计数 10.47×10^9/L、中性粒细胞百分比 0.867、中性粒细胞对值 9.69×10^9/L、单核细胞绝对值 0.98×10^9/L；高敏肌蛋白 0.28 ng/mL；B 型尿钠肽 276 pg/mL；淀粉酶 670 U/L、甘油三酯 2.37 mol/L。生命体征：脉搏 123 次/分，呼吸 21 次/分，血压 125/85 mmHg。给予吸氧（3 L/min）、抗感染、纠正电解质紊乱、补液、扩容、抑酸、保护胃黏膜、营养支持等治疗后，查胸部＋腹部＋盆腔 CT 平扫示：双肺下叶渗出性病变；双侧胸膜增厚；肝、胆、胰、脾及双肾未见明显异常；子宫切除术后改变，其区团片状密度增高影，建议复查；盆腔引流术后；盆腔内渗出性病变。心脏超声：心内结构未见明显异常，左室收缩功能正常。妇科超声：子宫切除术后，盆区目前未见明显积液暗区或包块回声。腹部超声：肝、胆、胰、脾声像图未见明显异常。血常规：白细胞计数 10.47×10^9/L、中性粒细胞百分比 86.7%、红细胞计数 3×10^{12}/L、血红蛋白 95 g/L、血小板计数 83×10^9/L、血细胞比容 27%；降钙素原 2.4 ng/mL；尿淀粉酶正常；肝功能：谷丙转氨酶 13 U/L、谷草转氨酶 22 U/L、总胆红素 24.8 mol/L、直接胆红素 5.7 mmol/L、总蛋白 53.1 g/L、清蛋白 33.2 g/L；血脂：总胆固醇 3.31 mmol/L、甘油三酯 2.37 mmol/L、高密度脂蛋白胆固醇 0.96 mmol/L、低密度脂蛋白胆固醇 1.75 mol/L；高敏肌钙蛋白 I 0.674 ng/mL；脑钠肽 27 pg/mL；凝血系列：*D*- 二聚体 55.15 mg/L、纤维蛋白降解产物 172 mg/L。血栓弹力图提示：该患者凝血功能基本正常。患者生命体征相对平稳，各项检查指标均较前明显好转，转入产科继续专科治疗。

修正诊断：失血性休克、失血性贫血；弥散性血管内凝血；产后出血；前置胎盘并胎盘植入；孕4产2、28^{+2}周妊娠、早产、剖宫产、子宫切除术；瘢痕子宫；膀胱修补术；早产儿；低蛋白血症；高钾血症；高脂血症；肺部感染。

转入病房后，查凝血：血浆 *D*- 二聚体定量 2.78 g/L；血常规：白细胞计数 8.82×10^9/L、中性粒细胞百分比 0.83、血红蛋白 103 g/L、血小板计数 75×10^9/L，继续给予补液、抗感染、纠正贫血治疗。

术后第 5 天拔出腹腔引流管及颈部深静脉置管；术后 9 天伤口拆线，生命体征平稳，心肺腹查体未闻及异常，双乳不胀，泌乳畅，会阴无红肿，血性恶露，量少，双下肢无水肿。复查感染指标：C- 反应蛋白 17.15 mg/L、超敏 C 反应蛋白定量 5 mg/L；血常规：血红蛋白 108 g/L、红细胞计数 3.46×10^{12}/L；感染指标及凝血较前明显好转。术后 14 天出院。

二、评审要点

（一）入院情况

1. 是否符合孕产妇危重症病例筛选标准

该患者入院时处于失血性休克状态，符合筛查标准。

2. 从到达医院后至收住院期间有无延误？

7：30 进入我科病区，心电监护、吸氧、开放两路静脉通路，留置尿管，同时联系麻醉医师迅速给予深静脉置管，联系血库积极配血。

告病危；上报医务处；抢救小组现场抢救，联系相关科室配合治疗；积极抗休克治疗同时，推往手术室进行手术抢救治疗。

（二）诊断

1. 诊断明确

入院时患者处于阴道大量出血状态，达失血性休克的诊断。

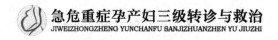

2. 首诊缺陷

首诊医师入院后对该患者病史询问详细，但病例上体格检查并未记录休克的体征：如患者状态，面色、皮肤是否苍白，脉搏是否细速等。

3. 是否对需要鉴别的问题给予了充分的考虑？

该病例需与胎盘早剥相鉴别诊断。

4. 辅助检查必要性

入院后急诊查血常规、凝血项目、血气分析、肝肾功能、输血前八项、急诊心电图等必要的辅助检查。

（三）医疗／管理

1. 治疗原则

积极抗休克治疗同时行手术抢救治疗符合急诊治疗的原则。

2. 是否符合医疗常规和临床路径？

急诊剖宫产术。

3. 最初采取了哪些处理？

患者休克状态下生命监测，建立静脉通路，补液，纠正休克治疗。

4. 术前准备

术前已经建立静脉通路及深静脉置管，保证输液通道通畅；与家属充分沟通有切除子宫、损伤周围器官可能，术中若出现膀胱及肠管等腹腔器官损伤，需请相关科室术中会诊，其表示理解，要求手术，谅解意外。

5. 术中情况

胎儿娩出后，探查胎盘广泛植入，尤其以宫颈内口周围处为剧。搬子宫出腹腔，手剥胎盘，胎盘剥离面活动性出血。止血带捆绑子宫下段阻断血运，胎盘剥离面多点缝扎，放开止血带仍有活动性出血，血不凝，未见凝血块，无尿，腹纱压迫止血，检查患者身下手术床单完全浸透，评估至此术中出血约 2 000 mL，患者已发生弥散性血管内凝血，随时有生命危险。遂行全子宫切除术。分离粘连带，下推膀胱，分离时膀胱损伤，行子宫全切术同时行膀胱修补术。预计总计出血 5 000 mL，输红细胞 18 U、血浆 1 700 mL、血小板 2 U 及冷沉淀 10 U。

6.病情变化时是否适时评估

术中血不凝，未见凝血块，无尿，腹纱压迫止血，检查患者身下手术床单完全浸透，评估至此术中出血约 2 000 mL，患者已发生弥散性血管内凝血，随时有生命危险。

7.调整治疗方案后的处理是否适宜

患者发生弥散性血管内凝血，随时有生命危险。麻醉评估后暂停手术操作，扩容稳定生命体征后行全子宫切除术。

8.在执行医嘱时有无延误

患者 7∶30 进入我科病区，系急性失血性休克状态，血管塌陷，入院后建立静脉通路困难，联系麻醉医师给予深静脉置管，完善术前各项准备后通知麻醉师等其他人员、手术室接患者、送往手术室，8∶40 手术开始。1 小时 10 分钟过程中输液 1 000 mL，无血液制品。此流程可优化，减少中间步骤，缩短术前准备时间，避免弥散性血管内凝血发生。应该及时督促血库配血情况，确保抢救过程顺畅。

9.麻醉处理是否正确

根据孕妇的情况选择麻醉方式，该患者现处于急性失血性休克状态，情况紧急，立即行手术经气管插管全身麻醉。

术中严密监测孕妇手术野的失血，维持生命体征，出血约 2 000 mL 时，患者已发生弥散性血管内凝血，随时有生命危险。麻醉评估后暂停手术操作，扩容稳定生命体征后行全子宫切除术。

10.切除子宫时机

该患者经积极治疗保子宫无效、危及产妇生命时，行子宫切除术。手术中过分着重于保留子宫，后出现弥散性血管内凝血后手术切除子宫，时机较滞后，易造成多器官功能损伤的可能。

（四）护理监测和随后处理

对患者的监测是否符合医疗常规和护理常规？监测病情是否全面？是否密切观察病情，及时发现病情的变化？执行医嘱是否及时、准确？

1.ICU 护理

特级护理：在 ICU 中术后严密监测孕妇心肺等重要器官的功能；护理措施上患者进行翻身、协助排痰、更换体位等活动防治患者出现压疮及坠积性肺炎。

2.产科护理

Ⅰ级护理：术后 2 天患者生命体征平稳，病情稳定，遂转入产科病区继续抗感染、营养支持治疗，同时腹腔引流管及尿管在位通畅，定期消毒、会阴擦洗，关注阴道出血情况。

（五）出院

1.出院诊断：准确、符合

失血性休克；弥散性血管内凝血；产后出血；凶险性前置胎盘；孕 4 产 3、28^{+2} 周妊娠、早产、剖宫产、子宫切除术；膀胱修补术；肺部感染；低蛋白血症；早产儿。

2.出院后的随访事宜是否充分和清楚地向患者交代？

患者出院后，嘱患者随访时间及随访内容；但患者出院后留置尿管，病程中未记录留置尿管注意事项。

（六）病例信息记录

病例详细记录了每日查房关于患者病情的变化、异常指标的分析及处理意见、手术记录、会诊记录及转诊记录；但此病历未记录危重症病例讨论记录、抢救记录、术前讨论记录。

（七）转诊情况

转诊指征明确，患者因阴道大量出血，紧急联系 120 送入我科，该患者按照妊娠风险评估分级，为"红色标记"，妊娠风险极高，对母婴安全有极大威胁，可能危及孕妇生命。

转诊过程中有医务人员陪同，途中基本生命体征监护，车上急救设备配置，确保危重孕产妇的生命安全，给以初步液体治疗。

入院前未与我院电话联系，未通知接收孕产妇的危重孕产妇救治中心，未填写转诊记录单。

三、病例总结

产科出血居全球孕产妇死亡原因的首位，出血一旦发生，情势凶猛，如出血原因持续存在或有效循环血容量不能得到及时恢复，孕产妇长时间处于失血性休克状态，继而发生弥散性血管内凝血、肾衰竭、成人呼吸窘迫综合征、垂体坏死、贫血等严重不良结局。前置胎盘合并胎盘粘连、胎盘植入、胎盘早剥、妊娠合并心脏病是引起产时和产后大出血的主要原因，严重危及母婴安全，甚至危及生命。

本病例患者前置胎盘并胎盘植入导致失血性休克、弥散性血管内凝血诊断明确。前置胎盘合并穿透性胎盘植入是当今产科领域面对的巨大难题，胎盘植入常侵蚀膀胱，部分植入隐藏于膀胱下方，严重者植入宫颈，术中不易发现，膀胱下方及宫颈的胎盘植入至今仍是手术处理的难点，盲目手术常导致致命性出血、邻近器官损伤、子宫切除、凝血功能异常，严重者可出现多器官功能衰竭，危及产妇生命。早期开展病因救治是根本，同时需密切关注循环、呼吸、泌尿及凝血系统状况，多学科积极合作进行多器官功能保护是救治的重点和难点。

第五节　产后出血合并弥散性血管内凝血与子痫前期

一、病例特点

患者瑚某，34岁，已婚，于2021-01-29入院。

主诉：剖宫产术后2小时余，腹腔内出血2小时。

现病史：2小时余前于外院因"瘢痕子宫、子痫前期"急诊行子宫下段剖宫产术，术中娩出一胎儿，4 200 g，胎盘、胎膜自娩完整，左侧宫角收缩差，给予局部缝扎，常规缝合子宫浆肌层，见左侧骨盆漏斗韧带处有出血点，给予缝扎止血，后见腹腔多处渗血，未见明显出血部位，腹腔出血明显增多，且见大量不凝血。急查凝血功能示纤维蛋白原1.07 g/L，术中出血2 000 mL，共输晶体液

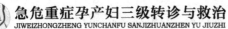

2 500 mL、羟乙基淀粉 1 000 mL、血浆 200 mL，考虑失血性休克、弥散性血管内凝血，因当地医院血源有限，急给予留置盆腔引流，迅速关腹后转我院。转院途中腹腔引流血性液体 1 800 mL，共输晶体液 1 750 mL、羟乙基淀粉 500 mL、悬浮红细胞 4 U。急转入重症医学科。

既往史：2008、2011 年分别行剖宫产术，过程顺利。

入院查体：T 36.2℃，P 142 次 / 分，R 19 次 / 分，BP 82/48 mmHg。重度贫血貌，神志不清，精神较差，被动体位，查体不合作。全身皮肤黏膜苍白，睑结膜苍白，双侧瞳孔不等大，光反应灵敏；双肺呼吸音粗糙，未闻及干、湿性啰音，心前区无隆起，心率 142 次 / 分，律齐，心音低钝遥远，各瓣膜听诊区未闻及病理性杂音；腹膨隆，下腹部脐耻之间可见一长约 10 cm 的横行手术瘢痕，敷料湿透，可见鲜红色液体自切口渗出，宫底脐上一指，收缩差，轮廓不清，按压子宫，阴道出血不多；脊柱四肢无畸形，双下肢水肿（＋），生理反射存在，病理反射未引出。

辅助检查：①血常规：血红蛋白 46 g/L，血小板计数 108×10⁹/L。②凝血：凝血酶原时间 45.8 秒、PT–INR 4.37、活化部分凝血活酶时间 87.6 秒、纤维蛋白原低于 0.4 g、凝血酶时间 124 秒、纤维蛋白降解产物 1 066 ng/L、*D*- 二聚体 652.1 mg/L。③急诊床旁 B 超：子宫体大小 20.3 cm×15.6 cm×11.6 cm，形体增大，宫底位于脐上 4 横指，轮廓规整，宫壁回声欠均匀，肌壁间可见多发小片样积液暗区。宫腔内显示范围约 12.6 cm×3.7 cm×7.9 cm 积液暗区，暗区不清晰，内可见团絮状中强回声漂浮。双侧附件区未见明显异常回声。④腹部 B 超：腹腔内探及积液暗区，深约：肝前区 1.7 cm，右侧腹区 9.6 cm，左侧腹区 4.9 cm，暗区内可见细密弱光点回声。提示：子宫体积增大，肌壁间积液暗区，考虑血窦；宫腔积液（血）；腹水（大量）；胆囊壁毛糙，脾大。

入院诊断：产后出血；弥散性血管内凝血；失血性休克；失血性贫血（重度）；剖宫产术后；妊娠期高血压疾病、子痫前期；瘢痕子宫。

入院抢救：进入重症医学科后立即开始抢救，患者持续休克状态，意识模糊，立即吸氧、联系血库予以配血，建立深静脉置管，同时大量补液、去甲肾上腺素 [2 μg/（kg·min）] 及多巴胺 [20 μg/（kg·min）] 联合升压，患者血压仍进行下降 61/52 mmHg，四肢末梢冰凉，血氧饱和度测不出，张口呼吸，立即气管插管呼吸机辅助呼吸，插管过程顺利；经重症医学科、产科、普外科、肝胆外科及麻醉科讨论后明确急诊手术，21：20 主任医师带转运呼吸机将患者转运至手术室行手术治疗，于 21：30～23：55 行子宫次全切除术＋左侧附件切除术＋右侧输卵管切除术，探查无活动性出血，请普外科副主任医师及肝胆外科主任医师术中探查，无肝脾破裂，后腹膜见大面积血肿，左侧达胰腺下缘，右侧后腹膜血肿达十二指肠，打开后腹膜无明显渗血，未行特使处理，放置腹腔引流管及阴道"T"型引流管，逐层关腹，见肌层多处渗血，多处缝扎，放置引流管，皮下放置负压引流，关腹。术后转 ICU，进一步给予输血、补液、纠酸、抑酸、降钾治疗，保护各脏器功能，术后 1 天拔出气管插管，停用血管活性药物，术后 5 天病情平稳后转回产科，回产科后给予抗生素降阶治疗至停药，逐渐拔出盆腔引流管、皮下引流管及阴道引流管，因急肌层引持续有少量引流液且 B 超提示肌层有积血，经普外科会诊后，于术后 20 天拔除肌层引流管，术后 22 天出院。出院后门诊复查，肌层积血逐渐吸收、缩小，恢复良好。

二、评审要点

（一）入院情况

1.孕产妇危重症病例筛选标准

入院基本生命体征为 T 36.2 ℃、P 142 次/分、R 19 次/分、BP 82/48 mmHg。重度贫血貌，神志不清，精神较差，被动体位，查体不合作。

2.从到达医院后至收住院期间有无延误？

到达重症医学科，产科值班一线、二线、重症医学科一线、二线医师床旁接诊。嘱护士心电监护、吸氧，检查静脉通路，检查腹腔引流管情况，急查血气、血常规、凝血、肾功能、离子、备血等。立即组织抢救小组现场抢救，告病危。

（二）诊断

（1）患者入院时意识模糊，主要病史由转入医师代诉，详细说明了患者的病史及治疗过程，如实交代了手术过程，并提供了当地医院的各项检查结果。入院后对患者进行了详细的查体，并记录。

（2）首诊时对患者状况的了解正确、充分和全面。

（3）诊断明确：产后出血；弥散性血管内凝血；失血性休克；失血性贫血（重度）；妊娠期高血压疾病、子痫前期；剖宫产术后；瘢痕子宫。

（4）入院后急诊查血常规、血气分析、凝血项目、肝肾功能、输血前八项、急诊心电图等必要的辅助检查，因血常规稍慢，ICU 血气分析回报较快查看患者目前血红蛋白情况，初步评估该患者失血量；凝血项目评估该患者凝血功能，并指导成分输血；完善肝肾功检查，明确急性失血性休克对肝、肾脏功能的影响，根据是否存在肝肾损害指导药物选择及剂量，以防加重肝肾负担；心电图的检查意义，在于它是最简便、最灵敏可以了解到患者心肌缺血、心律不齐的情况，指导治疗及麻醉。

（三）医疗／管理

1. 治疗原则、诊疗计划

积极抗休克、纠正凝血功能治疗的同时，查找病因，对因治疗。

符合医疗常规，不符合临床路径。

2. 初步处理

立即启动抢救，建立外周静脉通路后、右侧颈内静脉置管及左侧股静脉置管，快速输血、补液。去甲肾上腺素及多巴胺联合升压，同时给予气管插管辅助呼吸。

3. 术前准备

多学科讨论制定计划方案，分析各方案可行性，并在输血科、麻醉科的支持下保证术中、术后安全。

4. 术后处理

转入重症医学科严密观察病情变化，并在重症医学科主任领导下加强患者术后的治疗，胸部 CT 提示肺部感染、痰培养示革兰氏阴性杆菌及革兰氏阳性球菌，根据药敏结果使用美罗培南抗感染治疗，并在病情好转后对抗生素进行降阶。

5. 病情变化时是否适时评估

入院即为危重，联合升压药血压仍不稳定，考虑仍有内出血，入院后即联系血库，提供足够的血液制品，多学科讨论制定治疗方案，暂不适合行介入治疗，决定直接开腹探查。期间由重症医学科二线、三线及产科二线、三线医师与家属谈话，及时交流沟通病情。

在病情发生变化时及时评估病情，并组织多学科讨论制定治疗方案，术中多学科合作，麻醉医师给予有创动脉血压监测、实时监测生命体征，维持生命体征平稳，血库积极配合，保证血液供应，与家属有效的沟通，家属配合抢救并保证足够的资金。

主任医师：患者于外院行剖宫产术，术中出血较多，打开后腹膜，拟行双侧髂内动脉结扎时，腹腔出血较多，未见明显出血点，留置腹腔引流管后关腹转入我院，转运途中腹腔引流液达 1 800 mL，处于急性失血性休克、弥散性血管内凝血、失血性贫血重度，治疗原则为积极抗休克、纠正凝血功能治疗的同时，查找病因，对因治疗。经两种升压药联合升压、双路深静脉通路补液、输血、气管插管等治疗后，生命体征仍不平稳，腹腔内仍有活动性出血，无法安全转运至介入科且无法保证介入过程患者安全，继续等待随时有可能发生心脏骤停，应立即行开腹探查术，寻找出血原因，充分止血，术前与家属充分沟通有切除子宫、双附件、甚至有心脏骤停、死亡风险，术中请普外科、肝胆外科医师术中会诊，排除肝、脾等脏器损伤。术前已经建立有效静脉通路、深静脉置管，并进行了气管插管。因患者是二次开腹，感染风险较高，术后注意患者切口愈合情况，并需加强抗感染治疗。

重症医学科主任医师：患者入院诊断明确，急诊入重症医学科后立即给予深静脉置管、输血、补液、联合升压等对症处理，因生命体征不平稳、血氧饱和度测不出，立即给予气管插管辅助呼吸，在严密监测生命体征变化时，患者腹部逐渐膨隆，移动性浊音阳性，腹腔引流管引流不畅，切口敷料仍有鲜红血液渗出，考虑腹腔内有活动性出血，故行剖腹探查、迅速止血；术中需麻醉科给予生命支持，给予补充凝血因子纠正创伤性凝血病、积极输血、补液，详细告知家属术中有呼吸、心搏骤停抢救无效可能。术后监测血常规、凝血、肝肾功、血气、感染指标等知道后续治疗，并完善胸部 CT、痰培养等检查，指导抗生素使用。

麻醉科主任医师：患者入院诊断明确，已于重症医学科行深静脉置管及气管插管，因考虑仍有腹腔内出血、生命体征不平稳，应急诊行开腹探查术，术前腹

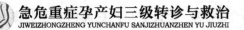

腔情况不明，手术中患者有呼吸、心搏骤停风险，注意手术过程全程生命体征监护，给予有创动脉血压监测，并定期查血气分析了解患者情况，同时做好准备抢救、备除颤仪。

护士长：患者入院后直接转入重症医学科，主要由 ICU 护士参与抢救，护士及时检查患者周身皮肤完整性，并检查自带外周静脉通路情况，注意腹腔引流管是否通畅，另外建立有效外周静脉；持续心电监护，监测患者生命体征，密切观察病情、及时发现病情的变化并汇报；及时正确的执行医嘱。转入产科病区后，生命体征平稳，携带四条引流管，分别是腹腔引流管、皮下引流管、肌层引流管和阴道引流管，管路均在位、通畅。转入后护理给予产科专科护理，管路护理，皮肤护理，心理护理，快速加速康复护理，协助半卧位给予叩背排痰预防坠积性肺炎，降压抗感染等治疗措施，于 2021-02-20 平稳出院。

（四）护理监测和随后处理

对患者的监测符合医疗常规和护理常规；监测病情全面；密切观察病情并及时发现病情变化；医嘱执行及时、准确。

临床上监测患者血常规、凝血四项、血气、肝肾功、感染指标，指导患者的输血、补液、纠酸治疗，指导抗生素使用，及是否需连续肾脏代替治疗，术后 5 天自重症医学科转回产科后，继续抗感染治疗指导抗生素降阶使用，严密观察腹部切口愈合情况，根据引流管引流情况，分次拔出各引流管。

（五）出院

（1）出院诊断明确。

（2）出院时患者生命体征平稳，皮下、肌层及腹腔引流管均已拔出，过程顺利，血压控制稳定，呼吸道症状明显好转，符合出院标准。

（3）出院详细告知患者随访时间，并按时到门诊随诊。

（六）病历记录信息

病历记录详细记录了上级医师查房记录、危重症病例讨论记录、抢救记录、术前讨论记录、手术记录、会诊记录等，每日查房记录详细记录于患者病情的变化、体温，留置引流管引流情况，指导分次拔出各引流管。

（七）转诊情况

1. 转诊时机是否及时、恰当

因转诊医院属于基层医院救治能力有限，且当地血源不足，拟转入我院时评估出血量至少已达 2 000 mL，转诊应提前。

2. 转诊处理是否正确

患者有当地医师、护士陪同由 120 救护车转至我院，转诊过程中给予持续心电监护、升压、补液等治疗。

3. 是否有转诊记录

有，转诊资料详细，详细的病程记录、转诊记录及各项化验检查结果。可准确反应患者转诊前的情况。

4. 转诊是否通知上级医院

转诊前已通知我院产科医师，在接到转诊电话时我院产科医师在通知三线医师同时通知重症医学科医师提前做好抢救准备，并提前备好呼吸机、深静脉置管等相关用物。

三、病例总结

本病例是因瘢痕子宫、子痫前期行急诊剖宫产术患者，术中出血较多，未找到明确出血点，因出血过多导致凝血功能异常后转入我院，入院后进入重症医学科后立即开始抗休克抢救，计划行双侧子宫动脉栓塞术以尽量保留子宫，但抢救过程中生命体征不平稳，经多学科讨论后行开腹探查（子宫次全切除术＋左侧附件切除术＋右侧输卵管切除术），普外科及肝胆外科医师术中探查明确无异常后，放置腹腔引流管、阴道"T"形引流管、肌层引流管、皮下放置负压引流，关腹。术后转入 ICU，进一步给予输血、补液、纠酸、抑酸、降钾治疗，保护各脏器功能，术后 5 天，病情平稳后转回产科，给予抗生素降阶治疗至停药，逐渐拔出各引流管。出院后门诊复查，恢复良好。

当地医院未明确止血时迅速关腹、留置盆腔引流管，以便观察腹腔出血情况。在转诊前与我科提前联系，提前准备相关抢救用物，提高患者抢救成功率，转诊过程中有当地医师、护士陪同由 120 救护车转至我院，转诊过程中给予适当治疗，并携带详细的病程记录、转诊记录及各项化验检查结果，准确反应患者转诊前的情况、并在我院检查结果未回报是指导抢救。是一个比较成功的转诊患者。入院后明确系急危重孕产妇，给予抢救及多学科会诊讨论，制定合适有效的治疗方案，在医护一体化的管理下，患者康复。在转诊及治疗方面都是值得学习的。

第六节　妊娠合并高脂血症性胰腺炎

一、病例特点

患者女，28 岁，平素月经规律，周期 30 天，经期 3～4 天，以"停经 34^{+1} 周，上腹及左侧腰背部疼痛伴心慌、气短 4 天"为主诉由外院转入我院。

现病史：平时月经规律，周期 30 天，经期 3～4 天，末次月经 2020-08-05，预产期 2021-05-12。妊娠期未行规律产检。妊娠期颈项透明层厚度、口服葡萄糖耐量试验、唐氏综合征筛查、无创 DNA 均未查。停经 26 周当地医院四维 B 超提示：胎盘低置状态，双顶径相当于 24^{+4} 周。

4 天前进食多量食物后出现上腹部及左侧腰背部疼痛不适，恶心、呕吐一次，呕吐物为胃内容物，疼痛呈持续性。当日出现心慌、气短，平躺时加重，坐位时缓解。排稀水样便 2 次，排便后腹痛未见缓解。无发热、头痛。就诊于当地医院。查血常规提示：白细胞计数 13.14×10^9/L，尿常规：白细胞 2+。建议上级医院治疗。就诊于西北妇女儿童医院，尿常规提示：尿酮体 3+、尿潜血 3+、尿白细胞计数 47.4。胎心监测无应激试验反应型。建议转至综合医院治疗。

2 天前就诊于空军军医大学附属医院第一医院。血常规提示：白细胞计数 16.05×10^9/L、中性粒细胞百分比 0.878、血红蛋白 109 g/L；尿常规：尿蛋白 2+、酮体 3+、尿白细胞定量 20.90 U/L。B 超提示泌尿系统未见明显异常；胰腺大小正常，胰周少许积液，脾略大，脾周少许积液；腹部 B 超未见明显异常，建议进一步完善相关检查，患者未遵医嘱。

1天前感上腹部疼痛较前缓解，左侧腰背部疼痛较前加重。当日排黑便，排便后腹痛未见缓解，心慌、气短平卧时加重，坐位时缓解，感头痛、头晕、目眩，就诊于当地县医院。查血常规：白细胞计数 17.03×10^9/L。给予抗感染、补液对症治疗（具体不详），病情未见缓解，建议上级医院治疗。于2021-04-01 0：01入住我科。

既往史：无特殊。

个人史：无特殊。

婚育史：适龄结婚，爱人原配体健。

孕产史：1-0-1-1，2013年足月阴道分娩一男活婴，体健。既往药物流产一次。

家族史：无特殊。

一般查体：T 36.3℃，P 129 次/分，R 25 次/分，BP 153/100 mmHg，身高158 cm，体重 72.5 kg，BMI 29 kg/m²。一般情况可，心肺无异常。

专科检查：宫高 31 cm，腹围 98 cm，胎心 138 次/分。内诊：宫颈管消失70%，质中，居中，宫口可容一指尖，先露臀，S－3，未破膜，可见少量咖啡色分泌物。

辅助检查：①产科 B 超（2021-03-31）：单胎臀位，双顶径 8.5 cm，HC 29.5 cm，AC 29.3 cm，FL 6.5 cm，AFI 22.0 cm。②泌尿系统 B 超：右肾集合系统分离 1.4 cm，余未见异常。右肾积水。③腹部 B 超：阑尾区未见明显异常。左侧腹区疼痛处可见小肠内径略增宽，较宽处约 1.6 cm。④血常规（2021-03-31）：白细胞计数 15.02×10^9/L，中性粒细胞百分比 0.915，LYM 0.052，血红蛋白 110 g/L，血小板计数 370×10^9/L。⑤胎心监护：无应激试验不满意。

入院诊断：孕 3 产 1、34⁺¹ 周妊娠、LSA、先兆早产；臀位；腹痛原因待查；妊娠期高血压疾病；右肾积水；贫血（轻度）。

完善相关检查（2021-04-01）：①心肌酶及心肌损伤蛋白：肌酸激酶22 U/L，肌酸激酶同工酶 17 U/L，尿淀粉酶 316 U/L，脂肪酶 65.2 U/L。②肾功离子：PCO_2 5 mmol/L，Na 130 mmol/L，尿酸 447 μmol/L，补体 C1qx 测定506.2 mg/L。输血前未见异常。③凝血四项：凝血酶原时间 10.3 秒，纤维蛋白原定量 8.23 g/L，纤维蛋白降解产物 15.4 mg/L，D-二聚体 5.6 mg/L。④尿常规：

蛋白质 2＋，酮体 3＋。⑤心肌损伤标志物三项：未见异常。脑钠肽 119 pg/mL，
C 反应蛋白 236.49 mg/L，降钙素原 l0.3 ng/mL。⑥血气分析（2∶57）：pH 7.03、
PCO_2 150 mmHg、标准碳酸氢根 7.9 mmol/L、实际碳酸氢根 4.1 mmol/L、剩
余碱－24.2、阴离子间隙 32.3 mmol/L；血气分析（6∶11）：pH 7.32、PCO_2 15 mmHg、
标准碳酸氢根 10.4 mmol/L、实际碳酸氢根 5.9 mmol/L、剩余碱－19.1、阴离子间
隙 31.9 mmol/L。

主任查房（2021-04-01 8∶00）：根据病史及辅助检查，患者先兆早产、臀位、
代谢性酸中毒、饥饿性酮症、胎儿窘迫、胎膜早破诊断明确，腹痛原因不明，患
者左侧腰背部疼痛，考虑急性胰腺炎？左侧泌尿系统感染？消化道穿孔、腹膜炎？
另患者有恶心、呕吐、腹泻、黑便史，不除外消化道穿孔、肿瘤可能；患者血气
提示代谢性酸中毒，脉搏 122 次 / 分，应激试验无反应型，考虑与严重代谢性酸
中毒有关，患者是臀位、胎膜早破，宫颈不成熟，短期内不能经阴道分娩，继续
妊娠可出现代谢性酸中毒加重、心律失常、心搏骤停、胎死宫内等，建议积极手
术终止妊娠；患者及家属表示患者及胎儿死亡可接受，拒绝手术并签字。

请重症监护病房、新生儿科、麻醉科、普外科、消化科、泌尿外科会诊等全
院大会诊，上报医务处，联系双方家长来院。再次告知病情，其表示理解同意手术。

完善各科室会诊意见中的相关检查，并急诊行剖宫产术＋腹腔探查术，术后
转入重症监护病房。

手术经过：患者于 2021-04-01 11∶51 行子宫下段剖宫产术＋剖腹探查术。
术中以横位转 LSA 助娩一女活婴，外观无畸形，Apgar 评分 7 － 10 － 10 分，体
重 1 990 g，身长 46 cm。羊水 Ⅱ度污染，量约 500 mL，胎盘胎膜剥离完整，子宫
收缩好，查伤口无延裂，常规缝合子宫浆肌层。普外科医师上台会诊：腹腔内未见
明显积脓及渗出，阑尾等形态正常，留取腹水送腹水常规及生化检查。考虑患者目
前酸中毒情况，且无外科扩大探查手术必要，予腹腔放置引流管一条。手术顺利。

术后诊断：孕 3 产 2、34^{+1} 周妊娠、LSA、剖宫产、早产；横位；腹痛原因待查；
妊娠期高血压；右肾积水；贫血（轻度）；胎膜早破；绒毛膜羊膜炎；代谢性酸
中毒；消化性溃疡；饥饿性酮症；早产儿。

术后检查回报（2021-04-01）：①心肌酶及心肌损伤蛋白：肌酸激酶 22 U/L，

肌酸激酶同工酶 17 U/L；心肌损伤标志物三项未见异常。脑钠肽 54 pg/mL。②尿淀粉酶 97.4 U/L，淀粉酶 56.1 U/L，β-羟丁酸 3.52 mmol/L。③肝肾功能等：PCO_2 15 mmol/L，Na 144 mmol/L，尿酸 462 μmol/L，补体 C_{1qx} 测定 506.2 mg/L，血清总胆汁酸 18.7 μmol/L，总胆红素 31.5 μmol/L，总蛋白 48 μmol/L，清蛋白 24.7 μmol/L。④凝血四项：凝血酶原时间 10.9 秒，血纤蛋白原 7.35 g/L，纤维蛋白降解产物 31.7 mg/L，*D*-二聚体 14.2 mg/L。⑤尿常规：蛋白质 2+，酮体 3+，白细胞 54.3 μL。⑥血常规：白细胞计数 11.72×10^9/L，中性粒细胞百分比 0.923，血红蛋白 87 g/L，血小板计数 322×10^9/L。⑦降钙素原 0.451 ng/mL。⑧痰培养：未见异常；⑨腹水常规检查：未见异常；⑩腹水生化：LDH 1 221 U/L。

患者于 2021-04-01 14:45 转入重症监护病房，给予对症支持治疗，行相关实验室检查及影像学检查。脑钠肽 122 pg/mL；β-羟丁酸 0.35 mmol/L；凝血四项未见明显异常；甲状腺功能未见异常；尿常规：蛋白质 1+，酮体（-），白细胞（-）；血常规：白细胞计数 6.79×10^9/L，中性粒细胞百分比 0.831，血红蛋白 70 g/L，血小板计数 232×10^9/L；降钙素原 0.444 ng/mL；血脂六项：总胆固醇 14.04 mmol/L，甘油三酯 8 mmol/L，高密度脂蛋白胆固醇 1.74 mmol/L，低密度脂蛋白胆固醇 5.43 mmol/L；红细胞沉降率 138 mm/h。颅脑＋胸部＋腹部＋盆腔 CT 平扫示：①颅脑未见明显异常；②双肺胸膜下纤维灶伴渗出性病变，建议治疗后复查；③双侧胸膜肥厚、粘连；④肝右后叶下段斑片状稍低密度影，建议复查或进一步检查；胆汁淤积可能；⑤胰腺尾部周围及下方所见，胰腺炎？请结合临床及实验室检查助诊；⑥剖宫产术后改变，腹盆腔积气，请结合临床考虑；⑦右肾及右侧输尿管轻度扩张；⑧腹盆腔积液并引流术后改变。

2021-04-02 复查各项指标：①血常规：白细胞计数 9.05×10^9/L，中性粒细胞百分比 0.833，血红蛋白 84 g/L，血小板计数 248×10^9/L。②降钙素原：0.539 ng/mL。③肝肾功能：尿素 5.59 mmol/L，肌酐 37.6 μmol/L，谷丙转氨酶 34 U/L，谷草转氨酶 58 U/L，总蛋白 50.1 g/L，清蛋白 27.7 g/L。④血脂：总胆固醇 16.28 mmol/L，甘油三酯 10.53 mmol/L。⑤心肌损伤标志物：肌酸激酶同工酶 1 ng/mL，脑钠肽 92 pg/mL。

结合 CT：胰腺尾部周围及下方所见，胰腺炎？以及患者甘油三酯 10.53 mmol/L，考虑患者应诊断为妊娠合并高脂血症性胰腺炎。给予留置胃管、胃肠减压、经验性抗生素感染、抑酸、抑酶、促进胃肠道排空、纠正酸中毒等对症支持治疗；给予非诺贝特调整血脂治疗。腹腔引流管护理，记出入量，监测生命体征。

患者代谢性酸中毒纠正，生命体征平稳，于 2021-04-05 17：13 转入产科继续治疗补液、纠正电解质紊乱、调脂、营养支持治疗，完善上腹部增强 CT。

上腹部 CT 增强示：①胰尾部形态饱满并周围及其腹腔所见，考虑胰腺炎可能，较前（2021-04-01 平扫）渗出增多，周围及腹腔内局限性液体影增多，请结合临床考虑；②脾略大；③腹腔内及腹膜后多发稍大淋巴结；④胃腔充盈欠佳，壁显厚，请结合临床；⑤双侧胸腔积液；双肾轻度积水。

2021-04-12 复查：淀粉酶 56.86 U/L，脂肪酶 152.8 U/L，降钙素原 0.081 ng/mL，总胆固醇 9.82 mmol/L，甘油三酯 2.38 mmol/L，白细胞计数 4.87×10^9/L，中性粒细胞百分比 0.672，血红蛋白 96 g/L。

2021-4-12 患者因家庭因素要求出院并签字。出院医嘱：①注意休息，按需哺乳，继续口服纠正贫血药物；②一周后门诊复查（子宫复旧、B 超、血尿常规等）；③复查泌尿系统 B 超，泌尿外科门诊随诊；④监测血压，低脂饮食，继续口服降脂药物，心内科门诊随诊；⑤产褥期禁盆浴及性生活；⑥严格避孕 2 年；⑦一周后复查血尿淀粉酶、脂肪酶，肝胆外科门诊随诊；⑧如有不适，及时就诊。

出院诊断：孕 3 产 2、34^{+1} 周妊娠、LSA、剖宫产、早产；臀位；急性胰腺炎；妊娠期高血压；代谢性酸中毒；右肾积水；贫血（中度）；胎膜早破；高脂血症；饥饿性酮症；低钠血症；妊娠期肝内胆汁淤积症；左侧胸腔积液；早产儿。

二、评审要点

（一）入院

1. 是否符合孕产妇危重症病例筛选标准？

患者入院急查血气 pH < 7.1，符合"孕产妇危重症病例筛选标准"。

2. 从到达医院后至收住院期间有无延误？

2021-04-01 0：01 进入病区，心电监护、吸氧、开放两路静脉通路，留置尿管，联系血库积极配血。急查血气分析提示代谢性酸中毒，积极补液、抗感染、纠酸治疗。应对及时，安全有序。

（二）诊断

1. 诊断有漏诊

诊断不详，无具体方向；胎儿窘迫？未诊断；患者腹痛原因待查，未写考虑哪些疾病。

2. 首诊缺陷

入院后对该患者病史询问详细，病例上体格检查描述不详，未描述患者痛苦面容，查体未描述患者腹部压痛、反跳痛、腰背部放射痛及肾区叩击痛。

3. 是否对需要鉴别的问题给予了充分的考虑？

根据病史及患者症状，考虑急性胰腺炎可能；患者 B 超提示右肾积水、查体左侧腰背部叩击痛（＋），右肾叩击痛未描述，考虑泌尿系统感染可能；患者有恶心、呕吐、黑便病史，不除外消化道穿孔，肿瘤可能，以上均需进一步检查排除。

4. 辅助检查的必要性

入院后急诊查血常规、凝血项目、血气分析、肝肾功能、输血前八项、急诊心电图、血尿淀粉酶及上腹部 CT 等必要的辅助检查。

（三）医疗／管理

1. 治疗原则

积极纠正酸中毒、监测胎儿宫内情况的同时，完善相关检查，寻找病因；严密监测病情过程中，患者出现腹痛加重，胎儿窘迫症状，建议手术终止妊娠＋剖腹探查术。

2. 是否符合医疗常规和临床路径？

符合医疗常规；符合急诊剖宫产路径。

3. 最初都采取哪些处理？

积极补液、抗感染、纠酸治疗。

4. 病情发生变化时处理是否得当？

患者腹痛加重，pH 提示示代谢性酸中毒，P 122 次／分，无应激试验无反应型，短期内不能经阴道分娩，继续妊娠可出现代谢性酸中毒加重、心律失常、心脏骤

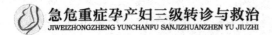
停、胎死宫内等，建议急诊手术终止妊娠，同时行腹腔探查术。

5.医患沟通困难，上报医教处，组织全院大会诊

患者及家属因文化程度不高，经济困难，依从性差，对疾病认知不足，不愿分娩早产儿，拒绝手术；因继续妊娠随时危及母儿生命，请全院大会诊、上报医教处、通知双方家长来院，同时进行危重患者讨论，再次与患者及家属双方家长沟通后，同意行剖宫产＋剖腹探查术。

6.术前准备

术前与家属充分沟通有切除子宫、损伤周围器官可能，术中请普外科医师术中会诊，必要时需扩大手术范围，其表示理解，要求手术，谅解意外。术前已经建立静脉通路，保证输液通道通畅；积极完善术前准备，术中新生儿科出生监护；术后转 ICU 进一步治疗。

7.术中情况

术中以横位转 LSA 助娩一女活婴，羊水Ⅱ度污染，量约 500 mL，胎盘、胎膜剥离完整，子宫收缩好，常规缝合子宫浆肌层；普外科闫主任上台探查：腹腔内未见明显积脓及渗出，阑尾等形态正常，留取腹水送腹水常规及生化检查，考虑患者目前全身中毒情况，无外科扩大探查手术必要，予腹腔放置引流管一条，手术顺利。

8.术后治疗

术后转入 ICU 进行生命监护，继续完善相关检查，及时纠正电解质紊乱，给予抗感染及支持治疗。复查，淀粉酶 56.86 U/L，脂肪酶 152.8 U/L；总胆固醇 16.28 mmol/L，甘油三酯 10.53 mmol/L；CT：胰腺尾部周围及下方所见，胰腺炎？

结合胰腺CT、超声，患者妊娠期、存在高脂血症，发病前曾有暴饮暴食病史（面片、膜片、葡萄、蓝莓、草莓等），且 BMI 超标（BMI 29 kg/m^2），遂考虑为妊娠合并高脂血症性胰腺炎。给予留置胃管、胃肠减压、经验性抗感染、抑酸、抑酶、促进胃肠道排空、纠正酸中毒等对症支持治疗；给予非诺贝特调整血脂治疗。

高脂血症性胰腺炎以血清甘油三酯升高为主，它的特点：①复发率高，血脂水平越高，其复发可能性越大，血清甘油三酯低于 5.65 mmol/L，可预防

胰腺炎的发作。②血清甘油三酯明显升高，高于 11.3 mmol/L；若甘油三酯为 5.65～11.3 mmol/L，则为乳糜样血。③由于脂质沉积，患者四肢、臀部和背部可见黄色瘤，或有视网膜脂血症、肝脾大等。④血尿淀粉酶可无明显升高，如本例患者血尿淀粉酶在正常范围。这与平时我们常见的胰腺炎明显不同，也是容易出现误诊的原因。⑤多合并糖尿病、肥胖等。本例患者 BMI 为 29 kg/m^2，故应嘱其出院后控制体重，避免急性胰腺炎再次发作。

常规治疗：①减少胰液分泌：给予禁食（降低胰液分泌，减轻自身消化）、抑制胃酸（减少胰液量，缓解胰管内高压）、生长抑素及其类似物（抑制胰泌素和缩胆囊素刺激胰液基础分泌）。②液体复苏：由于多种炎性递质及细胞因子的级联放大反应，可致毛细血管内皮损伤、通透性增加，进而引发毛细血管渗漏综合征，即血管内的大量液体转移到血管外，致使机体有效血容量减少和组织间隙水肿。该患者入院查血气酸中毒，立即给予早期液体复苏有助于改善器官功能，也是迅速纠正组织缺氧、维持血容量及电解质平衡。③营养支持：高脂血症性胰腺炎患者应严格限制输注脂肪乳剂，发病 72 小时内禁止输注任何脂肪乳剂，当患者症状缓解、血清甘油三酯降至 5.65 mmol/L 以下后，可谨慎输注短、中链脂肪乳剂。此外，营养支持还应遵循"个体化、阶段性"原则，根据患者病情变化，进行"全肠外营养→肠外营养＋肠内营养→肠内营养→口服"的营养支持模式。④抗感染：致病菌主要为革兰氏阴性菌和厌氧菌等肠道常驻菌，推荐抗感染方案为碳青霉烯类、第三代头孢菌素＋抗厌氧菌药物，疗程为 7～14 天。

特异性治疗：①常规药物降脂：一旦患者能够耐受，应立即给予规范化药物降脂方案，首选贝特类，如非诺贝特。②胰岛素治疗：胰岛素可增加脂肪酶 mRNA 的表达，激活脂蛋白酯酶，加速乳糜微粒降解，显著降低血清甘油三酯。③低分子肝素：肝素能够增加脂肪酶，从而加速脂肪水解，降低血脂；也能够降低血液黏稠度、避免血栓形成从而改善胰腺微循环。④血液净化：包括血液灌流、血液滤过、血浆置换等，可快速降低血脂，去除炎性递质及细胞因子，常用于治疗重症高脂血症性胰腺炎。

总而言之，高脂血症性胰腺炎患者因血、尿淀粉酶可无明显升高，临床容易出现误诊情况，且常需要给予特异性治疗，因此临床应引起医师的高度重视。该患者在病因不明时及时手术终止妊娠，术后根据血脂，CT 诊断妊娠合并高脂血症性胰腺炎，给予抑酶、抑酸、抗感染、降脂、纠正酸中毒等对症处理及时，母儿平安。

（四）护理检测及随后管理

对患者的监测是否符合医疗常规和护理常规？监测病情是否全面？是否密切观察病情，及时发现病情的变化？执行医嘱是否及时、准确？

1.ICU 护理

特级护理：在 ICU 中术后严密监测产妇心肺等重要器官的功能；护理措施上患者进行翻身、协助排痰、更换体位等活动防治患者出现压疮及坠积性肺炎。

2.产科护理

I 级护理：术后 4 天患者生命体征平稳，病情稳定，遂转入产科病区继续补液、纠正电解质紊乱、调脂、营养支持治疗，同时腹腔引流管定期消毒，会阴擦洗，关注子宫复旧及阴道出血情况。

（五）出院

1.出院诊断是否符合

术后诊断绒毛膜羊膜炎证据不足，胎盘未送病检及细菌培养；仅记录羊水 II 度污染。

消化性溃疡是术前鉴别诊断，术后直接诊断证据不足。

2.出院时间不恰当；出院后随访事宜充分清楚向患者交代

出院时间过早，患者因经济问题，病情稍缓解，指标异常，不符合出院标准，签字出院。出院详细向患者及家属交代病情及注意事项，其回当地随访，但其依从性差，失访。

（六）病历记录中的信息是否完整

病例详细及时记录上级医师查房记录、会诊记录、疑难病例讨论记录、每日查房关于患者病情的变化、异常指标的分析及处理意见。

病历病程记录不足之处：病程中未记录胎膜破裂的时间、颜色、量，术前、术后诊断出现胎膜早破。

（七）转诊情况

（1）患者因急性上腹部疼痛加重，就诊当地县医院，给予对症处理，未见明显缓解；该患者按照妊娠风险评估分级，为"橙色标记"，妊娠风险较高，可能危及孕妇生命。转诊指征明确。

（2）入院前与我院电话联系，通知接收孕产妇的危重孕产妇救治中心，填写转诊记录单。

（3）转诊过程中有医务人员陪同，途中基本生命体征监护，车上急救设备配置，确保危重孕产妇的生命安全，给以初步液体治疗。

（八）其他

患者及家属因文化程度不高，经济能力稍差，依从性差，妊娠期未按时产检，发病后对疾病认知不足，辗转多家医院，且不遵医嘱；因病情加重转诊本院，出现胎儿窘迫但不愿分娩早产儿，多级医师反复与其沟通，均被其拒绝，宁可胎死宫内也不手术，通知双方家长到位，告知病情，方才同意手术终止妊娠，结局良好。

病情稍好转，坚决要求出院回当地随访，但其依从性差，失访。

三、病例总结

（一）成功的经验

（1）患者腹痛加重，且原因不明，出现胎儿窘迫，为了母婴安全，科主任当机立断手术终止妊娠，同时行剖腹探查术。

（2）患者家属沟通困难，立即请全院大会诊进行危重病例讨论，上报医教处，通知双方家长来院，再次沟通后同意手术。

（3）麻醉选择合理，处理恰当，为手术顺利实施及术后恢复打下了基础。

（4）护理记录单详细记录患者的体征变化，提供了医师病程中缺失的信息。

（5）术后转 ICU，每日与 ICU 医师共同查房。

（二）改进措施

（1）重视对患者主诉和发病过程分析。

（2）掌握临床体格检查基本技能，尤其是危重症患者的全面查体。

（3）病程记录要及时准确。

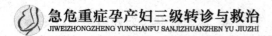
（4）加强危重症病历的总结和分析，加强学科间的交流，不断提高各级医护人员对危重病历的诊疗水平。

（5）加强与下级医院的联系，及时反馈转诊病例的诊疗信息。

（三）妊娠合并急腹症诊断的疑难与鉴别诊断要点

1.妊娠合并急性胰腺炎

腹痛和压痛的位置多在上腹正中或偏左侧；血淀粉酶或脂肪酶大于正常值上限3倍；急性胰腺炎典型影像学改变，符合以上2条可诊断。

2.妊娠合并胆囊炎

腹痛多在右上腹，血清淀粉酶升高幅度较胆囊炎高。

3.妊娠合并急性阑尾炎

典型症状为转移性右下腹痛，可有上腹痛、发热、恶心、呕吐及血白细胞升高等，B超可见阑尾肿胀增大、充血水肿、管壁增厚。

4.HELLP综合征

在早期可出现右上腹疼痛，伴恶心、呕吐，易误诊为妊娠期急性胰腺炎。

5.胎盘早剥

常出现腹痛、阴道流血，胎心及胎心监测多有异常。超声提示胎盘后血肿，可协助鉴别。

第七节　妊娠合并肺动脉高压

一、病例特点

刘某，24岁，农民，由县级医院—市级医院—省级医院。

主诉：发现肺动脉高压3年，停经35^{+2}周，加重5天。

现病史：患者平素月经规律，末次月经2018-08-17，妊娠早期无异常不适。自诉妊娠期外院按时产检，各项检查未见明显异常。1个月前活动后（步行2层以上楼梯）出现心慌、气短不适，可平卧，休息后可缓解。5天前受凉后出现咳嗽，伴间断性咳血，偶伴胸闷、气短，无恶心、呕吐，无黑蒙、心悸，无明显乏力，就诊运城中心医院。B超检查提示肺动脉压 103 mmHg，右心增大，三尖瓣中度反流，射血分数 68%。为求进一步治疗就诊当地市级医院，考虑病情危重建议转院，遂转诊至我院。

既往史：患者 20 年前查体发现心脏杂音，未重视；2016 年因受凉后诱发不适症状就诊北京阜外医院，确诊室间隔膜周部缺损，肺动脉高压 79 mmHg，遂行修补手术治疗，手术过程中有输血史。术后患者每年于当地医院就诊复查心超提示肺动脉高压逐渐缓解。否认其他病史，否认过敏史；否认家族遗传病史。

个人及生育史：结婚近 1 年，0-0-0-0。

家族史：否认特殊家族遗传病、传染病史。

入院查体：体温 37 ℃，脉搏 82 次/分，呼吸 20 次/分，血压 122/66 mmHg。发育正常，营养中等，唇红润。胸廓对称无畸形，上胸部中线可见一长约 8 cm 纵行陈旧性手术瘢痕，触觉语颤双侧对称，无胸膜摩擦音，心前区无隆起，心尖冲动未见明显异常，心浊音界无扩大，心率 82 次/分，律齐，第二心音亢进，胸骨左缘第二肋间可闻及收缩期杂音。腹部膨隆，肝脾肋下未见明显异常。四肢活动自如，生理反射存在，病理反射未引出。

专科检查：宫高 34 cm，腹围 100 cm，胎方位 LOA，胎心 140 次/分。

辅助检查：①心脏超声（2019-04-20，当地医院）：肺动脉压 103 mmHg，右心增大，三尖瓣中度反流，射血分数 68%；②胎心监护：无应激试验反应型。

初步诊断：先天性心脏病、室间隔缺损修补术后、肺动脉高压（重度）；孕 1 产 0、35^{+2} 周妊娠、LOA、待产；心功能不全（Ⅱ级）；孤立肾。

诊疗过程：入院完善相关检查，请心外科、心内科、麻醉科、新生儿科、药剂科及医务科等相关科室的会诊讨论，并选择在心外手术室完成剖宫产手术，手术过程顺利。术后心外 ICU 进一步监护、治疗，期间由心外科医师及产科医师每日共同查房，根据围生期血流动力学变化制订治疗方案。术后患者病情平稳后转回产科。术后第 10 天，患者生命体征平稳出院，衔接至当地医院进一步随诊。

出院医嘱：①注意休息，适当活动，少量多餐，避免体力劳动；②继续口服铁剂纠正贫血，产后 6 周产科门诊复查；③产褥期禁盆浴、性生活；④严格避孕，

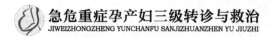

禁止再次妊娠；⑤继续口服降肺动脉压药物，心外科门诊定期随诊；⑥不适随时就诊。

预后：电话了解患者定期随诊，母婴结局良好。

二、评审要点

（一）入院情况

（1）患者诉自幼查体可闻及心脏杂音，2016年确诊室间隔膜周部缺损，面积 15 mm × 15 mm，导致肺动脉高压 79 mmHg，遂行手术修补。此次妊娠 35^{+2} 周，1个月前活动后出现明显心慌、气短，5天前加重。入院患者生命体征尚平稳，但查体口唇发绀，第二心音亢进，胸骨左缘第二肋间可闻及收缩期杂音。心超提示肺动脉压 103 mmHg，射血分数 68%。符合孕产妇危重判定标准。

（2）患者为不能妊娠人群，妊娠前患者对自己疾病情况非常清楚，但未遵从医嘱，未做好避孕措施，主观上存在强烈妊娠愿望，妊娠期隐瞒病史，直至孕晚期出现不能耐受的症状才至医院就诊，存在主观延误病情情况。

（3）患者由下级医院自行来我院，来院后开通急救绿色通道，入院后接诊医师及时接诊，38分钟内完成接诊，包括病史询问、医嘱开立及大病历书写，并请心内科医师急会诊协助评估病情，此过程无延误。

（二）诊断

（1）入院后对该患者病史进行详细询问，了解其既往发病过程、治疗情况及重要指标变化；入院后对该患者进行了详细的体格检查，但查体部分重要体征不够精准，例如：入院当时描述口唇红润，入院第二天描述口唇发绀，根据病史特点，患者长期肺动脉高压、处于长期低氧血症，口唇发绀较为常见。入院时没有血氧饱和度的相关记录。

（2）入院后完善了必要的辅助检查，如心脏超声、产科超声、血气分析、心肌损伤标记物、脑钠肽、凝血等，检查对病情判断及术前评估及后续治疗非常必要。

（3）患者病史明确,因室间隔膜周部缺损导致的"重度肺动脉高压"诊断明确;妊娠诊断明确。

（三）医疗／管理／监测

（1）患者诊为重度肺动脉高压，妊娠前对病情未进行充分评估、妊娠并至孕晚期，整个过程对于患者而言非常危险，病情极危重，随时可能出现心力衰竭、心脏骤停等，危及母婴生命，入院即刻将患者情况汇报院方，医务科备案，并请求协助协调临床科室治疗。

（2）经多学科讨论后，患者不宜继续妊娠，及时终止妊娠决策正确。

（3）考虑到患者病情极其危重，术前经心外科、心内科、麻醉科、新生儿科、药剂科以及医务科等相关科室讨论决定，选择在心外手术室完成剖宫产手术，保证术中有力监护并做好应急准备，术后专科监护，使患者生命安全更有保障。该处理充分体现了我院多学科团队的协作优势。

（4）术后患者在心外科 ICU 监护 9 天，对于患者基础疾病的监护及应对突发状况处理更及时；剖宫产术后产科情况相对平稳，由产科医师协助查房；患者病情平稳后转回产科。治疗重点明确。

（5）患者术后血红蛋白 92 g/L，考虑长期低氧血症，对失血耐受性差，及时给予输血治疗，输血指针明确。

（6）术前术后每天与患者家属做到有效沟通，告知病情情况及可能发生的相关风险，并给予人文关怀。

（四）护理监测与随后的处理

患者病情危重，按 I 级护理执行，护士可按照护理级别要求定时巡视病房，监测生命体征变化，及时掌握病情发展过程并记录详细。及时、准确执行医嘱，不存在延误或差错。

（五）出院

患者病情稳定，生命体征平稳后出院，出院时出院诊断正确，并能清楚地向患者交代情况及注意事项，且出院后的随访事宜充分。

（六）病历记录信息

病历记录中的信息完整、充分、全面，包括大病历、危重患者每日查房记录（有各级医师诊疗意见，信息记录充分、准时、及时；三级查房制度体现充分；辅助检查结果基本及时；反映结果有相应分析）、术前讨论记录、手术记录、会诊记录、转诊记录等，未见遗漏项目；但病例书写过程中存在多处笔误、描述不精准。如下：①主诉应该反映患者症状体征及发病时间，修改为"停经35^{+2}周，咳嗽伴间断性咳血5天"。②入院诊断应该为肺动脉高压（重度）；孕1产0、35^{+2}周妊娠、LOA、待产；心功能不全（Ⅱ级）；先天性心脏病：室间隔缺损修补术后。③现病史中提到术后1月的年限出现错误。④病程记录中对于泌乳的情况描述不属实，该患者术后回乳，术后9天描述泌乳畅？⑤病程中对于患者是否发绀、是否有双下肢水肿等重要体征多处描述不符。⑥患者术后第二心音亢进，术后9天复查心脏超声提示三尖瓣大量反流，肺动脉高压127 mmHg。此时患者心脏听诊应该异常，但病程描述均为无异常，是否属实等。

（七）转诊情况

（1）患者妊娠合并重度肺动脉高压，属于红色管理范畴，应在三级医院完成治疗，下级医转诊指征明确。

（2）患者生命体征相对平稳时建议转诊，时机恰当。

（3）转诊前提前通知上级医院，符合转诊规范；但是在转诊途中无医务人员陪同，处理欠妥。

（4）术后患者病情平稳，联系当地医院随诊。完成了双向转诊。

（八）其他

（1）患者是跨省转运患者，充分体现县级、市级、省级医院转诊协作，为确保孕产妇安全共同做出努力。

（2）在患者入院期间，主管医师有效与患者沟通病情，患者对自己疾病状态及面临的风险性清楚，愿意有效配合治疗，并谅解意外发生。

（3）对于参与实施该患者的主管医师、手术医师、麻醉医师、会诊医师均系高级年资并有经验的医师担任，多科室间协作、抢救团队资质齐全，技术过硬。

（4）患者属于不能受孕人员，应联系患者妊娠期产检单位了解情况，做好妊娠前宣教，从根本上降低孕产妇死亡率。

三、病例总结

患者属于重度肺动脉高压，先天性心脏病修补术后，此类患者不宜妊娠，而该患者妊娠至孕晚期，随时可能出现心力衰竭、心脏骤停等，危及母婴生命，病情极危重。经过我院多学科团队的协作，术前充分的评估及准备，该患者顺利分娩一活婴。术后心外科的专科监护联合产科协同制订围手术期治疗方案及预案，才使患者平稳出院。但妊娠合并重度肺动脉高压可危及母婴健康甚至生命，此类患者应做好避孕措施，禁止妊娠。一旦妊娠，应早期终止妊娠。

第八节 产后出血并发失血性休克

一、病例特点

聂某，30 岁，于 2021-11-07 入住当地医院。

主诉：停经 39^{+3} 周，腹渐隆，见阴道血性分泌物半小时。

现病史：平素月经规律，周期 28 天，经期 4 天，末次月经 2021-02-04，预产期 2021-11-11。妊娠期经过基本顺利。入院前见红，偶有腹痛，无阴道流水，故住院待产。妊娠期体重增加 15 kg。

入院查体：T 36.5℃，P 88 次 / 分，R 20 次 / 分，BP 120/80 mmHg。妊娠前体重 55 kg，身高 159 cm，BMI 21.75 kg/m²。心肺听诊未闻及异常，腹膨隆，无压痛及反跳痛，双下肢无水肿。产科检查：宫高 34 cm，腹围 103 cm，胎方位 LOA，先露头，浮，胎心 140 次 / 分。阴道检查：宫口可容 1 指，宫颈管消退 30%，质中，居后，S － 3，未破膜。

辅助检查：①胎儿 B 超（2021-11-07，外院）：双顶径 9.5 cm，股骨长 7.3 cm，胎儿心率 139 次 / 分，AFV 4.0 cm，胎盘功能 1 级，S/D － 2.30，PI = 0.85，RI = 0.57。胎儿颈部可见一 "U" 形压迹。提示：宫内孕，单胎，头位，存活，脐绕颈 1 周。②上腹部 B 超（2021-11-07，外院）：肝、胆、胰、脾、双肾声像图未见明显异常。

初步诊断：孕 1 产 0、39^{+3} 周妊娠、LOA、先兆临产；脐带异常（脐绕颈 1 周）。

分娩经过：2021-11-07 21：00 胎膜早破，给予预防感染。2021-11-08 静脉滴注缩宫素引产。2021-11-08 15：59 以 LOA 顺娩一男活婴，体重 3 400 g，

Apgar 评分 9 – 10 – 10 分，胎盘胎膜剥离完整。产程计时：第一产程 4 小时 45 分钟，第二产程 14 分钟，第三产程 4 分钟，总产程 5 小时 3 分钟。

胎盘娩出后阴道出血较多，约 300 mL。生命体征：P 90 次 / 分，BP 121/74 mmHg，血氧饱和度 97% ～ 100%。子宫轮廓不清，立即给予吸氧、建立两条静脉通路、心电监护，肌内注射麦角新碱促进宫缩等治疗，阴道出血仍多，估计产后总出血量约 600 mL。

出血处理：排查产后出血原因后考虑子宫收缩乏力引起产后出血，继续液体复苏、加强促宫缩治疗，持续双合诊按压子宫，配同型红细胞、血浆等，效果不佳。生命体征：P 152 次 / 分，BP 120/75 mmHg，血氧饱和度 95%，患者神志清楚，精神差，心肺听诊未闻及明显异常。子宫轮廓仍不清，阴道出血仍多。

16：55 决定剖腹探查，产房共计出血量约 2 000 mL。

17：23 在全麻下行剖腹探查术，见子宫苍白呈布袋状，按压子宫见阴道有大量出血，为不凝血，预实验后出血减少，遂行子宫 B-Lynch 缝合术及双侧子宫动脉上行支结扎术。术前凝血回报：凝血酶原时间 33.4 秒，部分凝血活酶时间 43.6 秒，凝血酶时间 45.6 秒，纤维蛋白原测不出，考虑羊水栓塞、弥散性血管内凝血，输同型红细胞、血浆、冷沉淀、纤维蛋白原、氨甲环酸、钙剂、预防感染、抗过敏、保护各靶器官功能等综合治疗。经上述积极处理后多次按压子宫后阴道均为少量出血，复查凝血回报较前好转，探查术野无活动性出血，逐层关腹。

19：10 术毕。术中出血量约 1 400 mL（共计出血 3 400 mL）。

术后继续给予输血、补液、纠正凝血功能障碍，在观察过程中阴道出血明显增多，继续给予补液、纠正凝血功能障碍对症治疗后出血控制。术中、术后共出血约 3 000 mL（共计出血 5 000 mL），输液 5 600 mL，悬浮红细胞 14 U、血浆 1 350 mL、纤维蛋白原 6 g、冷沉淀 30.5 U。尿管通畅，尿液清亮，尿量 600 mL。腹腔引流液 600 mL。术后 4 小时患者在气管插管辅助通气下血氧饱和度 79% ～ 99%，心率 109 ～ 169 次 / 分，血压平稳，转当地中心医院重症医学科进一步治疗。

出院诊断：羊水栓塞；失血性休克；产后出血；凝血功能障碍；双侧子宫动脉结扎术＋子宫 B-lynch 缝合术；贫血；胎膜早破；孕 1 产 1、39^{+4} 周妊娠、

LOA、顺产；脐带异常（绕颈1周）；足月新生儿。

转入时情况（2021-11-09）：T 37℃，P 164次/分，R 36次/分（呼吸机辅助通气），BP测不出，血氧饱和度78%（吸入氧浓度100%）。昏迷状，查体不合作。急性失血貌。全身皮肤黏膜苍白，口唇发绀。气管插管机械通气状，双侧呼吸动度一致，听诊右肺呼吸音低，双肺可闻及大量湿性啰音。心尖冲动位于左锁骨中线第5肋间内0.5 cm，心前区未触及细震颤，心脏浊音界无扩大，心率164次/分，各瓣膜听诊区未闻及病理性杂音。腹部膨隆，腹部伤口包扎完好，无明显渗出，留置有腹腔引流管1根，固定妥善，引流通畅，引出淡红色血性液，全腹压痛及反跳痛无法查，肝、脾肋下未触及，宫底脐下1指，肠鸣音未闻及。阴道可见少许血性恶露流出。脊柱及四肢无畸形，四肢肿胀，四肢肌力无法查，肌张力不高，双侧巴氏征（±）。

转入后处理：①颅脑＋胸＋腹＋盆腔CT示：颅脑CT平扫未见明显异常；双肺散在炎性渗出，双侧胸膜腔少量积液；肝内点状钙化灶；腹盆腔及盆壁皮下游离气体影，盆腔团块影，与子宫体境界欠清，宫颈增大，请结合临床及既往史，建议动态随诊复查；腹水。②心脏超声：射血分数68%，心动过速，余心脏结构及瓣膜活动未见异常，左心收缩功能正常，彩色血流未见异常。③盆腔B超示：产后子宫，宫腔积液及宫腔异常回声。④下肢血管B超示：双侧下肢深静脉未见明显异常。⑤血气分析：pH 7.289，PCO_2 35.5 mmHg，PO_2 59.4 mmHg，HCO_3^- 16.6 mmol/L，BE－9.2 mmol/L，Lac 11.25 mmol/L。

转入给予气管插管、维持呼吸循环稳定、哌拉西林抗感染、输血、维持内环境稳定、对症支持等治疗，共输悬浮红细胞5.5 U、血浆800 mL、冷沉淀20 U、血小板1个治疗量。行支气管镜检查：双肺充满胃内容物。患者意识障碍无明显好转，为进一步治疗，2021-11-11 23：30（产后3天）转入我院重症医学科。

转出诊断：产后出血；失血性休克；急性失血性贫血；凝血功能障碍；血小板减少；吸入性肺炎；呼吸衰竭；缺氧缺血性脑病；急性肾功能不全；代谢性酸中毒；高乳酸血症；心肌损害；胸腔积液；腹水；羊水栓塞；弥散性血管内凝血；肝功能不全；低蛋白血症；鼻腔出血。

转入我院重症医学科情况：T 36.3 ℃，P 98次/分，R 16次/分，BP

108/76 mmHg，身高 158 cm，体重 65 kg，BMI：26.0 kg/m²。平车推入病房，意识浅昏迷，气管插管固定在位。贫血貌，表情急性病容。睑结膜苍白，球结膜出血水肿，全身皮肤未见皮疹、黄染、出血点、瘀斑，瞳孔等大等圆，对光反射及调节反应存在。双肺呼吸音粗，未闻及干、湿性啰音，无胸膜摩擦音。心率 98 次 / 分，律齐，各瓣膜听诊区未闻及病理性杂音。腹部膨隆，未见异常蠕动波，腹壁柔软，无法查压痛、反跳痛，肝、脾肋下未触及，子宫平脐，全腹叩呈鼓音，移动性浊音阴性，肠鸣音正常。外阴水肿，双下肢水肿。神经系统生理反射存在，左侧巴氏征可疑阳性。

重症医学科处理： 入科后立即给予有创呼吸机辅助呼吸，完善相关检查，并请相关科室会诊指导治疗，给予输血、抗感染、促醒、抑酸、降颅压脱水、促宫缩、护肾、纠正电解质紊乱及补液对症治疗。

患者产后出血致意识障碍，既往无神经系统疾病病史，考虑缺血缺氧性脑病，予以营养神经、促醒、降低颅内压、利尿消肿等治疗，加用乌司他丁抗感染治疗。

并请康复科针灸及推拿促进意识恢复。

血常规（图 4-2、图 4-3）：考虑失血性贫血、血小板减少，继续输血纠正贫血及血小板减少。ICU 期间共输悬浮红细胞 8 U、血浆 400 mL、血小板 2 个治疗量。

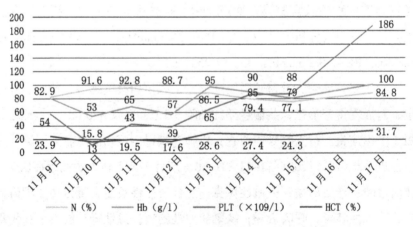

图 4-2　血常规检查

凝血（图 4-4）：考虑继发性凝血系统紊乱，注意预防双下肢静脉血栓形成，完善双下肢血管超声。双下肢血管超声未见明显异常。

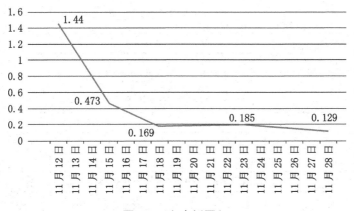

图4-3 血小板压积

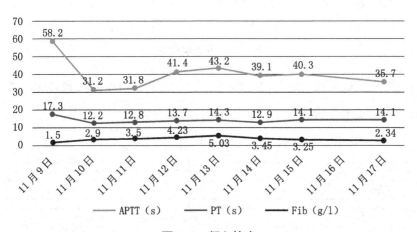

图4-4 凝血检查

肾功能（图4-5）：考虑大出血致脏器灌注不足、肾前性急性肾损伤，目前尿量可，观察尿量，避免使用肾毒性药物，给予护肾治疗，监测肾功能、离子。

有吸入性肺炎。胸部CT平扫示：左侧肺门饱满，左上肺支气管闭塞伴肺不张，建议支气管镜检查；双肺纤维灶、渗出；右肺中叶局限性肺不张；双侧少量胸腔积液伴邻近肺组织膨胀不良。经气管插管可吸出少量黄白色黏液痰。

相关结果提示肺部感染，感染指标高，有发热，更换美罗培南抗感染治疗。留取血培养、痰培养，指导抗生素使用。目前呼吸机辅助呼吸，警惕呼吸机相关肺炎，嘱加强护理，勤吸痰、翻身拍背。

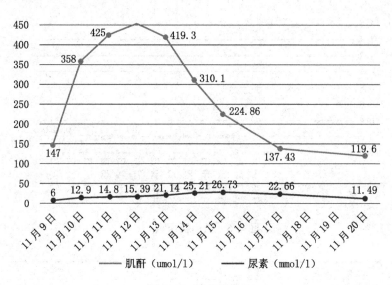

图4-5 肾功能检查

考虑产后出血所致心肌受损（图4-6），目前血压、心率稳定，既往无心脏病史，查心脏超声，了解心功能。

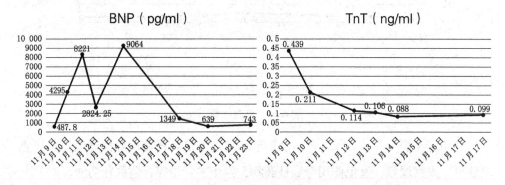

图4-6 心脏标志物检查

床旁心脏超声：心内结构未见明显异常，左室收缩功能正常，彩色血流示三尖瓣少量反流。

2021-11-15 意识稍模糊，可配合部分查体，拔除气管插管后呼吸平稳，鼻导管吸氧，氧饱和度99%。

2021-11-16 神志清楚，查体配合，精神状态较前明显好转。

2021-11-17 转我院产科。

患者 3 家医院共输血：红细胞 27.5 U，血浆 2550 mL，纤维蛋白原 6 g，冷沉淀 50.5 U，血小板 3 个治疗量。

转出 ICU 诊断：缺氧缺血性脑病；肺部感染；产后出血；失血性休克；弥散性血管内凝血；失血性贫血（重度）；急性肾功能不全；电解质紊乱：低钾血症、高钠血症、高氯血症。

转回产科情况：产后、术后第 9 天，患者神志清楚，精神可，无发热，无头晕头痛，无视物模糊，有咳嗽咳痰，无心慌气短，诉伤口疼痛，可忍，已进流质，夜休一般，尿管在位通畅，尿色清，大便已解。查体：体温 36.7 ℃，脉搏 75 次 / 分，呼吸 20 次 / 分，血压 137/89 mmHg，血氧饱和度 99%。贫血貌，双侧球结膜出血，双侧瞳孔等大等圆，直径 3 mm，对光反射存在。颈软，无抵抗，双肺呼吸音粗，双肺底呼吸音稍低，心律齐，未闻及病理性杂音。腹部稍膨隆，未见异常蠕动波，腹部引流管口处间断有渗液，腹部伤口触诊疼痛，子宫收缩可，宫底脐下一指，腹壁柔软，肝、脾肋下未触及，Murphy 征阴性，全腹叩呈鼓音，肝肾区无叩痛，移动性浊音阴性，肠鸣音正常。外阴无水肿。四肢活动自如，双下肢无水肿。生理反射存在，病理反射未引出。

转回产科后处理：转入产科后体温平稳，子宫复旧不良，继续雾化化痰、护肾、促宫缩、降压、纠正贫血、营养支持等治疗。

2021-11-19 拔除尿管，小便自解畅。2021-11-20 伤口拆线，伤口愈合不良，给予每日清创换药。2021-11-21 痰培养：纹带棒杆菌（上呼吸道定植菌），复查痰培养。2021-11-22 复查胸部 CT：双肺上叶、右肺下叶渗出较前（2021-11-12）明显减轻；双侧胸膜局限性轻度增厚；扫及肝右叶小结节状钙化灶。

2021-11-22 外出检查时受凉，后出现发热，最高 38.9 ℃，偶有畏寒，无寒战，咳嗽逐渐好转，无明显咳痰，有流涕，无腰痛，无腹痛，无尿频尿急尿痛。咽稍充血，双肺听诊未及干湿性啰音，双肾区无叩痛，宫体无压痛，恶露无异味，双下肢无水肿。

考虑上呼吸道感染可能，给予连花清瘟颗粒清热解毒治疗，监测体温，必要时抗感染治疗。治疗 3 天，效果欠佳，体温反复，余无不适，给予头孢西丁抗感染治疗。同时请药剂科医师会诊：考虑患者 2021-11-21 痰培养：纹带棒杆菌（上呼吸道定植菌），患者机体抵抗力差，不除外上呼吸道定植菌变为条件致病菌，建议改为哌拉西林舒巴坦 4.5 g，每 8 小时一次抗感染治疗。治疗 3 天，体温仍反复，最高体温 38.5 ℃，无畏寒寒战，偶咳嗽，无咳痰，无流涕，无腹痛，无尿频尿急尿痛，恶露无异味，期间取宫颈分泌物培养。2021-11-29 再次请药剂科医师会诊：考虑患者哌拉西林治疗效果欠佳，不除外球菌感染，经验性加用替考拉宁联合抗感染治疗，监测体温。同时请呼吸科医师会诊协助诊治，中医科医师会诊给予扶正祛邪治疗。2021-11-29 宫颈分泌物培养：屎肠球菌 4＋，大量；大肠埃希菌 4＋，大量。2021-12-03 复查宫腔分泌物培养回报：粪肠球菌 2＋，大肠埃希菌 2＋，考虑产褥感染。2021-12-08 已使用哌拉西林舒巴坦 12 天，替考拉宁 10 天，经药剂科会诊停用抗生素。中医科医师会诊予中药口服调理，中药灌肠促进炎症吸收治疗，同时口服益生菌调节胃肠道菌群，阴道用乳杆菌调节阴道菌群。2021-12-07 至 2021-12-09 患者体温波动在 37.5～37.6 ℃，无不适，可自行恢复正常。2021-12-10 出院。

出院诊断：缺氧缺血性脑病；吸入性肺炎；产后出血；失血性休克；弥散性血管内凝血；失血性贫血（重度）；血小板减少；急性肾功能不全；产褥感染；伤口愈合不良；子宫复旧不良；电解质紊乱。

二、评审要点

（一）入院

患者由外院转入我院 ICU 时，生命体征：T 36.3 ℃，P 98 次 / 分，R 16 次 / 分，BP 108/76 mmHg，平车推入病房，意识浅昏迷，气管插管辅助通气。她当时的状况符合"孕产妇危重症病例筛选标准"。23：00 到达 ICU 后，接诊医师立即给予心电监护、维持呼吸及循环稳定、查体，告病危，完善检查及治疗。入院无延误。

（二）诊断

（1）首诊医师对患者病情了解不充分，记录患者病史不详细，入院病例上记录：患者产后出血 800 mL 便出现意识障碍，且未记录分娩胎儿体重、产程情况、产后出血相关用药、软产道检查情况，输血治疗，未记录具体输血成分及输血量，以及当时患者生命体征情况和相关化验结果。

（2）患者羊水栓塞诊断不成立：入院时处于昏迷状态、气管插管辅助通气，即为危重症者，诊断明确，该患者是缺血缺氧性脑病；肺部感染；重度贫血；子宫捆绑术后、子宫动脉结扎术后；急性肾功能不全。

（3）入院后急查血气分析、血常规、凝血、肝肾功电解质、输血前、血型、心肌损伤指标、感染指标、甲状腺功能、即刻血糖、血培养、尿培养、痰培养、急诊心电图、胸片、妇科 B 超、下肢血管 B 超、颅脑＋胸＋腹＋盆腔 CT 平扫等必要的辅助检查，评估该患者失血量、是否存在酸碱失衡及电解质紊乱、有无凝血功能障碍、评估各脏器受损情况。心电图的检查意义，在于它是最简便、最灵敏可以了解到患者心肌缺血、心律不齐的情况的一种检查方式；妇科 B 超了解患者产后子宫复旧情况；患者昏迷后长时间卧床，行下肢血管 B 超评估有无下肢静脉血栓，预防肺栓塞。感染指标及血、尿、痰培养，了解患者目前感染情况；完善血型为输血做准备；颅脑＋胸＋腹＋盆腔 CT 评估有无脑水肿、各脏器缺血改变及肺部感染情况、浆膜腔积液情况等。而对该患者而言，目前处于缺氧缺血性脑病昏迷状态，评估其对各脏器功能的影响尤为重要。快速分析病情，为下一步的诊治奠定了基础。检查必要且及时，无延误。

（4）患者因产后出血、失血性休克导致缺氧缺血性脑病，故应增加诊断：产后出血、失血性休克。且转入时外院血小板 43×10^9/L，故应增加诊断：血小板减少。因病史记录中患者出血 800 mL 便出现意识障碍，应与颅脑疾病相鉴别，如颅内出血、颅内占位性病变等。通过头颅 CT 检查提示患者无颅内出血及占位性病变。

（三）医疗 / 管理

1. 治疗原则

积极输血纠正贫血及血小板减少、降颅压、促醒、抗感染、保护各脏器功能、促宫缩、营养神经、抑酸、利尿消肿、营养支持等治疗，符合医疗常规。

2. 观察病情

在 ICU 关注患者生命体征、意识状态、腹腔引流液等情况，请相关科室会诊协助诊疗（肾内科、神经科、产科、眼科、康复科等）。2021-11-15 意识稍模糊，可配合部分查体，拔除气管插管后呼吸平稳，鼻导管吸氧，血氧饱和度 99%。2021-11-16 神志清楚，查体配合，精神状态较前明显好转。2021-11-17 转入产科后继续化痰、护肾、促宫缩、降压、纠正贫血、营养支持等治疗。2021-11-19 拔除尿管，小便自解顺畅。2021-11-20 伤口拆线，伤口愈合不良，给予清创换药。2021-11-22 患者诉外出检查时受凉，缺乏人文关怀，后出现发热，最高 38.9 ℃，给予清热解毒治疗，体温反复。2021-11-24 请药剂科会诊，予哌拉西林抗感染治疗。发热 3 天且感染指标高的情况下，考虑抗生素使用不及时。哌拉西林治疗 3 天，效果欠佳，请药剂科会诊，加用替考拉宁联合抗感染。通过积极寻找病因，最后宫腔分泌物阳性，考虑产褥感染。患者贫血（血红蛋白 83 g/L），机体抵抗力差，发热及伤口愈合不良机体消耗大，给予高蛋白饮食，增强机体抵抗力，并请中医科会诊给予扶正调理等治疗。

患者伤口愈合不良，经讨论，考虑伤口换药引流不规范。

（四）监测与随后的处理

患者是以产后出血、缺氧缺血性脑病昏迷状态、重度贫血转入 ICU，需严密监测患者心肺肾等重要器官的功能，护理上应注意进行翻身、避免压力性损伤；吸痰，避免坠积性肺炎；鼻饲进食，促进胃肠功能恢复；引流管、尿管护理等。患者意识清醒转回产科后，需勤拍背、协助排痰、锻炼膀胱功能恢复后及早拔除尿管，监测生命体征、指导饮食营养及下床活动，促进胃肠功能恢复及预防下肢静脉血栓形成。2021-11-22 17：00，护士陪送患者做胸部 CT，患者坐轮椅，身穿病员服加外套，用薄被子包裹，护士提前叫了转运电梯，前往住院大楼负一层 CT 室做检查。检查后回到病房，患者觉得发凉，分析原因：患者在 ICU 时因治疗需要，剃了头发，护士人文关怀不到位，未给患者戴帽子。发热期间，应注意补水、避免水分过多丢失、机体脱水。患者子宫复旧不良，应关注恶露量、颜色及有无异味等情况。患者伤口换药，需要医护一体化执行。护士准备纱条，换药碗等用物，医师带患者去换药室规范换药。

（五）出院及随访

出院诊断：缺氧缺血性脑病；吸入性肺炎；产后出血；失血性休克；弥散性血管内凝血；失血性贫血（重度）；血小板减少；急性肾功能不全；产褥感染；

伤口愈合不良；子宫复旧不良；电解质紊乱。

出院时联系了当地医院患者之前管床医师进行后续伤口换药等问题。出院时详细交代了注意事项：①加强营养，继续纠正贫血，监测体温；②继续中药口服及中药灌肠；③当地医院伤口换药、关注子宫复旧等情况；④观察恶露颜色及有无异味；⑤不适随诊。

2021-12-10 出院，当晚患者阴道排出组织样物，无明显阴道出血，后监测体温均正常。

（六）病历记录

患者入院时病例记录信息不全面，不完全真实。在诊治过程中，积极与当地医院多次联系了解患者院前诊治情况。患者病情变化、多学科会诊、相关检查化验回报、输血记录、转科记录、病例讨论等均记录及时且全面。

（七）转诊

患者诊为产后出血、失血性休克、缺氧缺血性脑病、吸入性肺炎，经维持呼吸循环稳定后，意识障碍无好转，遂转入我院 ICU，有转诊指征。患者转入时由120 医师陪同，对患者病情不了解，只携带有简单的诊断证明单，未携带患者住院病经过资料，不能全面反映患者转诊前的详细诊疗情况。且转诊患者处于昏迷状态，不能询问病史，系由我院 ICU 医师电话联系当地医师进行简单病情了解。另外，患者转入后仍系重度贫血、血小板减少状态，考虑当地医院输血量不足，未充分纠正患者失血情况，组织灌注不足。

三、病例总结

本病例是产后出血、失血性休克、弥散性血管内凝血及吸入性肺炎所致呼吸衰竭、缺氧缺血性脑病、多脏器功能受损患者，因意识障碍转入我院 ICU。转入时接诊医师处理及时，检查必要且及时，无延误，但羊水栓塞诊断不成立。患者因转诊流程不规范、失血纠正不充分，以致转入时患者诊疗信息了解不充分全面、组织缺血缺氧纠正不及时。转入后在 ICU 联合多学科联合治疗下患者逐渐意识恢复，治疗原则符合医疗常规，病情观察及时，拔除气管插管后自主呼吸良好，病情稳定后转产科继续后续治疗。

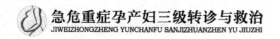

患者因组织缺血缺氧致伤口愈合不良，以及机体抵抗力差，出现产褥感染，但抗生素应用不够及时，在多学科联合管理及提高整体抵抗力治疗下，患者病情逐渐稳定后出院，出院诊断明确。出院后随访患者状态良好，体温平稳，伤口逐渐愈合。

经过多学科联合治疗、医护一体化管理，患者结局良好，患者转诊及治疗等方面都值得我们深思及学习。

第九节　乙状结肠中段肠管修补术后肺栓塞与脓毒血症

一、病例特点

肖某，28 岁，已婚，于 2020–10–17 入院。

主诉： 产后 1 个月，发热、腹痛 5 天伴胸闷、气短 4 天。

现病史： 患者于 2020–09–20 在当地县妇幼保健院顺产一男婴，产后 30 分钟胎盘无剥离征象，给予人工剥离胎盘，发现胎盘与子宫肌壁粘连紧密，考虑胎盘植入可能，且阴道出血共约 200 mL，当地医院和家属沟通后转入所属市级妇幼保健院进一步诊治。入院后因阴道出血较多，量约 600 mL，急诊行双侧子宫动脉栓塞术，术后给予抗感染、促宫缩等治疗。5 天前（2020–10–12）在 B 超引导下行"钳刮术"术中发现钳夹组织困难，放弃钳刮。术后出现发热、寒战伴腹胀、腹痛，当日急诊在全麻下行剖腹探查术。术中发现胎盘穿透性植入及结肠损伤，行"子宫次全切除术＋部分肠管切除并吻合术"（具体不详）。随后患者仍发热并出现胸闷、气短，无胸痛、咯血，无恶心、呕吐，无腹痛、腹胀，无意识障碍，给予抗感染、胸腔穿刺引流等治疗，但上述症状未见明显缓解，为求进一步诊治，转入我院。自发病以来患者神志清，精神差，小便正常，黑色水样便。

既往史： 无特殊。

个人史： 无特殊。

婚育史：22 岁结婚，爱人原配，育有一子、一女均体健。

家族史：否认家族遗传病。

入院查体：T 36.7 ℃、P 90 次 / 分、R 23 次 / 分、BP 122/89 mmHg，SpO_2 96%（鼻导管吸氧 3 L/min）。神志清，精神差。右肺底部肩胛线第 7 肋处可见穿刺点敷料覆盖。腹部平坦，全腹叩呈鼓音，脐下可见一约 15 cm 长纵行手术切口，无红肿，切口可见少量淡黄色渗液，右下腹引流管 1 根，可见淡黄色液体流出，左侧腹肌右上腹压痛，移动性浊音阴性，肠鸣音弱。

当地医院辅助检查：①血常规：白细胞计数 14.8×10^9/L，中性粒细胞百分比 93%，红细胞 3.46×10^{12}/L，血红蛋白 104 g/L，血小板计数 259×10^9/L；②凝血＋纤溶：凝血酶原时间 15.6 秒，PT-INR 1.32 秒，活化部分凝血活酶时间 347 秒，血纤蛋白原 3.59 g/L，纤维蛋白降解产物 11.29 mg/L，D- 二聚体 2.9 mg/L；③降钙素原 13.71 ng/mL；④粪便隐血试验阳性；⑤脑钠肽 561.4 pg/mL；⑥胸腹平片：双侧胸腔积液、肠梗阻。

入院后辅助检查：①粪便常规＋隐血：0B（＋）；②床旁拍片示：两肺少量渗出性病变，心影增大，两侧少量胸腔积液；③血常规：白细胞计数 9.82×10^9/L，中性粒细胞百分比 82.1%；④降钙素原 1.69 ng/mL；⑤脑钠肽 91 pg/mL；⑥凝血＋纤溶：凝血酶原时间 13.3 秒、活化部分凝血活酶时间 32.4 秒、纤维蛋白降解产物 32.05 mg/L，D- 二聚体 8.63 mg/L；⑦血气分析：pH 7.478、PCO_2 36.5 mmHg、PO_2 57.5 mmHg、SO_2 91.3%、SBE 3.5 mmol/L、lac 0.8 mmol/L；⑧肺部 CTA：肺栓塞。

入院诊断：①胸闷气短原因待查：急性肺栓塞？②Ⅰ型呼吸衰竭；③发热原因待查？④部分肠管切除并吻合术后：不完全性肠梗阻？⑤次全子宫切除术后；⑥低蛋白血症；⑦消化道出血；⑧贫血（中度）

治疗经过（入院后病情危重转入 ICU）：入院第 1 天（2020-10-18），禁饮食、胃肠减压、补液、抗感染及抗凝治疗；普外科会诊继续腹腔引流，暂不需急诊手术；同时上报总值班。入院第 2 天（2020-10-19），继续抗感染、肺部护理、呼吸功能锻炼、适当活动；普外科再次评估肠道功能。入院第 3 天（2020-10-20），予鼻饲温开水，逐渐过渡到无渣饮食，余治疗同前；向医务科和法规处上报。入院第 7 天（2020-10-24），行胸腔闭式引流，调整抗生素。入院第 10 天（2020-10-27），由 ICU 转入产科。组成以产科为主导的多学科治疗团队。2020-10-28 产科疑难病例讨论。

2020-10-17 至 2020-10-31 的感染指标变化见图 4-7，体温变化见图 4-8。

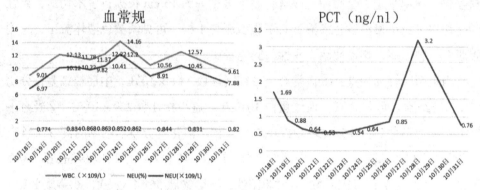

图 4-7　感染指标变化

2020-10-31 与当地医院医师讨论了解前期病情情况：

2020-9-20 行子宫动脉栓塞术。2020-9-23 出现发热，体温最高 38.7 ℃。查血常规：白细胞计数 12.7×10⁹/L，中性粒细胞百分比 85.4%，血红蛋白 93 g/L，血小板计数 233×10⁹/L；C 反应蛋白 146.76 mg/L；降钙素原 0.07 ng/mL。

2020-10-12 在 B 超监测及麻醉下清宫术。术后 2 小时，患者出现寒战、高热。T 40.8 ℃，P 131 次 / 分，R 24 次 / 分，BP 102/72 mmHg。术后 8 小时，患者出现腰背部疼痛，不能平卧。T 38.4 ℃，P 125 次 / 分，R 25 次 / 分，BP 102/72 mmHg。腹平坦，有压痛、反跳痛及肌紧张。急诊 B 超：考虑胎盘植入并子宫破裂；腹平片：双膈下游离气体。考虑有子宫穿孔，空腔脏器破裂？故急诊于 2020-10-12 18：30 在全麻下行剖腹探查术，打开腹膜，可见腹腔有混有粪便的暗红色血液约 300 mL，探查发现子宫左侧宫角穿孔，乙状结肠紧密粘连与子宫破口处，且粘连处乙状结肠有一 6 cm 长破裂口。外科主任认为：乙状结肠破裂时间没有超过 12 小时，且破口边缘组织新鲜，可以进行 Ⅰ 期乙状结肠吻合术。故行乙状结肠 Ⅰ 期吻合术：4 号丝线间断缝合肠壁 3 层，第一层打结在肠腔内，第二层打结在肠腔外，第三层浆膜层加强缝合，检查肠腔通畅。

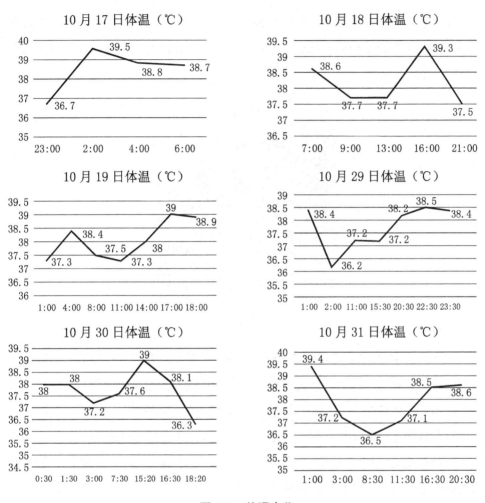

图 4-8 体温变化

术后第 3 天（2020-10-15）凌晨 2:30 体温上升为 40℃，而且出现停止氧气吸入后气短、胸闷，SPO₂ 88%。按压伤口有脓性渗出物。查血常规：白细胞计数 14.8×10^9/L，中性粒细胞百分比 93.2%，血红蛋白 104 g/L，血小板计数 259×10^9/L；C 反应蛋白 323.7 mg/L；降钙素原 13.71 ng/mL，给予腹部伤口扩创引流，立即给予更换抗生素为亚胺培南。

术后第 5 天（2020-10-17），经更换抗生素后，仍在发热，在吸氧情况下感气短、胸闷，无腹痛、腹胀，有排气排便，腹腔引流液细菌培养：经过 48 小时培养，培养出三种以上细菌。

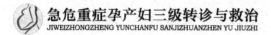

2020-11-2泛影葡胺下消化道造影（图4-9）结果提示：直肠与乙状结肠交界部所见考虑为肠壁局部术后所致，局部未见明显造影剂外渗征象；余结肠未见异常器质性改变。

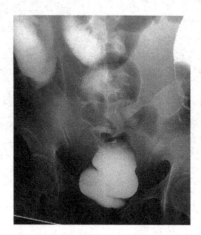

图 4-9　泛影葡胺下消化道造影

2020-11-04组织全院大会诊。修正诊断：乙状结肠肠管修补术后；肺栓塞；盆腹腔感染；炎性肠梗阻；全炎症反应综合征（胸腔积液、心包积液）；子宫次全切除术后；电解质代谢紊乱：低钠血症、低磷血症；低蛋白血症；贫血（中度）。继续胃肠减压、抑制肠液分泌、外敷中药（大黄硝）促进炎症吸收、指导活动促进胃肠功能恢复；加强抗感染、营养支持、抗凝、纠正水、电解质紊乱，各脏器功能保护等对症治疗；与家属详细沟通病情。

2020-11-8（术后27天），体温正常，抗生素逐渐降阶梯，减少种类，停用抗生素（如果细菌培养为细菌移位表现时，应该敢于下决心）。2020-11-21拔除胃肠减压，开始饮水（20 mL，每日不超过120 mL），逐渐增加，无腹胀、腹痛不适。2020-11-23开始进流质，少量多次，营养支持逐渐减量，逐渐过渡半流质至正常饮食。2020-12-1（术后50天）病情平稳出院。

二、评审要点

（一）入院

患者肖某，女，28岁，以"顺产后1个月，发热、腹痛5天，胸闷、气短4天"

入院。2020-09-20当地县妇幼保健院顺产，产后30分钟胎盘未剥离，徒手剥离失败，考虑胎盘植入，后转入当地市妇幼保健院。因阴道出血多，量约600 mL，行急诊双侧子宫动脉栓塞术。2020-10-12行B超引导下钳刮术，术中发现钳刮困难。术后即出现发热、寒战并腹痛、腹胀，当日行全麻急诊剖腹探查术。术中发现胎盘穿透植入及结肠损伤，行子宫次全切除术＋部分肠管切除吻合术。产妇到达医院时的基本生命体征为：体温36.7 ℃、脉搏97次/分、呼吸23次/分、SpO$_2$ 96%（鼻导管吸氧3 L/min）、血压122/89 mmHg。意识清，精神差，平车推入。入院后血气分析：PH 7.483、PO$_2$ 57.5 mmHg。入院肺CTA：右肺上叶部分肺动脉分支内可疑条片状低密度影，考虑肺栓塞。当时的状况符合孕产妇危重症病例评审标准。

患者由当地妇幼保健院转入我科，转运过程中由该院产科医师陪同，入科时间为2020-10-17 22：43，迅速完成接诊，包括过去1个月内病史详尽询问、病历书写、完善相关检查及检验，病史由患者本人与转诊医师共同提供，转诊过程及接诊过程并无延误。结合病情考虑患者为腹式次全子宫切除术＋部分结肠切除吻合术术后，因"发热、腹痛、胸闷、气短"入院。入院后积极联系普外科、ICU，考虑患者目前病情更适宜在普外科或ICU接受治疗，商议后未果。产科值班二线医师再次与ICU商议后决定转入ICU，并实施ICU和产科双查房。

（二）诊断

入院后完善血常规、凝血、肝肾功能、血气分析、心电图、胸腹部CT、肺CTA，这些检查的详尽、完善使得对病情有基本的预判，明确有无肺栓塞、无呼吸衰竭、凝血功能障碍、肺部感染、肠梗阻、感染指标的情况。患者因胸闷气短入院，完善脑钠肽、心肌损伤标志物、心肌酶以鉴别是否存在心力衰竭及心肌损伤，每一项检查有迫切需要的意义，为疾病的后续诊治打下了坚实的基础。入院后转入ICU非常及时，未延误病情诊治。基于以上病史及入院辅助检查，上述诊断较明确，余待相关结果回报后诊断。

入院首诊详细询问患者病情，并向转诊医师了解病情，结合病情、当地医院辅助检查、我院辅助检查结果。入院初步诊断如下：①胸闷气短原因待查：急性肺栓塞？②Ⅰ型呼吸衰竭；③发热原因待查？④部分肠管切除并吻合术后：不完全性肠梗阻？⑤次全子宫切除术后；⑥低蛋白血症；⑦消化道出血；⑧贫血（中度）。

（三）医疗／管理

患者病情危重，2020-10-17入院后转入我院ICU，入住ICU期间由ICU医师与产科医师双查房，多学科会诊。ICU主任：结合胸部CT、肺血管成像、入院血气分析，诊断为肺栓塞、Ⅰ型呼吸衰竭、肺部感染、左侧胸腔积液、右侧液气胸，术后第6天无活动性出血，给予抗凝治疗。胸外科会诊：监测气胸变化，必要时行胸腔闭式引流。普外科会诊：结合影像学检查目前警惕不全肠梗阻，继续暂禁饮食、胃肠减压、补液、抗感染治疗。患者目前肺部感染严重，治疗过程中随时可出现脓毒症、感染性休克，继续给予抗感染治疗，外院已行子宫次全切除术＋部分肠管切除吻合术，留取宫颈残端分泌物培养。间断发热体温可达39.5 ℃，切口分泌物培养为大肠埃希菌，腹水培养为大肠埃希菌＋屎肠球菌，根据培养及药敏结果更换抗生素。

2020-10-27患者体温高峰呈下降趋势；间断呕吐、肠鸣音弱、大便呈黄绿色稀水样；拔出胸腔引流管，考虑生命体征渐平稳，转入产科，转出诊断：多器官功能障碍综合征（呼吸、消化）；脓毒症：腹腔感染；肺栓塞：Ⅰ型呼吸衰竭；肺部感染：右侧液气胸；多浆膜腔积液：胸腔积液、心包积液、腹盆腔积液；消化道出血；部分肠管切除术并吻合术后；产后出血；子宫动脉栓塞术后；子宫次全切除术后；胎盘植入；中度贫血；肝血管瘤；低蛋白血症；电解质代谢紊乱：低钠血症、低钙血症、低磷血症。

2020-10-27由ICU转入产科。组成以产科为主导的多学科治疗团队。

2020-10-28产科内疑难病例讨论：

主管主治医师：结合病史及辅助检查，目前患者多器官功能障碍综合征（呼吸、消化）；脓毒症：腹腔感染；肺栓塞：Ⅰ型呼吸衰竭；肺部感染：右侧液气胸；多浆膜腔积液：胸腔积液、心包积液、腹盆腔积液；部分肠管切除并吻合术后；子宫次全切除术后；低蛋白血症；中度贫血；电解质代谢紊乱：低钠血症、低钙血症、低磷血症；小肠梗阻。诊断成立，患者长时间高热体内能量大量消耗，免疫低，加强营养支持至关重要，根据当地提供术中图片可见肠管伤口近肠系膜缘，考虑供血较差，伤口愈合不良肠瘘风险较高，再次剖腹探查可能性极大；另患者有病理性麻痹性肠梗阻，积极纠正电解质紊乱，同时促进胃肠功能恢复。

主任医师：同意上述诊断，患者次全子宫切除术＋部分肠管切除并吻合术后17天一直处于高热状态，现已积极抗感染治疗半月余，保守治疗效果不佳。目前根据普外科王小强主任会诊意见目前肠瘘可能性较大，先行下消化道造影明确有无肠瘘，若存在肠瘘积极再次剖腹探查，但感染较重，处于急性炎症期，组织糟脆，再次手术的难度较大，围手术期风险较高，可能出现败血症、脓毒性休克甚至抢救无效死亡。手术时机选择需紧密联普外科，根据专科意见决定。患者长时间处于高热及禁饮食状态，感染控制不佳，体内高度消耗状态，免疫力低，给予加强营养支持改善一般状态，严密观察病情变化。

主任医师：该患者于外院行次全子宫切除术＋部分肠管切除吻合术，术后因高热、腹胀、气短转入我科，病情复杂，术中具体情况不详，需与当地手术医师联系，获取详细的术中信息，有助于后期诊治。根据目前病史，剖腹探查指征明确，但手术时机需根据普外科会诊意见决定，同时加强营养支持，积极纠正患者目前一般状况。

主治医师：目前腹腔感染诊断明确，经积极保守治疗效果不佳，积极完善结肠造影明确肠瘘情况，必要时再次剖腹探查。但术后可能需要肠管外置造瘘，护理要求较高，住院时间较长，花费较多，积极与家属沟通。

护士长：该患者实际上不属于产科患者，而是外科问题。产科医护人员就这个患者进行多次讨论，制订诊疗及护理方案。杨春荣护士长带领护士团队积极讨论制订个体化护理措施，由年资较高、危重责任组长主管护师张敏担任组长，8小时上班，24小时责任制。护理措施：①胃管：记录24小时引流量及性质；每周一、三、五更换负压吸引器；每日责任护士更换鼻翼处胶贴一次，保持皮肤完整性。②腹腔引流管：记录24小时引流量及性质；每周一、四更换伤口贴膜以及引流袋。严密观察伤口皮肤有无红肿渗液。③深静脉置管：周一、周四常规维护，责任护士每日更换三通装置及延长管一次；每4小时冲管一次，冲管液每

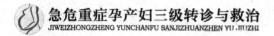

次不少于 20 mL，脉冲式冲管。④每日床旁交接班，保持每路引流管管路通畅，透明贴固定牢靠，清洁，无污染，标识清楚。

科主任总结意见：①根据主任医师会诊意见，请放射科会诊协助诊疗，尽快完善下消化道造影，明确有无肠瘘；②积极与营养科联系，加强营养支持；③向当地医院医师了解详细术中病情；④积极向法务科、主管院长、医务科、护理部上报该患者病情；⑤造影结果回报后组织全院会诊，评估围手术期风险及下一步治疗方案。

2020-10-31 与当地医师讨论了解前期病情。

2020-11-02 请放射科医师会诊，主管主治医师与放射科医师沟通病情后行下消化道造影。

2020-11-04 组织全院大会诊。

主治医师：回顾病史结合近期当地医院提供术中情况，患者存在腹腔感染，目前经过我院积极抗感染、营养支持治疗后，病情趋于平稳，各项感染指标较前下降，但患者仍腹胀明显，积极给予促进胃肠道功能恢复，严密观察病情变化。

普外科主任医师：回顾病史患者阴道分娩后胎盘滞留，当地医院行双侧子宫动脉栓塞术。术后 22 天 B 超监测下行钳刮术，术中钳刮困难。钳刮术后 2 小时出现高热、寒战，术后 8 小时出现腹胀、腹痛。急查 B 超提示胎盘置入，子宫穿孔。腹平片提示膈下游离气体，考虑空腔脏器穿孔。急诊行次全子宫切除术＋乙状结肠肠管修补吻合术。术后高热、感染指标升高，腹腔引流液培养阳性，盆腹腔感染诊断明确。入我院时肺 CTA 提示肺栓塞，给予抗凝治疗后症状明显好转，治疗有效。术后并发多腔隙积液、肺栓塞等均系全身炎症反应综合征，入院后积极抗炎、抗凝治疗，气短症状明显好转，治疗效果满意。但患者卧床时间较长，再发肺栓塞风险较高，给予指导活动，加强护理，预防栓塞发生。患者体温间断升高，体温波动于 39 ℃左右，感染指标高伴腹泻、腹胀、无腹痛。查体：腹部质地柔韧，以中下腹为著，肠鸣音弱，结合腹部 CT 提示肠管水肿，考虑炎性肠梗阻诊断明确；另因当地乙状结肠修补缝合术，术前未行肠道准备而行 I 期缝合，术后腹腔感染严重，该患者肠瘘高风险；目前腹腔引流液减少、体温高峰较前下降，感染指标好转，生命体征趋于平稳，腹腔引流液减少，病情无加重迹象，结合下消化道造影目前不考虑肠瘘。

呼吸科主任医师：结合肺部 CTA，考虑肺栓塞诊断明确，如目前无出血征象，建议继续低分子肝素 5 000 U，每 12 小时 1 次，抗凝治疗，可进食时口服利伐沙班抗凝，3 个月后复查 CTPA，监测血小板及出血倾向；复查血气分析，合理氧疗，继续抗感染治疗。

消化科主任医师：目前肠道功能未恢复，继续给予禁饮食、胃肠减压，必要时请针灸科协助诊疗；长期应用抗生素，破坏肠道菌群，易出现细菌异位，加重感染，积极调整肠道菌群平衡，预防真菌感染；患者长期卧床，再次发生肺栓塞风险高，积极给予双下肢气泵理疗、指导活动等预防措施。

重症医学科主治医师：患者早期存在全身炎症反应综合征，积极治疗病情好转，但存在以下问题：胃肠道功能恢复差，抗感染同时监测腹腔引流情况，加强肠外营养支持，增强免疫力，稳定内环境；高强度抗生素使用时间长，易引起全身菌群失调，继发真菌感染建议复查粪便培养＋艰难梭菌，G 实验，GM 实验；目前感人指标及体温均有下降，可考虑抗生素等级逐渐下降；鼓励下床活动，促进胃肠道功能恢复，必要时针灸治疗；间断输注清蛋白；血常规提示血小板高，存在肺栓塞病史，无禁忌继续给予抗凝治疗。

营养科副主任医师：患者处于禁饮食状态，目前中心静脉置管后根据体重、耐受情况、逐渐增加能量供给，现治疗方案足以维持，注意监测血常规、血糖、肝肾功、血脂。

临床药学医师：目前抗感染治疗有效，待体温和感染指标接近正常后降阶梯治疗；专注真菌感染情况，密切关注病情转归，必要时调整治疗方案。

麻醉科医师：患者严重腹腔感染，免疫力低下，加强中性静脉护理，防止导管相关性感染发生；如果需要手术，做好术前准备，告知麻醉及手术风险，术前停用低分子肝素 24 小时。

法务处：根据既往病史情况，该患者存在潜在医疗纠纷；我院积极治疗目前病情趋于平稳，后期肠瘘、再发肺栓塞、导管相关感染不能除外，反复向患者及家属告知病情。

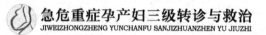

基于综合会诊意见、各项检查回报、症状及体征及时调整治疗方案，2020-11-8（术后 27 天），体温正常，抗生素逐渐降阶梯，减少种类，停用抗生素；2020-11-21 拔除胃肠减压，开始饮水（20 mL，每日不超过 120 mL），逐渐增加，无腹胀、腹痛不适；2020-11-23 开始进流质，少量多次，小口营养支持逐渐减量，逐渐过渡半流质至正常饮食。2020-12-1（术后 50 天）病情平稳出院。

（四）出院

1. 出院诊断明确

乙状结肠中段肠管修补术后；肺栓塞；脓毒血症：盆腹腔感染；炎性肠梗阻；子宫次全切除术后；全身炎症反应综合征（胸腔积液、心包积液）；电解质代谢紊乱：低钙血症、低磷血症；低蛋白血症；腹部切口愈合不良；贫血（中度）；Ⅰ型呼吸衰竭。

2. 出院医嘱

患者医嘱出院，嘱 2 周监测凝血一次，45 天复查肺功能，呼吸科及普外科门诊随诊，产科门诊随诊。

三、病例总结

患者外院因胎盘植入行钳夹术，术后考虑子宫穿孔可能，急诊行剖腹探查术，术中行子宫次全切除术＋乙状结肠中段修补缝合术，术后出现高热、胸闷、气短不适，给予抗感染、胸腔穿刺引流等治疗，上述症状未见明显缓解。转入我院 ICU，入院后经胸腔留置引流管、输清蛋白及抗感染营养支持治疗 9 天后症状缓解，但仍间断高热，体温波动于 39.0 ℃左右，腹胀伴水样便。转回我科，对于患者处于持续高热、高消耗、禁饮食及腹泻状态，维持内环境平衡迫在眉睫，科内讨论后给予禁饮食、调节肠道菌群、止泻等对症治疗 1 周后腹泻明显好转。请普外科会诊，结合患者当地术中情况（术前未行肠道准备，结肠行Ⅰ期吻合术），考虑炎性肠梗阻，但肠瘘不能完全排除；同时多学科会诊讨论下一步治疗方案，加强抗感染，间断药剂科会诊，协助调整用药。患者处于高热状态及周围静脉不能建立通路时，麻醉科给予开放中心静脉通路，营养科根据患者情况与普外科协商制定营养方案，加大营养支持，根据患者饮食状况，逐渐调整每日营养成分。患者经积极救治45天后平稳出院。

目前对术后炎性肠梗阻机制认识的不断增加，在术后炎性肠梗阻发生前，要针对诸多发病原因进行常规干预，减少腹部手术后炎性肠梗阻的发生，针对各种可能因素进行处理，尽量减少其发生。对发生的术后炎性肠梗阻要做到及时识别及治疗，避免加重病情。在术后炎性肠梗阻发生、发展期间，大量炎性介质及炎性细胞参与术后炎性肠梗阻的发生、发展，但其各自的作用机制及靶点尚未完全明确，随着术后炎性肠梗阻的分子水平研究逐渐深入，证实多种炎症因子、炎症细胞在其发生中起着关键作用；其中在最新研究进展中使用针对白细胞介素–1受体拮抗剂、ICAM–1单克隆抗体可明显抑制炎症反应，缩短疗程。若能发现引起术后炎性肠梗阻的最主要炎症介质，使用针对该炎症介质的受体拮抗剂阻断术后炎性肠梗阻的发生可能是今后研究热点。而对于术后炎性肠梗阻治疗包括：①基础治疗包括禁饮禁食，胃肠减压，营养支持，维持水、电解质、酸碱平衡。②灌肠处理：采用温盐水、肥皂水、中药制剂对患者行低压灌肠，刺激肠壁压力感受器以促进肠道蠕动、排除肠腔内容物、抑制肠道细菌增殖，减少肠道细菌内毒素产生及吸收，减少毒素吸收引起的炎症介质产生，减轻炎症反应，消除肠壁水肿药物治；③药物治疗：生长抑素、糖皮质激素作为甾体类化合物，具有很强的抗炎、减轻水肿作用。④手术治疗：在急性期对炎性肠梗阻采取手术治疗是其相对禁忌证。腹部手术后发生术后炎性肠梗阻时再次手术将加重腹腔炎性渗出、腹腔粘连、肠管水肿等，术中可见肠管广泛水肿，肠管似脑回状扩张，分离困难。应避免强行手术分离粘连，否则可能引起粘连加重，甚至肠瘘、危及生命等情况。多数术后炎性肠梗阻患者经过2周左右的非手术治疗可以获得临床缓解。若在正规保守治疗时出现高热、腹痛、腹胀进行性加重、局限性或全腹压痛、反跳痛、肌紧张、心率加快、血常规白细胞升高等腹膜炎征象时，应及时中转手术，以防止发生肠坏死、感染性休克等并发症发生。

近年来胎盘植入的发病率呈逐年上升趋势，对于存在高危因素的孕妇应在分娩前根据超声及磁共振成像结果提示的胎盘植入情况以及患者的年龄、孕周、骨盆情况、胎儿大小、胎位、子宫手术史以及医疗技术水平等其他情况选择适合的分娩方式。必要时转诊至上级医院。若阴道流血少，根据超声、磁共振成像提示

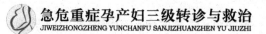

胎盘植入位置、面积、深度，有无米非司酮、甲氨蝶呤禁忌证，患者的意愿等各方面综合判断选择药物治疗、高强度聚焦超声刀治疗、宫腔镜电切术等治疗方式。最大限度地抢救患者的生命，提高胎盘植入患者的预后及生存质量。另外，多数炎性肠梗阻的经过 2 周左右的非手术治疗可以获得临床缓解。

第十节 羊水栓塞

一、病例特点

患者姜某，女，34 岁。于 2021-07-02 入院。

主诉：意识丧失 5 小时，凝血异常 4.5 小时。

现病史：患者自然临产，5.5 小时前自然破膜，5 小时前（破膜后 25 分钟）出现口吐白沫，牙关紧闭，意识不清，血压和血氧饱和度下降。考虑羊水栓塞，给予地塞米松 20 mg 静脉推注，正压面罩给氧。加腹压娩出一女活婴，3 980 g。胎盘胎膜自娩完整，检查会阴发现 I 度裂伤及阴道壁环形裂伤，常规缝合，同时给予多巴胺 5 mg、罂粟碱 60 mg 静脉滴注及止血三联对症治疗。4.5 小时前突然出现阴道流血增多，血不凝。立即配血，同时急诊行子宫次全切除术。术中留置盆腔引流管，术中输红细胞 14 U，血小板 4 个治疗量，冷沉淀 8 U、新鲜冰冻血浆 800 mL、清蛋白 15 g、纤维蛋白原 6 g、凝血酶原复合物 400 U，晶体液 2 275 mL，羟乙基淀粉 1 500 mL，呋塞米 20 mg，葡萄糖酸钙 5 g，氢化可的松注射液 250 mg，氨茶碱 250 mg，5% 碳酸氢钠 250 mL。产时产后出血共 4 000 mL，尿量 1 200 mL。考虑病情危重，急转我院。急诊以"羊水栓塞、弥漫性血管内凝血、失血性休克、产后出血、子宫次全切除术后、阴道壁裂伤、阴道分娩后"收入院。入院时意识不清，留置尿管通畅，淡血性尿液，量可。

既往史：既往体健，于 2021-07-01 23：15 于安琪儿医院行子宫次切除术，青霉素过敏，有输血史。无外伤史。

个人史：生于原籍，无外地居住史。

婚育史：30 岁再婚，现爱人体健，2-0-0-2，育有一子一女，2018 年足月顺产一男婴，2021-07-01 足月顺产一女活婴，均体健。

月经史：平素月经规律，量中等，无痛经。

家族史：否认家族遗传病史。

体格检查：未见明显异常。

辅助检查：①血常规（2021-07-02，本院）：血红蛋白 72 g/L，血小板计数 100×10⁹/L。②凝血（2021-07-02，外院）：凝血酶原时间 17.2 秒、活化部分凝血活酶时间 61 秒、纤维蛋白原定量 0.75 g/L、纤维蛋白降解产物 966.00 μg/mL。

初步诊断：羊水栓塞；弥漫性血管内凝血；失血性休克；产后出血；子宫次全切除术后；阴道壁裂伤；阴道分娩后。

治疗过程：2021-07-02 4：00 入院后完善相关检查，转入 ICU（重症医学科）。患者意识呈药物镇静状态（RASS 评分－3 分）。气管插管，转运呼吸机辅助呼吸平车推入 ICU。查体：体温 36 ℃：心率 127 次/分，呼吸 15 次/分，血压 82/59 mmHg，指脉血氧饱和度 100%。右侧颈内可见一深静脉管，在位通畅，睑结膜苍白。双肺呼吸音粗，未闻及干、湿性啰音。心率 127 次/分，律齐，各瓣膜听诊区未闻及病理性杂音。腹部略膨隆，伤口可见血性渗出，腹腔留置一引流管，引流液呈鲜红色血性，腹软，压痛、反跳痛不合作，移动性浊音阴性，肠鸣音弱。阴道可见纱条填塞及大量鲜红色血性液体。双下肢无水肿，生理反射消失，病理征未引出。急请介入科医师会诊，考虑凝血功能紊乱，暂不建议行出血动脉介入止血治疗。立即输注悬浮红细胞 8 U、血浆 1 200 mL，纠正贫血，补充凝血因子，改善凝血功能，同时给予抗感染、保护脏器、营养支持、维持水、电解质平衡等治疗。

2021-07-02 8：00 产科主任晨查房，患者阴道仍有出血，输血后血红蛋白仍下降。因其出血部位未止血，再次请介入科医师会诊：患者血红蛋白下降，阴道仍有出血，考虑行盆腔相关动脉造影＋栓塞术。遂急诊行盆腔子宫动脉及阴部上动脉栓塞术，术中发现右侧子宫动脉出血。

术后转入重症监护病房，给予重症监护、生命体征监测、呼吸机辅助呼吸、紧急行介入栓塞止血治疗；同时输红细胞 12 U、血浆 2 600 mL、血小板 4 个治疗量，补液、镇静镇痛、抗感染、保护脏器等治疗。盆腔引流液转为淡血性，引流量持续减少。

2021-07-02 11：00辅助检查提示：①肝肾功能、离子：清蛋白 23.5 g/L、肌酐 103.6 mmol/L；②腹水生化：总蛋白 35.9 g/L、葡萄糖 15.92 mmol/L、乳酸脱氢酶 426 U/L；③心肌损伤标志物：高敏肌钙蛋白 T 0.787 ng/mL、肌红蛋白 142.4 ng/mL；④凝血四项＋纤溶：凝血酶原时间 18.6 秒、活化部分凝血活酶时间 38.9 秒、纤维蛋白原定量 1.27 g/L，D- 二聚体定量 95.75 mg/L；⑤血常规：白细胞计数 7.66×10^9/L、血红蛋白 65 g/L、血小板计数 139×10^9/L；⑥床旁拍片提示：两肺纹理增重，心影增大。再次输注红细胞 2 U，血浆 1 000 mL。

2021-07-02 15：20（颅脑＋胸部＋腹部＋盆腔）CT 平扫提示：①大脑镰及小脑幕密度稍高，建议随诊复查；②扫及左侧上颌窦及右侧蝶窦黏膜增厚；③双肺多发渗出并双肺下叶局部实变；④双侧胸膜增厚，双侧胸腔少量积液可能，建议复查；⑤左侧腋窝结节影，考虑肿大淋巴结；⑥胆囊腔密度增高，请结合临床；⑦双侧重复肾，双肾实质密度不均匀增高；两侧肾盂肾盏及右侧输尿管扩张积液，双侧输尿管盆段显示不清，请结合临床；⑧系"子宫次全切术后"改变，子宫显示不清，术区线样高密度影，腹盆腔渗出、积气、积液（血）并引流术后改变，阴道内稍低密度影填充，以上请结合临床并复查；⑨膀胱导尿术后改变，腔内高密度影，请结合临床；⑩前腹盆壁皮下渗出，软组织肿胀积气；⑪左侧腹盆腔内见条状稍高密度影汇入下腔静脉，请结合临床必要时进一步检查。

患者 CT 示大脑镰及小脑幕密度稍高，请神经内科会诊：①头颅 CT 见大脑镰及小脑幕密度稍高，脑膜刺激征阴性，不排除造影剂影响。②继续观察患者神经系统体征变化，必要时复查头颅 CT。

2021-07-03 9：49输悬浮红细胞 2 U，血浆 400 mL，血小板 2 个治疗量。10：30产科医师会诊：取出外院阴道填塞纱条，发现异味明显，阴道口及下 1/3 阴道黏膜水肿、裂伤、多处渗血。再次给予 2 块碘伏纱布填塞压迫。11：22 患者意识清楚，呼吸氧合正常，给予试脱机观察血氧饱和度变化，自主呼吸试验及漏气试验通过后拔除气管插管。余继续给予抗感染、保护脏器、营养支持、维持水、电解质平衡。

2021-07-03 7：25 停止呼吸机辅助呼吸，于 10：17 拔除经口气管导管，病情平稳，转回产科。

入科情况：腹部疼痛难忍，体温 37.5 ℃，脉搏 88 次 / 分，呼吸 20 次 / 分，血压 131/70 mmHg，未吸氧状态下血氧饱和度 96%，听诊双肺呼吸音稍粗，未闻及明显干、湿性啰音。心脏查体阴性，腹部伤口愈合良好，未见渗出，右侧盆腔引流管在位通畅，少许淡血性引流液，昨日液体 150 mL。腹部查体阴性。阴道见少量淡血性恶露排出，填塞纱布两块，左下肢轻度水肿，右下肢无明显水肿。

目前诊断：羊水栓塞；弥漫性血管内凝血；产后出血、阴道壁裂伤、子宫次全切除术后、失血性休克；多器官功能障碍综合征（呼吸、循环、血液、肾脏）；急性肾损伤；双侧子宫动脉及阴道动脉介入栓塞术后；低钾血症；低蛋白血症。

转入诊疗计划：继续给予抗炎、化痰、抑酸、止痛等对症治疗，更换阴道纱布，择日行软产道探查术，排空乳汁，行分泌物培养及白带检查，关注盆腔引流液量及性状变化，定期监测肝功能、肾功能、血常规、凝血、感染指标、胸部 CT 等指标。

2021-07-04 10：32 复查血常规：白细胞计数 12.54×10^9/L、中性粒细胞百分比 0.92、血红蛋白 84 g/L、血小板计数 79×10^9/L、凝血四项＋纤溶：凝血酶原时间 11.8 秒、血纤蛋白原 4.37 g/L、D- 二聚体 17.63 mg/L。更换阴道填塞纱布，未见明显活动性出血。再次输血小板 2 个治疗量。

2021-07-06(术后 5 天) 检查发现阴道填塞纱条异味明显，取分泌物送培养，给予头孢噻肟钠 2.0 g，每 8 小时 1 次＋甲硝唑氯化钠注射液 0.5 g，每 12 小时 1 次。24 小时总入量 925 mL，总出量 140 mL。查体：血压波动于 120～128/66～75 mmHg，心率 86～96 次 / 分，低流量吸氧血氧饱和度 95%～99%，不吸氧情况血氧饱和度 89%～92%，听诊双肺呼吸音稍粗，未闻及明显干、湿性啰音。心脏查体阴性，盆腔引流淡血性液体 100 mL。腹软，下腹部轻压痛，无反跳痛。B 超：盆区可见范围约 6.2 cm×4.3 cm 低回声区，轮廓欠规则，边界尚清晰，CDFI 示其内未见明显血流信号。左侧腹区显示范围约 9.8 cm×2.7 cm 低回声区，内回声欠均匀，CDFI 示周边可见点条状血流信号。盆区低回声区，多考虑血肿。左侧腹区低回声区，不除外介入术后改变。

在超声探查下见宫颈完整，取出阴道填塞纱布两块，探查宫颈及阴道后穹隆、

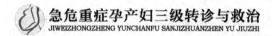
阴道壁完整，处女膜环 3 点内侧可触及线头。复查血常规提示血红蛋白 78 g/L，血小板计数 76×10⁹/L，血纤蛋白原 3.79 ng/mL，尿素 10.03 mmol/L，余项化验检查未见明显异常。

科室主任查房：盆腔血肿原因考虑两种可能。①介入损伤？请介入科会诊排除损伤；②B 超医师再次合适不除外术中盆腔小血管损伤或止血不严造成局部出血引起，建议严密监测。

行院内大会诊：B 超室、介入科、麻醉科会诊，进行讨论，考虑血肿与介入无关，可能与手术相关，患者术后疼痛明显，请麻醉科给予止痛药物对症治疗。

2021-07-07 至 2021-07-08（术后 5～7 天）继续给予抗感染治疗，输悬浮红细胞 2 U 纠正贫血对症治疗，取出阴道填塞纱布 2 块；盆腔引流液持续减少。

2021-07-09（术后 8 天）复查血常规：白细胞计数 12.21×10⁹/L，中性粒细胞百分比 0.887，血红蛋白 94 g/L，血小板计数 167×10⁹/L。凝血：活化部分凝血活酶时间 41.8 秒，血纤蛋白原 5.74 g/L，纤维蛋白降解产物 24.6 mg/L，D- 二聚体 7.63 mg/L；脑钠肽 1928 pg/mL；hs-CRP 75 mg/L，C 反应蛋白 215.51 mg/L。血气分析未见明显异常。盆腔引流管无明显引流液流出，拔除引流管。

再次复查颅脑＋胸部 CT 平扫示：①脑干偏右侧及右侧小脑半球片状稍低密度影，伪影？建议复查；②左侧上鼓窦囊肿可能；③双肺多发渗出性病变，建议治疗后复查；④心包积液；⑤双侧胸腔积液并双肺下叶局部膨胀不良；⑥胸壁皮下渗出性病变。

胸腔积液及妇科 B 超提示：右侧胸腔内探及液暗区，上下径约 4.0 cm，前后径约 2.1 cm，左右径约 2.9 cm，暗区清晰。左侧胸腔内探及积液暗区，上下径约 4.6 cm，前后径约 6.5 cm，左右径约 2.5 cm，暗区清晰。子宫次全切术后，宫颈大小约 4.9 cm×5.3 cm，形态饱满，内回声欠均匀，其顶端可见短线状强回声。盆区可见范围约 4.8 cm×3.7 cm 低回声区，轮廓欠规则，边界尚清晰，CDFI 示其内未见明显血流信号。右侧髂血管周围目前未见明显异常回声区。左侧髂血管旁显示范围约 6.5 cm×2.9 cm 包块样回声，内回声不均匀，其内可见数个不规则囊状无回声区，CDFI 示其内可见点条状血流信号，该包块旁可见一血管样回声，直径宽约 1.9 cm，向上延伸，追踪扫查至肾脏平面，肾脏水平上方部分因气体干扰显示不清，该血管样回声内可见絮状低弱回声充填，CDFI 示其内未见明显血流信号充盈。

阴道分泌物培养提示大肠埃希菌。请药剂科会诊，调整抗生素，改为头孢哌酮钠舒巴坦钠注射剂 3.0 g，每 12 小时 1 次。

B 超提示髂血管旁血肿不排除血栓。请血管外科会诊，建议预防性抗凝，给予那曲肝素 4100 U，每天 1 次。

2021-07-10 至 2021-07-11 继续抗感染对症治疗。

2021-07-12 至 2021-07-13（术后 11-12 天）患者间断发热，最高体温 37.8 ℃。复查盆腔 B 超提示子宫次全切术后，盆区可见范围约 4.9 cm×1.7 cm 低回声区，轮廓欠规则，边界尚清晰，内回声不均匀，内为纤细分隔光带及絮状低弱回声，CDFI 示其内未见明显血流信号。左侧髂血管旁显示卵巢样回声，范围约 4.7 cm×2.3 cm，内回声不均匀，其内可见数个不规则囊状无回声区，CDFI 示其内可见点条状血流信号，其旁可见一血管样回声，直径宽约 1.4 cm，向上延伸，追踪扫查至肾脏平面，肾脏水平上方部分因气体干扰显示不清，该血管样回声管腔欠清晰，CDFI 示其内未见明显血流信号充盈。腹壁切口处中下段肌层及肌层深面显示不规则低回声区，范围约 8.8 cm×2.8 cm，内回声不均匀，可见絮状低弱回声及纤细分隔光带回声。考虑腹直肌血肿。药剂科会诊：加用替考拉宁 0.4 g 静脉滴注抗感染治疗，同时给予头孢哌酮钠舒巴坦钠注射液 1.5 g 静脉滴注，每天 2 次。

泌尿外科医师阅超声并联系超声科医师，反复沟通，考虑右肾积水并张力较高，建议放置双 J 管引流。与患者及家属沟通目前情况，因患者右侧重复肾、输尿管，术中可能存在放置失败或因解剖等因素，无法放置可能。后再次复查 B 超双肾积水明显减轻，考虑当时查时与体位及盆腔血肿压迫有关。

2021-07-15（术后 2 周）患者体温正常，再次请药剂科会诊：继续头孢派酮舒巴坦钠 3.0 g 静脉滴注，每 12 小时 1 次＋替考拉宁 0.4 g 静脉滴注，每天 1 次，甲硝唑氯化钠注射液 0.5g 静脉滴注，每 12 小时 1 次。

2021-07-16 至 2021-07-17（术后 15～16 天）体温基本正常，有咳嗽不适，无明显咳痰。双肺听诊呼吸音粗，引流管在位通畅，引出少量暗红色血液。查体未见明显异常。

2021-07-19（术后18天）复查B超盆区可见范围约5.8 cm×2.0 cm低回声区，腹壁切口处中下段肌层深面腹膜外间隙显示范围约6.0 cm×2.2 cm不均质回声区，多考虑血肿，较前次检查无明显变化。左侧髂血管旁卵巢样回声，较前次检查体积变小，其旁血管样回声，考虑生殖静脉血栓形成：请结合临床。腹壁切口处中下段肌层深面腹膜外间隙血肿，较前次检查明显变小。

2021-07-19（术后18天）药剂科会诊建议：甲硝唑用药已5天，可考虑停药。

2021-07-20（术后19天）复查相关检查结果回报：白细胞介素-6 29.7 pg/mL、降钙素原0.184 ng/mL、C反应蛋白73.67 mg/L、血常规：白细胞计数3.11×10^{12}/L、血小板计数501×10^9/L、中性粒细胞百分比0.851、血红蛋白93 g/L。药剂科建议可逐步停用头孢哌酮钠舒巴坦和替考拉宁。

2021-07-21（术后20天）患者间断出现发热，最高体温39 ℃，C反应蛋白62.26 mg/L、降钙素原0.09 ng/mL、白细胞计数7.5×10^9/L、中性粒细胞百分比0.843、血小板计数533×10^9/L、血红蛋白86 g/L。药剂科建议：停用替考拉宁；最高体温39.0 ℃，建议继续头孢派酮舒巴坦钠3.0 g，静脉滴注，每12小时1次。利奈唑胺片0.6 g，口服，每12小时1次。给予抗感染对症治疗后体温无明显好转；药剂科建议将头孢派酮舒巴坦钠更换为美罗培南1 g，每8小时1次。

2021-07-22（术后21天）继续抗感染等对症治疗。

2021-07-23（术后22天）经更换抗生素抗感染治疗后，患者体温仍间断发热，复查血常规：白细胞计数4.55×10^9/L，中性粒细胞百分比0.777，中性粒细胞绝对值3.53×10^9/L，血红蛋白87 g/L，血小板计数414×10^9/L，降钙素原0.342 ng/mL，C反应蛋白64.23 mg/L，脑钠肽460 pg/mL。已给予抗感染治疗22天，患者体温仍有反复。请中医科会诊给予中药外敷包治疗腹直肌血肿，同时给予口服生血宝合剂。

2021-07-24（术后23天）相关检查结果回报：Th亚群细胞因子测定：白细胞介素-6 30.44 pg/mL、白细胞介素-10 20.83 pg/mL、IFN-γ 13.53 pg/mL、LDA 11.06 pg/mL；血气分析：pH 7.46、二氧化碳分压（PCO_2）33 mmHg、氧分压（PO_2）67 mmHg、降钙素原0.441 ng/mL；血常规：白细胞计数3.81×10^9/L。中

性粒细胞百分比 0.98、淋巴细胞百分比 0.126、血红蛋白 90 g/L、血细胞比容 0.274、血小板计数 400×10^9/L；白细胞介素 –6 26.3 pg/mL；肺炎支原体抗体滴度：1 ∶ 320。心脏 B 超未见明显异常。泌尿系统 B 超：右肾 13.5 cm×5.1 cm，左肾 13.8 cm×4.9 cm，形态饱满，实质区回声未见明显异常，可见两套集合系统破回声，集合系统无分离征象。双侧输尿管未见扩张征象。膀胱充盈，壁光整，液腔内清晰，支原体阳性。请药剂科会诊：加用阿奇霉素静脉滴注抗支原体治疗，停用利奈唑胺片。

2021-07-25 至 2021-07-28（术后 24–27 天）体温正常，继续抗感染对症治疗。

2021-07-29（术后 4 周）患者生命体征平稳，停用抗生素，观察体温情况。

2021-07-30（术后 29 天）体温正常，无发热，未诉特殊不适，复查血常规：白细胞计数 4.02×10^9/L、中性粒细胞百分比 0.63、白细胞计数 2.67×10^{12}/L、血红蛋白 78 g/L、血小板计数 322×10^9/L。白细胞介素 –6 11.6 pg/mL、C 反应蛋白 15.17 mg/L、降钙素原 0.137 ng/mL。请药剂科会诊，给予阿莫西林克拉维酸钾 0.475 mg，2 片，每天 2 次，口服，3 天后停药。嘱其出院：①注意休息，纠正贫血，适量活动，母婴同室后母乳喂养；②1 周后门诊复查；③禁盆浴及性生活一个月；④不适随诊。

出院诊断：羊水栓塞；产后出血；失血性休克；弥散性血管内凝血；分娩伴阴道裂伤；子宫次全切除术后；多器官功能障碍综合征（MODS）（呼吸、循环、血液、肾脏）；产后急性肾衰竭；妊娠合并肺部感染；妊娠合并胸腔积液（双侧）；妊娠合并低钾血症；产褥期低蛋白血症；妊娠合并重度贫血；妊娠合并肾畸形（重复肾）。

随访：出院后 2 周复查，泌乳正常，体温正常，伤口愈合良好，阴道无出血，宫颈残端未见渗血。

出院 1 个月复查，体温正常，精神可，大小便正常。有少许母乳，双乳不涨，心肺未闻及明显异常，腹软，宫颈残端愈合良好。B 超提示腹直肌血肿大小约 5 cm×6 cm，较前明显缩小，双下肢无水肿。复查血常规、肝肾功、分泌物未见明显异常，嘱其注意休息，不适随诊。

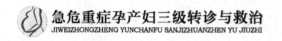

二、评审要点

（一）入院

由当地医院医师及护士陪同，转运呼吸机辅助呼吸平车推入，当到达我院时，生命体征：患者意识呈药物镇静状态（RASS 评分－3 分）。气管插管、呼吸机辅助呼吸。查体：体温 36 ℃，心率 127 次/分，呼吸 15 次/分，血压 82/59 mmHg，指脉血氧饱和度 100%。右侧颈内可见一深静脉管，在位通畅，睑结膜苍白。腹部略膨隆，伤口可见血性渗出，腹腔留置一引流管，引流液呈鲜红色血性，腹软，压痛、反跳痛不合作。阴道可见纱条填塞及大量鲜红色血性液体。符合"孕产妇危重症病例筛选标准"的休克、昏迷表现。

入院前已联系我科主任，考虑羊水栓塞、产后出血、弥散性血管内凝血、子宫次全切除术后、阴道分娩后。主任通知当日值班二线副主任医师和 ICU 留床位及准备抢救物品。患者于 3：17 来院，通过急危重症孕产妇转诊的绿色通道入院，进入 ICU 病区，产科值班医师和 ICU 医师共同接诊患者，进行特级护理。经口呼吸机辅助呼吸、持续心电监护、开放两路静脉通路（外院已深静脉置管），留置尿管（外院已留置），急查各项指标，立即联系血库积极配血，配红细胞、血浆、血小板，并输注。同时联系介入科评估是否行介入治疗，介入科主治医师会诊建议暂不行介入治疗，继续纠正凝血功能，若患者血红蛋白进行性下降，阴道仍有出血，引流液转为血性考虑行盆腔相关动脉造影＋栓塞术。8：00 三线医师到场，主任医师立即组织抢救小组在 ICU 进行讨论，告病危；联系血库、介入科、产科、ICU 等科室进行讨论，上报医务处。考虑患者输血后血红蛋白仍未见改善，考虑出血未止，输血无效，建议尽快止血，抗休克同时急诊行子宫动脉及阴部上动脉栓塞术。

该患者入院属于危重患者，病情较重，急诊转入重症监护病房进行抢救，多学科合作综合治疗，使患者转危为安，转诊及时，未延误病情；但患者介入时机延后，对患者的疾病诊治有延误。

（二）诊断

首诊医师进行详细病史采集，并及时书写首次病程记录、完整入院病历记录。

在当地医院因分娩过程中胎膜早破后突然出现意识丧失、口吐白沫、牙关紧闭、血压及血氧饱和度下降。考虑羊水栓塞，立即启动院内抢救小组，宫口开全加腹压娩出胎儿，给予地塞米松 20 mg 静脉推注，多巴胺静脉滴注 5 mg 静脉推注、罂粟碱 60 mg 静脉滴注及止血三联等对症治疗，阴道大量出血，考虑发生弥散性血管内凝血急诊行子宫次全切除术，术后考虑病情危重转入我院。

入院诊断明确，该患者为羊水栓塞、弥散性血管内凝血、失血性休克、产后出血、子宫次全切除术后、阴道壁裂伤、阴道分娩后。

入院后急诊查血常规、凝血+纤溶、肝肾功能、输血前八项、脑钠肽、心肌酶、心肌损伤、血尿淀粉酶、脂肪酶、B超、全身CT等必要的辅助检查，初步评估该患者失血量、凝血功能、弥散性血管内凝血的严重程度；全身CT排除患者失血缺血造成的头颅等部位的再灌注损伤，心脏B超、脑钠肽、心肌酶、心肌损伤、肌酐、尿素、肝功能等化验检查可以了解到大量失血后输血输液对心脏、肾脏、肝脏的再灌注损伤。

该患者诊断明确，分娩过程中胎膜早破后发生的羊水栓塞三大表现，低血压、低血氧饱和度、凝血功能障碍。症状典型。因病情危重根据病情及体征考虑羊水栓塞，立即进行羊水栓塞药物纠正，大量阴道出血行次全子宫切除术，同时抗休克、纠正凝血等治疗，后病情稍平稳后转为我院，转诊时机合适。

（三）医疗/管理

该患者自然破膜，宫口开全，突然出现口吐白沫、牙关紧闭、意识不清，血压及血氧饱和度下降，考虑羊水栓塞，给予地塞米松 20mg 静脉推注，正压面罩给氧，加腹压娩出一女活婴。并给予抗过敏、抗休克、抗肺血管痉挛等治疗，效果不佳，阴道仍大量出血，考虑弥散性血管内凝血，立刻行子宫切除术。术后待病情稍平稳转入我院，转诊时机合适。

入院时处于浅昏迷状态，羊水栓塞致产后大出血，急性失血性休克状态，入院后治疗原则为积极抗休克治疗同时，行高级生命支持。已开通两路静脉通路及深静脉置管，保证了液体进入体内；入院后积极输血制品、输液、抑酸、保护脏器功能、改善凝血功能障碍等治疗。患者入院4点请介入科会诊未行介入治疗，后因血红蛋白上升不明显，阴道仍有活动性出血，遂行介入术，手术过程顺利，于 2021-07-04 10：32（术后第 2 天）经治疗后出血减少，凝血功能恢复正常，血红蛋白上升至 84 g/L，患者意识清楚，术后 3 天，患者生体征平稳后又转入产科进行治疗。

产科主任医师：羊水栓塞是指在分娩过程中羊水突然进入母体血液循环引起急性肺栓塞、过敏性休克、弥散性血管内凝血、肾衰竭或猝死的严重的分娩期并发症，是由于污染羊水中的有形物质（胎儿毳毛、角化上皮、胎脂、胎粪）和促凝物质进入母体血液循环引起。多发生在产时或破膜时，亦可发生于产后，多见于足月产，大多发病突然，病情凶险，患者突然意识丧失时外院加腹压娩出胎儿，医疗行为不当，加腹压可能加重羊水再次入血，加重病情，可行产钳助产娩出胎儿，但其迅速诊断羊水栓塞，并给予对症治疗，在发生弥散性血管内凝血时急诊行子宫次全切除术，抢救无耽误增加了患者的成活率；患者在转入我院后腹腔引流及阴道均有出血，考虑患者仍有出血倾向，第一次介入科会诊后未行介入术，而是入院 4 小时后行介入治疗，应入院后就应该以产科及重症医学科医师为主导积极主动在患者平稳的状态下积极立刻行盆腔血管栓塞术，减少出血，而不是等待介入科主动去介入，延误患者的诊治；患者入院后由重症医学科、产科、血库、介入科医师及时会诊、讨论参与抢救，后转入产科后因体温波动，临床药学及时参与制定治疗方案，最终患者康复出院。这是为数不多的羊水栓塞成功救治病例。

重症医学科主任：入院时处于浅昏迷状态，羊水栓塞致产后大出血、弥散性血管内凝血、急性失血性休克状态，入院后给予高级生命支持、积极抗休克、纠正凝血功能。在观察过程患者腹腔引流血液明显增多，且阴道在填塞纱布后有明显出血，应在抗休克同时行介入术，而本例患者介入时间稍延误。羊水栓塞的死亡原因主要是心搏骤停、出凝血功能障碍、急性呼吸窘迫综合征和 / 或后期多器官功能衰竭，患者于外院已经给予解除肺动脉高压、抗过敏、气管插管、抗休克、纠正凝血功能、子宫切除等急诊处理，转入我院后给予进一步纠正凝血功能、止血、保护各脏器功能治疗，重点在于急救后的进一步治疗，防止因各器官功能衰竭导致的并发症或死亡，经重症医学科治疗后患者病情好转，逐渐停止呼吸机辅助呼吸、拔除经口气管导管，病情平稳，转回产科。

护士长：患者转回产科后，护士通过与患者多次沟通，交谈，深入了解患者家庭背景，分析患者心里的想法，给予患者心理疏通，慢慢引导患者，帮助患者进行生活自理。

（四）监测与随后的处理

患者术后出血多，在 ICU 进行严密患者生命体征、重要器官的功能等；严密观察腹腔流液、阴道流血情况，抗生素预防感染，监测生命体征、精神状态；检查血常规、凝血功能、尿常规、电解质、肝肾功能、盆腔 B 超等，监测感染指标、及时请药剂科会诊调整用药方案。术后 29 天，病情稳定，出院观察，并嘱出院注意事项。出院后 2 周门诊复查，1 个月分别门诊随诊，无特殊。

对病情变化及各项指标的变化监测到位，并及时调整治疗方案，出院嘱托合理，随诊到位。

（五）出院

出院诊断：羊水栓塞；产后出血；失血性休克；弥漫性血管内凝血；分娩伴阴道裂伤；子宫次全切除术后；多器官功能障碍综合征（MODS）（呼吸、循环、血液、肾脏）；产后急性肾衰竭；妊娠合并肺部感染；妊娠合并胸腔积液（双侧）；妊娠合并低钾血症；产褥期低蛋白血症；妊娠合并重度贫血；妊娠合并肾畸形（重复肾）。

（六）护理监测及随访

护士通过与患者多次沟通，交谈，深入了解患者家庭背景，分析患者心里的想法。杨春荣护士长带领护理团队多次护理查房，给予患者心理疏通，慢慢引导患者，帮助患者进行生活自理。独生子女的家庭，母亲所有的包办，患者所谓"巨婴"的生活（该患者住院期间，全程由母亲陪护）。护士劝说患者的母亲逐渐从患者的生活中退出、放手，培养患者的自理能力及角色责任感。护士不断从细节出发，与患者互动，完成自我照顾，自己洗脸、梳头、吃饭，督促下床活动。肺部感染需要肺功能锻炼，预防静脉血栓、促进胃肠功能需要下床活动，患者均不配合。通过以上心理指导及措施，最终患者在护士的指导下完成以下功能锻炼：协助患者下床活动，每次 20～30 分钟，每天 2 次。床上活动，双脚脚尖勾起，脚背伸直 10 次，脚尖在空中画圈左、右各 5 次，做 2～3 组。双上肢扩胸运动 5～10 次，做 2 组，1～2 小时翻身活动。双下肢气压治疗，每日 2 次。Ⅰ级护理，协助诊

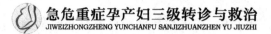

治到位，沟通到位。充分体现了我科护理的细致到位。

病例详细记录了每日查房关于患者病情的变化、异常指标的分析及处理意见、会诊记录及转诊记录；但此病历未记录危重症病例讨论记录、抢救记录。

（七）转诊

患者因羊水栓塞，产后出血，失血性休克，弥散性血管内凝血后行子宫次全切除术，紧急联系120送入我科，该患者按照妊娠风险评估分级，为"红色标记"，妊娠风险极高，对孕妇安全有极大威胁，可能危及孕妇生命。转诊指征明确，并转诊前电话联系我科，ICU留置床位并做好抢救准备，转诊资料详细，转诊过程中有医务人员陪同，途中呼吸机辅助呼吸，基本生命体征监护，车上急救设备配置，确保危重孕产妇的生命安全，给以初步液体治疗。经孕产妇急危重症转诊绿色通道顺利安全转为我院。

三、病例总结

该患者诊断明确，产时羊膜破裂，后突然出现意识丧失，血压下降、血氧饱和度下降，昏迷，分娩后立即出现产后大出血，不凝血，在纠正凝血情况下急诊子宫次全切除术，后意识昏迷转入我院进一步治疗，因病情较重急转重症医学科，积极完善相关检查，给予有创呼吸机辅助呼吸、抗感染、抑酸、抑酶、止血、输血、保护重要脏器功能等治疗，行子宫动脉及阴部上动脉栓塞术，于2021-07-03拔除气管插管，病情平稳后于2021-07-05转回我科，继续给予纠正贫血、纠正低蛋白血症、抗炎、抗凝等对症治疗，监测胸部CT，阴道分泌物培养提示大肠埃希菌、肺炎支原体感染反复调整抗生素控制感染，待感染指标正常，术后29天平稳出院。属于危重孕产妇成功救治案例，尽早明确诊断，制定最佳诊疗方案，提高医疗质量，保证医疗安全，降低了孕产妇的死亡率。

羊水栓塞是指在分娩过程中羊水突然进入母体血液循环引起急性肺栓塞，过敏性休克，弥散性血管内凝血，肾衰竭或猝死的严重的分娩期并发症。发病率为4/10万～6/10万，羊水栓塞是由于污染羊水中的有形物质（胎儿毳毛，角化上皮，胎脂，胎粪）和促凝物质进入母体血液循环引起。近年研究认为，羊水栓塞主要是过敏反应，命名为妊娠过敏反应综合征。

羊水栓塞多发生在产时或破膜时，亦可发生于产后，多见于足月产，大多发病突然，病情凶险。发生羊水栓塞通常有以下诱因：经产妇居多；多有胎膜早破或人工破膜史；常见于宫缩过强或缩宫素（催产素）应用不当；胎盘早期剥离、前置胎盘、子宫破裂或手术产易发生羊水栓塞。临床表现：呼吸循环衰竭；全身出血倾向；多系统脏器损伤。可发生于胎膜破裂后、分娩时或分娩后，以及在催产素静脉滴注引产等情况下，产妇突然烦躁不安、寒战、呕吐、呛咳、呼吸困难、发绀、迅速休克。发病急骤者，可于数分钟内死亡。易出现产后大出血，血不凝，有时有全身出血倾向，最后可出现肾、肺、心功能衰竭。

治疗原则为羊水栓塞抢救成功的关键在于早诊断、早处理，及早处理妊娠子宫。抗过敏；吸氧；解除肺动脉高压（氨茶碱、罂粟碱、阿托品、酚妥拉明）；抗休克；防治弥散性血管内凝血；预防心力衰竭；防治多器官损伤；及时正确使用抗生素；产科处理。及时的产科处理对于抢救成功与否极为重要。一旦发生羊水栓塞，即使积极地抢救，仍然死亡率高达 80%。

第十一节　妊娠中期合并甲亢危象前期

一、病例特点

耿某，女，23 岁，已婚，于 2021-12-07 入院。

主诉：停经 22^{+2} 周，发现血压高 4 天。

现病史：平素月经规律，末次月经 2021-07-01，预产期 2022-04-08，停经 37 天自测尿妊娠试验（＋），提示早孕。停经 54 天查甲状腺功能提示（外院，2021-08-25）：TSH 0.001 μIU/mL，FT_3 27.4 pg/mL，FT_4 59.9 pg/mL，TPO 1 000 IU/mL，TGAB 2 800 IU/mL，诊断为甲亢，就诊于西安某医院给予口服丙硫氧嘧啶（诉医嘱建议药物用量为 1 片 / 次，2 次 / 天，其药物用量 1 片 / 次，1 次 / 天）治疗，1 月后自行停药，未复查甲状腺功能。停经 63 天自觉恶心、呕吐等早孕反应，未就诊，症状持续 2 月缓解。妊娠早期无感冒发热，无阴道流血流液，无其他药物、毒物及放射线等有害物质接触史，无宠物接触史。孕4月余自觉胎动伴腹渐隆至今。妊娠期未正规产检，口服葡萄糖耐量试验、传染病系列、颈项透明层厚度、唐氏综合征筛查均未做。4天前外院常规产检，测血压 187/85 mmHg，无头痛、头晕、眼花、心悸及阴道流液史，无双下肢水肿，未监测尿蛋白，建议上级医院就诊。今为求进一步诊治，遂来我院，门诊测血压 200/87 mmHg，以"妊娠合并甲状腺功能亢进症；妊娠期高血压疾病：子痫前期重度？孕 2 产 0、22^{+2} 周妊娠"收入院，妊娠期饮食、夜休好，大小便自解正常。妊娠前体重 57.5 kg，妊娠期增重 1.5 kg。

既往史：7 个月前有大汗、易饥饿、心悸、颈部增粗等症状，未诊治。既往患慢性乙型肝炎（小三阳），未正规药物治疗。余无特殊。

婚育史：22 岁结婚，爱人原配，配偶体健。

月经史：初次月经 14 岁，7 天 /30 天，平素月经规律，量中等，无痛经。0-0-1-0，2017 年因未婚先孕 21 周引产一次，过程顺利，产后恢复良好。

家族史：母亲患高血压 5 年，否认家族史其他遗传病史。

入院查体：体温 37.6 ℃，脉搏 167 次 / 分，呼吸 22 次 / 分，血压 207/86 mmHg，面色潮红，眼球活动自如，无突眼，甲状腺 Ⅱ 度肿大，颈静脉无怒张，颈动脉搏动无异常。胸廓对称无畸形，触觉语颤双侧对称，无增强及减弱，无胸膜摩擦感，叩诊音清，听诊呼吸音正常，未闻及干、湿性啰音，无胸膜摩擦音。心前区无隆起，心尖冲动未见异常，心浊音界无扩大，心率 167 次 / 分，各瓣膜听诊区未闻及病理性杂音。腹部微隆，腹壁柔软，无压痛、无反跳痛，肝脾肋下未触及，Murphy 征阴性，肝肾区无叩痛，移动性浊音阴性，肠鸣音正常。肛门指诊未查。外生殖器未查。脊柱呈生理弯曲。四肢活动自如，可见细颤，双下肢水肿（－），神经系统生理反射存在，病理反射未引出。产科检查：宫高 19 cm，腹围 89.0 cm，胎心率 132 次 / 分。

初步诊断：妊娠期高血压疾病：重度先兆子痫？妊娠合并甲状腺功能亢进症：甲亢危象？甲状腺功能亢进性心脏病？孕 2 产 0、22^{+2} 周妊娠；慢性乙型肝炎（小三阳）。

入院后当天的检查与处理：①入院后产科护理：18：20 告病危，Ⅰ级护理，持续心电监测；吸氧、避免声光刺激。18：40 低流量吸氧，建立静脉通路。19：00 乌拉地尔 1 mL/h，硫酸镁组液体 200 mL/h 泵入。19：30 硫酸镁组以53 mL/h 泵入。19：50 转入 ICU。②入院后产科处理：5% 葡萄糖 100 mL ＋ 25%硫酸镁 20 mL；5% 葡萄糖 500 mL ＋ 25% 硫酸镁 60 mL；0.9% 氯化钠 50 mL ＋乌拉地尔 50 mg。③入院后产科完善相关检查：PCO_2 19 mmHg、肌酐 22 μmol/L、镁 1.51 mmol/L、视黄醇结合蛋白 8.7 mg/L；酮体 2 ＋；脑钠肽 232.03 pg/mL；肌红蛋白 ＜ 21 ng/mL；碱性磷酸酶 121 U/L、胆固醇酯 40 mmol/L、总蛋白 58.6 g/L、清蛋白 30 g/L。④内分泌科会诊（19：27）：急性病容，心率 160 次 / 分，甲状腺Ⅱ度肿大，质地中等，无压痛。诊断为原发性甲状腺功能亢进症。会诊意见：低碘饮食；普萘洛尔片 10 mg，每天 3 次，口服，监测心率，必要时可加量；血常规、肝功能、甲状腺功能五项，结果回报后我科再会诊，制定抗甲状腺方案；内分泌科随诊。⑤重症医学科会诊（19：31）：转入 ICU，进行治疗。

ICU 处理（2021-12-7 20：00 入 ICU）：①诊疗计划：积极完善相关检查；结合内分泌科会诊意见，予以控制心率、解痉、降压、支持、维持水电解质平衡等治疗；告知家属病情，患者病情危重，且不排除存在甲亢危险，随时可能出现心力衰竭、恶性心律失常或子痫或脑出血或胎儿窘迫、胎死宫内，危及生命可能，同时因患者处在妊娠期，目前用药可能导致流产、胎儿畸形及其他损伤，家属表示知情理解并签署病危通知。密切观察病情变化。②完善相关检查：FT_3 31.06 pmol/L、FT_4 99.48 pmol/L；高密度脂蛋白胆固醇 0.98 mmol/L；乙肝 DNA 定量 4.63×10^3 cp/mL。床旁心脏彩超提示：全心大，肺动脉高压 (47 mmHg)；二尖瓣、三尖瓣及主动脉瓣少量反流；左室收缩功能。床旁心电图提示：窦性心律；窦性心动过速；不完全右束支传导阻滞，电轴右偏。给予普萘洛尔 10 mg、5% 葡萄糖 500 mL ＋ 25% 硫酸镁 60 mL、5% 葡萄糖 500 mL ＋氯化钾 10 mL ＋胰岛素10 U、氯化钠 48 mL ＋右美托咪定注射液 0.2 mg。

入院第 2 天（2021-12-08）：患者神志清，精神可，入科后给予心电监护、鼻导管吸氧；总结累计入量 900 mL；出量 900 mL，其中：静脉输入 600 mL，口服 300 mL。查体：体温 37.3 ℃，心率 106 次 / 分，呼吸 20 次 / 分，血压115/63 mmHg。甲状腺可触及Ⅰ度肿大。听诊双肺呼吸音清，未闻及干、湿性啰音。

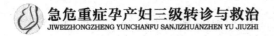

心律齐，心音可，各瓣膜听诊区未闻及病理性杂音。腹部平坦，未见异常蠕动波，腹壁柔软，无压痛、反跳痛，肝脾肋下未触及，Murphy 征阴性，全腹叩呈鼓音，肝肾区无叩痛，移动性浊音阴性，肠鸣音正常。胎心 150 次 / 分。

诊疗计划：①结合病史、体征、实验室及影像学检查，患者存在低热、窦性心动过速，但无中枢神经系统症状，无心力衰竭、肺水肿、房颤、恶性心律失常、消化道症状，考虑其为甲亢危象前期，予以完善甲功五项、甲状腺超声、心脏超声等，同时予以控制心率、解痉、支持、维持水电解质平衡等治疗，内分泌科随诊。②患者此次发现血压较高，但安静及控制心率后，患者血压基本正常，考虑为甲亢所致，予以请眼科会诊查看眼底，并严密观察血压变化，防止子痫。③患者既往乙型肝炎，予以完善乙肝 DNA 定量，传染科随诊。④注意严密观察胎心、阴道流血流液情况；余治疗同前，继续观察。

内分泌科会诊：患者妊娠期发现甲亢，曾口服丙硫氧嘧啶治疗，后自行停用，日常有怕热多汗、手抖等症状，妊娠期体重增加不明显。目前肝功能正常，白细胞不低。甲状腺功能：甲状腺五项（放免）：促甲状腺激素 < 0.01 μIU/mL、游离甲状腺素 99.48 pmol/L、游离三碘甲状原氨酸 31.06 pmol/L、抗甲状腺球蛋白抗体 > 1 000 IU/mL、抗甲状腺过氧化物酶抗体 > 400 μIU/mL。诊断为甲状腺功能亢进症。会诊意见：①甲亢饮食避免劳累；②甲巯咪唑 10 mg，每天 2 次；③每周复查血常规、半月复查肝功能，1 个月后复查甲状腺功能；④内分泌科门诊规律随诊，调整用药。

入院第 3 天（2021-12-09）：患者神志清，精神可，鼻导管吸氧 2 L/min。总结累计入量 900 mL；平衡 900 mL：其中：静脉输入 600 mL；口服 300 mL。查体：体温 36.9 ℃，心率 110 次 / 分，呼吸 19 次 / 分，血压 126/58 mmHg。甲状腺可触及 I 度肿大。听诊双肺呼吸音清，未闻及干、湿性啰音。心律齐，心音可，各瓣膜听诊区未闻及病理性杂音。腹部平坦，未见异常蠕动波，腹壁柔软，无压痛反跳痛，肝脾肋下未触及，Murphy 征阴性，全腹叩呈鼓音，肝肾区无叩痛，移动性浊音阴性，肠鸣音正常。胎心 140 次 / 分。

辅助检查：①血气分析：pH 7.421、PCO_2 34.9 mmHg、PO_2 116 mmHg、SO_2 98.9%，K^+ 3.4 mmol/L、Na^+ 136 mmol/L、Cl^- 107 mmol/L、Ca^{2+} 1.07 mmol/L。

N 端脑钠肽前体 171 pg/mL；②血常规：白细胞计数 7.57×10^9/L、中性粒细胞百分比 0.66；③输血八项（定量）：乙型肝炎表面抗原定量 133.29 IU/mL（阳性）、乙型肝炎病毒 DNA 4.63×10^3 IU/mL；④肝功能十二项：总蛋白 58.6 g/L、清蛋白 30 g/L。

诊疗计划：①结合内分泌科会诊意见，予以加用甲巯咪唑，注意监测甲状腺功能变化，同时严密监测胎心，定期复查妇科超声，防止药物所致流产、胎儿畸形。②患者系孕妇，既往小三阳，入院查乙肝 DNA 定量高，请感染科会诊指导患者用药。③血气分析示血钾偏低，给予静脉补钾以纠正电解质紊乱。④继续予以控制心率、解痉、降压、支持、维持水电解质平衡等治疗；余治疗同前。

感染科会诊：根据病史、体征、辅助检查结果。诊断为慢性乙肝病毒携带者。根据指南，建议患者孕 24 周复查 HBV DNA 定量，若 $\geq 2.1 \times 10^5$ IU/mL，建议患者服用妊娠 B 级抗乙肝病毒药物进行母婴阻断。

内分泌科会诊：①继续口服普萘洛尔 10 mg，每天 2 次，必要时（若要保胎）可将普萘洛尔换为拉贝洛尔。②继续甲巯咪唑 10 mg，每天 2 次，建议每周监测血常规、肝功能，3～4 周复查甲状腺功能能。③我科随诊。

入院第 4 天（2021-12-10）：患者神志清，精神可，鼻导管吸氧 2 L/min。总结累计入量 2410.33 mL；累计出量 1 100 mL；平衡 1 310.33 mL；其中：静脉输入 1 310.33 mL；口服 1 100 mL；尿量 1 100 mL。查体：体温 37.1 ℃，心率 93 次/分，呼吸 20 次/分，血压 126/50 mmHg。甲状腺可触及 Ⅰ 度肿大，听诊双肺呼吸音清，未闻及干、湿性啰音。心律齐，心音可，各瓣膜听诊区未闻及病理性杂音。腹部平坦，未见异常蠕动波，腹壁柔软，无压痛反跳痛，肝脾肋下未触及，Murphy 征阴性，全腹叩呈鼓音，肝肾区无叩痛，移动性浊音阴性，肠鸣音正常。胎心 145 次/分。

辅助检查：①肾功能、离子十项：Na^+ 136 mmol/L、中性粒细胞明胶酶相关脂质运载蛋白 190.5 ng/mL、尿酸 359.15 μmol/L；②心脏及甲状腺 B 超示：甲状腺形态饱满，光点增粗，血流丰富，其内结节及类结节样低回声，TI-RADS 3 类；③血气分析示：pH 7.396、PCO_2 39.1 mmHg、PO_2 86.6 mmHg、SO_2 98.1 %、SBE − 0.9 mmol/L、Lac 0.7 mmol/L、K^+ 3.9 mmol/L、Na^+ 137 mmol/L、Cl^- 110 mmol/L、

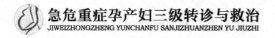
Ca^{2+} 1.18 mmol/L。

根据 Burch-Wartofsky 评分量表（BWPS）：总分＞ 45 分，甲亢危象；25 ~ 45 分，甲亢危象前期；＜ 25 分，不提示甲亢危象。该患者评分细则：总分 40 分。体温 37.6 ℃（5 分）；心率 167 次 / 分（25 分）；诱因：妊娠（10 分）。修正诊断：妊娠合并甲亢危象前期。

诊疗计划：①向患者告知药物相关不良反应对胎儿造成的风险后，患者家属表示知情，要求继续保胎，结合内分泌科会诊意见，予以加用甲巯咪唑＋拉贝洛尔，注意监测血常规、肝功能、甲状腺功能变化，同时严密监测胎心，定期复查产科 B 超，防止药物所致流产、胎儿畸形；②心脏 B 超提示全心大，患者心功能尚可，考虑心脏表现与妊娠期甲亢高代谢有关，B 超提示肺动脉高压，考虑继发性甲亢心脏病，目前患者甲亢危象前期（根据 BWPS），密切监测患者心率，定期复查心脏 B 超及甲状腺功能，并请内分泌科协助诊疗；③继续予以控制心率，解痉，降压，支持，维持水、电解质平衡等治疗，余治疗同前。考虑病情平稳，可转回产科继续治疗。

病情平稳，于 2021-12-10 15：30 转回产科继续治疗。

入院第 5 天（2021-12-11）：孕 22^{+6} 周，神志清，精神可，无头晕、眼花、心慌、气短等不适。无腹阵痛、阴道流血流液，查体：体温 36.5 ℃、心率 92 次 / 分、呼吸 20 次 / 分、血压 122/66 mmHg，血氧饱和度 98%。甲状腺 Ⅰ 度肿大，听诊双肺呼吸音清，未闻及干、湿性啰音。心律齐，心音可，各瓣膜听诊区未闻及病理性杂音。腹膨隆，未扪及宫缩，胎心 140 次 / 分。

心血管内科会诊：①患者目前血压、心率较平稳，可不需特殊治疗；②积极治疗甲亢；③我科随诊。

诊疗计划：血压及心率控制平稳，产科暂时无须特殊处理，继续原方案治疗。监测心率，给予控制心率，降压，支持，维持水、电解质平衡等治疗；自数胎动，严密观察胎心及临产先兆。

用药：拉贝洛尔 50 mg，每天 2 次；甲巯咪唑 10 mg，每天 2 次；10% 葡萄糖 500 mL ＋氯化钾 10 mL ＋胰岛素注射液 10 U。

入院第 6 天（2021-12-12）：孕 23 周，神志清，精神可，无头晕、眼花、心慌、气短，自诉晨起感不规律腹痛，无明道出血流液，呕吐 2 次、小便夜间每小时 1 次，大便 4 次，3 次成形，1 次稀便。查体：体温 36.6 ℃，心率 103 次 / 分，呼吸 20 次 / 分，血压 136/66 mmHg，血氧饱和度 99%。甲状腺 I 度肿大，心肺未及异常。腹膨隆，偶可未扪及宫缩，胎心 130 次 / 分，阴道无异常分泌物；患者腹泻、呕吐原因不除外与甲亢有关，今日请内分泌科医师会诊：患者不规律腹痛考虑先兆流产，给予硫酸镁、黄体酮保胎治疗，不除外腹痛无法抑制，导致难免流产可能，患者及家属表示理解；今日复查产科 B 超，了解胎儿生长发育情况及宫颈管长度，目前血压心率较平稳，继续监测心率，给予控制心率，降压，支持，维持水、电解质平衡等治疗；自数胎动，严密观察胎心及生命体征。

内分泌科会诊意见：①低碘饮食；②甲巯咪唑 10 mg，每天 2 次，口服；③心率偏快，盐酸拉贝洛尔片可适当加量，50 mg，每天 3 次，继续监测血压及心室率，必要时可加量至 100 mg，每天 2 次。④用药 1 周后复查血常规、肝功能，监测药物不良反应，我科随诊。

用药：拉贝洛尔 50 mg，每天 3 次；甲巯咪唑 10 mg，每天 2 次；黄体酮注射液 20 mg，每天 2 次；5% 葡萄糖 500 mL ＋硫酸镁 60 mL；10% 葡萄糖 500 mL ＋氯化钾 10 mL ＋胰岛素注射液 10 U。

入院第 7 天（2021-12-13）至入院第 10 天（2021-12-16），患者生命体征平稳，无特殊不适，复查相关指标较前好转。复查相关指标：血气组合未见明显异常。B 超：胎心 160 ～ 170 次 / 分。胎儿双顶径 5.4 cm，脊柱可见。腹围 18.7 cm，股骨长 4.2 cm，胎动存在。胎盘厚 2.7 cm，位于子宫体前壁，绒毛膜板平直，内回声均匀。羊水最大深度 5.3 cm，暗区清晰。孕妇宫颈管长约 2.8 cm，内口目前呈闭合状态。胎儿四维 B 超提示：右侧 5.2 mm，左侧 7.9 mm，与未见明显异常。心脏 B 超：主动脉（窦部 / 升部）内径 29/30 mm，肺动脉主干内径 24 mm，左房（前后 / 左右径）39/44 mm，右房（左右径）38 mm，右室（前后 / 左右径）30/30 mm，左室（前后 / 左右 / 长径，S/D）37/53、37/53、58/69 mm，室间隔厚度 11 mm，左室后壁厚度 10 mm，射血分数 59%，短轴缩短率 30%，TDI：Em/Am ＞ 1，检查期间患者心率 109 次 / 分，全心大，大血管内径正常；室间隔及左室壁厚度、搏幅正常，未见节段性室壁运动异常；各瓣膜厚度、弹性、

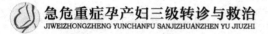

开放幅度正常，CDFI：二尖瓣及主动脉瓣少量反流，三尖瓣少量反流，V_{max} 296 cm/s，PG 35 mmHg；根据三尖瓣反流压差法估测肺动脉收缩压 45 mmHg，复查肝功能、血常规未见明显异常。

诊疗计划：患者现血压心率较平稳，继续监测心率，给予控制心率，降压，支持，维持水、电解质平衡等对症治疗：自数胎动，严密观察胎心及生命体征。

用药：拉贝洛尔 50 mg，每天 3 次；甲巯咪唑 10 mg，每天 2 次；黄体酮注射液 20 mg，每天 2 次。

入院第 11 天（2021-12-17）：孕 23^{+5} 周，神志清，精神可，无头晕、眼花、心慌、气短、胸闷、呼吸困难、大汗等症状，无腹部发紧发硬、阴道出血及流液，无恶心、呕吐等症状。一般情况可，未诉特殊不适。查体：体温 36.6 ℃，昨日心率波动范围为 58～99 次/分，今晨心率 99 次/分、呼吸 20 次/分、血压 121/64 mmHg、血氧饱和度 98%。24 小时总入量 2 090 mL，总出量 1 410 mL。甲状腺Ⅰ度肿大，心肺未及异常，腹膨隆，未扪及宫缩，胎心 140 次/分。膝腱反射（－）。

内分泌科医师会诊：现服用甲巯咪唑，1 周后复查血常规，肝功能基本正常，可门诊随访。

诊疗计划：现患者生命体征平稳，无心慌气短、视物模糊、胸闷气短、大汗、腹痛及阴道流血流液。自觉胎动正常。可今日出院，后期门诊随访。

出院诊断：妊娠合并甲亢危象前期；甲亢性心脏病；乙型肝炎小三阳；子痫前期；孕 2 产 0、23^{+5} 周妊娠。

出院医嘱：①注意休息，加强营养、严格低碘饮食，高蛋白饮食；②自数胎动并计数，每周产科门诊按时产检；③继续口服拉贝洛尔 50 mg，每天 3 次，甲巯咪唑 10 mg，每天 2 次，近期每周复查血常规、肝功能，2 周后复查甲状腺功能；④监测心率、血压，尿蛋白，内分泌科张瑜庆医师门诊就诊（周二上午，周三下午）；⑤门诊复查乙肝 DNA 定量，传染科随诊；⑥如有腹痛、阴道流血及流液等不适及时来院就诊；⑦如有不适，及时就诊。

二、评审要点

（一）入院

1. 是否符合孕产妇危重症病例筛选标准？

该患者入院时处于甲亢危象前期状态，符合筛查标准。

2. 从到达医院后至收住院期间有无延误？

18：36 进入产科病区，心电监护、吸氧、开放两路静脉通路，告病危；抢救小组现场抢救。紧急给予解痉、降压、控制心率等对症处理，同时联系内分泌科、重症医学科医师紧急会诊。

（二）诊断

1. 诊断是否符合？

入院时患者收缩压、心率明显升高、脉压明显增加、上肢明显细颤，考虑妊娠合并甲亢危象、重度子痫前期诊断不排除。

2. 首诊缺陷

首诊医师入院后对该患者病史询问详细，但未问及诱发因素。病例上体格检查并未记录中枢系统及消化系统的体征：如患者焦虑、瞻望、嗜睡、呕吐、腹泻、出汗情况等。

3. 是否对需要鉴别的问题给予了充分的考虑？

考虑的较为充分。

4. 辅助检查的必要性

必要。为了评估病情严重程度、进一步明确诊断及排查潜在并发症。

（三）医疗／管理

该患者根据症状体征以及（BWPS）量表评分甲亢危象前期诊断明确。

1. 治疗原则

控制心率，镇静，解痉，降压，支持，维持水、电解质平衡等治疗。

2. 是否符合医疗常规和临床路径？

符合医疗常规，不符合临床路径。

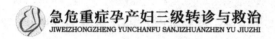

3.最初采取了哪些处理？

告病危，Ⅰ级护理，持续心电监测、吸氧、避免声光刺激，解痉、镇静、降压、降心率等对症处理。

4.在执行医嘱时有无延误？

无延误。积极使用科室备药，给予解痉、降压等对症治疗。随后补下医嘱。

5.病情变化时是否评估适时？

评估适时。根据具体情况，积极联系多学科评估病情，转入 ICU 密切监测并给予对症治疗。

6.调整方案治疗方案是否适时合理？

合理。病情稳定后，根据患者需继续妊娠的需求，调整对胎儿影响较小的药物控制心率及治疗甲亢；同时转回产科继续治疗。

2021-12-8 主任 ICU 查房并进行病例讨论：

产科主任医师：甲亢危象是严重的妊娠期合并症，发病率不高，在合并甲亢的孕妇中仅占 1%～2%，但病死率高达 20% 以上，其预后很大程度上取决于医师是否能够及时识别并给予快速有效的处理。

2016 年日本甲状腺内分泌学会提出甲亢危象的定性诊断标准：①中枢神经系统功能失调。②发热，体温超过 38 ℃。③心率≥ 130 次/分。④心力衰竭。⑤胃肠道功能失调。

甲亢危象诊断条件：出现第①项至少合并其他 4 项中任意一项；或除第①项外其他项中至少符合 3 项以上；而且必备的诊断条件是具有甲亢的临床表现并伴有 FT 或 FT 水平升高。

可疑甲亢危象的诊断标准：甲亢的同时伴有下述两项表现，即发热、心动过速、充血性心力衰竭或胃肠道－肝脏功能失调；达到了甲亢危象的诊断标准，但血清 FT_3 或 FT_4 的水平不详。

妊娠期甲亢危象的处理与非妊娠期基本相同，积极去除诱因是预防甲亢危象的关键，尤其要注意积极防治感染和做好充分的术前准备，同时将患者转至重症监护病房，由内科医师与母胎医学专家组成的专业团队共同治疗。

甲亢危象急性发作时，胎儿宫内状况可能不稳定，但是随着孕妇甲亢危象症状的缓解，胎儿的状态可能随之改善，因此，在甲亢危象发生的情况下，应尽量避免过早结束分娩。妊娠期发生的甲亢危象在病情缓解之后的进一步产科管理应与其他甲亢合并妊娠者相同。如果胎儿宫内状况稳定，可在严密监护下继续妊娠，如无其他妊娠合并症，可考虑预产期前终止妊娠。

内分泌科主任：甲亢危象是一种危及生命的内分泌急症，需要紧急治疗。其发生原因可能与循环内甲状腺激素水平急骤增高有关，多发生于严重或久患甲亢未治疗或治疗不充分的患者，常见诱因有感染、手术、创伤、精神刺激等，患者最常见的死因为多器官功能衰竭。甲亢危象的临床表现是在原有的甲亢症状上突然加重，其特征性表现是代谢率高度增高及过度肾上腺素能反应症状，即高热伴大汗，甲状腺毒症的表现：高热，体温升高一般都在 40 ℃左右；心悸、气短，心率显著加快，一般在 160 次 / 分以上，脉压显著增宽，常有心律失常（房颤、心动过速）发生，抗心律失常的药物往往不奏效。有时可出现心力衰竭；全身多汗、面色潮红、皮肤潮热；消化系统症状：食欲减退、恶心、呕吐、腹泻，严重时可出现黄疸，多以直接胆红素增高为主；神经系统症状：极度乏力，烦躁不安，最后可因脑细胞代谢障碍而谵妄，甚至昏迷。不典型表现：淡漠型甲亢发生甲亢危象的表现如为表情淡漠、迟钝、嗜睡，甚至呈木僵状态，体质虚弱、无力，消瘦甚或恶病质，体温一般仅中度升高，出汗不多，心率不太快，脉压小。

甲亢性心脏病的临床表现：心悸、心律失常（窦性心动过速、房颤）；心脏扩大和心力衰竭。患者窦性心动过速、心脏 B 超提示全心大，甲亢心诊断明确。给予控制心率，降压，解痉等对症处理，患者生命体征平稳。患者及家属要继续妊娠意愿，我们以母体安全为前提，权衡利弊，丙硫氧嘧啶与甲巯咪唑都有一定的胎盘通透性，对胎儿和新生儿会有一定影响，丙硫氧嘧啶与甲巯咪唑均能导致新生儿甲状腺功能减退和甲状腺肿大，但这种影响是暂时性的，通常在生后几个月内可自行恢复。甲巯咪唑妊娠早期有致畸形作用，丙硫氧嘧啶引发的肝脏毒性可致肝衰竭。妊娠期控制甲亢，妊娠早期首选丙硫氧嘧啶，妊娠中晚期优先选择甲巯咪唑，患者系中期妊娠，故选用甲巯咪唑。控制心室率药物普萘洛尔可通过胎盘进入胎儿体内，可致宫内胎儿发育迟缓，分娩时无力造成难产，新生儿可产生低血压、低血糖、呼吸抑制及心率减慢，故选用妊娠期安全药物拉贝洛

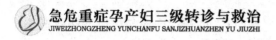

尔控制心率。

妊娠合并甲亢患者妊娠期的合并症和并发症的发生率均较高，该类患者应按高危妊娠管理，妊娠前及妊娠期发现的甲亢患者，应积极治疗甲亢，使甲状腺功能达到或接近正常水平，并在妊娠期间严密监测甲状腺功能。当妊娠合并甲亢时，妊娠早期会引起流产；妊娠中晚期可以发生妊娠期高血压疾病、早产以及胎儿生长受限等，故妊娠期要加强观察和控制，定期随访胎儿胎盘功能和预防早产，对于有不良妊娠史的患者应注意排除甲亢，争取早期诊断并及时治疗，以改善妊娠结局。坚持药物治疗是减少妊娠期并发症必要措施之一。妊娠合并甲亢的产科管理目的是使孕妇安全地度过妊娠期、分娩期、产褥期，获得甲状腺功能正常的新生儿。需要做到早期诊断、规范治疗，加强对母儿的监测，多学科共同管理（产科学、内分泌学、胎儿医学等）。

（四）护理检测及随后处理

对患者的监测是否符合医疗常规和护理常规？监测病情是否全面？是否密切观察病情，及时发现病情的变化？执行医嘱是否及时、准确？

1.ICU 护理

特级护理：在 ICU 中术后严密监测孕妇血压、心率、生命体征等重要器官的功能；护理措施上患者进行翻身、协助更换体位等活动，防治患者出现压疮及坠积性肺炎物。

2.产科护理

入院当天，Ⅰ级护理，医嘱执行及时，及时与 ICU 完成患者交接。入院后第3天患者生命体征平稳，病情稳定，遂转回产科病区继续给予降压、控制心率等对症治疗，同时听胎心、吸氧、严密观察腹痛及阴道流血流液情况。

（五）出院

（1）出院诊断：准确、符合。妊娠合并甲亢危象前期；甲亢性心脏病；乙型肝炎小三阳；子痫前期；孕 2 产 0、23^{+5} 周妊娠。

（2）出院后的随访事宜充分和清楚地向患者交代：①注意休息，加强营养、严格低碘饮食，高蛋白饮食；②自数胎动并计数，每周产科门诊按时产检；③继续口服拉贝洛尔 50 mg，每天 3 次，甲巯咪唑 10 mg，每天 2 次；④近期每周复查血常规、肝功能，2周后复查甲状腺功能；⑤监测心率、血压，尿蛋白，内分泌科张瑜庆医师门诊就诊（周二上午，周三下午）；⑥门诊复查乙肝DNA定量，传染科随诊；⑦如有腹痛、阴道流血及流液等不适及时来院就诊；⑧如有不适，及时就诊。

（六）病例信息记录

病历记录中的信息是否完整？

病例详细记录了每日查房关于患者病情的变化、异常指标的分析及处理意见、会诊记录及危重病例讨论。

（七）转诊情况

该患者属自行转诊患者。按妊娠风险评估分级，为"红色标记"，妊娠风险极高，对母婴安全威胁极大，可危及孕妇生命。

该患者应由当时就诊医院联系孕产妇救治中心，携转诊单，由当地医院120医护陪同转入我院，确保孕妇转运途中安全。

三、病例总结

患者由门诊护士通过孕产妇绿色通道直接急诊入住产科病区。

急诊入院后处理及时，针对患者主要诊断及处理符合医疗常规，进行解痉、降压，请内分泌科急会诊，给予降心率治疗；联系转入ICU，产科医师每日到ICU查房，与ICU医师共同进行危重病历讨论，制订合理治疗方案。

出院后的随访事宜充分和清楚地向患者交代，包括产科医师门诊时间、内分泌科张主任门诊时间及24周后行乙肝病毒DNA检测门诊化验单，传染科就诊等事宜。

需要改进的几点措施：①加强对危重孕产妇的病史询问，掌握临床体格检查基本技能，尤其是危重症患者的全面查体；②加强危重症病历的总结和分析，加强学科间的交流，不断提高各级医护人员对危重病历的诊疗水平；③加强与下级医院的联系，及时反馈转诊病例的诊疗信息，提高下级基层医院对妊娠期甲亢的诊治水平。

第五章
危重孕产妇转诊救治案例分享

第一节　妊娠剧吐并发 Wernicke 脑病

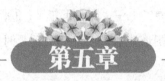

患者王某，女，25 岁，于 2018-11-11 由外院转入。

主诉：停经 15^{+4} 周，恶心、呕吐 1^+ 月，发现胚胎停育 1 天。

现病史：平素月经规律，末次月经 2018-07-24。1 月前无明显诱因出现恶心、呕吐等早孕反应，呕吐物为胃内容物，在当地医院住院 2 次，以"妊娠剧吐"给予补止吐、补液等对症治疗后无明显缓解。半月余前再次出院恶心、呕吐症状，无法进食，就诊 ** 医院给予营养、支持、止吐等对症治疗后无明显好转，患者及其家属坚决要求出院并签字离院。近 10 天仍有恶心、频繁呕吐，呕吐物为胃内容物，仅能进少量流食，伴全身乏力、头晕、胃痛不适，不愿活动，并出现意识淡漠，无头痛、发热、腹痛、阴道流血等不适。1 天前就诊于当地医院，尿常规提示：酮体 3＋，电解质正常，复查 B 超示：胚胎停育（未见单），建议转至我院进一步治疗。生育史：G_2P_0，2017 年早孕人工流产一次。

入院查体：T 37.4 ℃，P 133 次 / 分，R 20 次 / 分，BP 102/58 mg。神志清，精神差，被动体位，神情淡漠、双眼球水平方向震颤，垂直方向轻微震颤，双眼凝视困难，心率 133 次 / 分，律齐，双肺听诊无异常，肝脾触诊不满意，双下肢肌张力减退，双下肢病理反射未引出。产科检查：宫底脐耻之间。妇科检查：①外阴：已婚未产式；②阴道：通畅；③宫颈：常大，表面光滑，无接触性出血；

④宫体：增大如孕4月大小，表面光滑，压痛（－）；⑤附件：未扪及明显异常。

辅助检查：尿常规（2018-11-10，外院）提示酮体（3＋）。

初步诊断：妊娠剧吐；Wernicke脑病？稽留流产。

入院后初步诊疗方案：①积极完善各项相关检查；②持续心电监护、暂禁饮食、记出入量；③组建多学科诊疗合作团队（产科、重症医学科、神经内科及心理科）；④给予维生素B_1补充治疗；⑤给予营养支持补液支持。

诊疗转归：2018-11-12 1：00急查B超提示稽留流产；肾功能提示：K^+ 2.9 mmol/L，Na 125 mmol/L，Cl 79 mmol/L，标准碳酸氢根28.6 mmol/L，实际碳酸氢根28.2 mmol/L，剩余碱4.6 mmol/L；肝功能提示：谷丙转氨酶254 U/L，谷草转氨酶187 U/L，总蛋白47.6 g/L，清蛋白28 g/L，直接胆红素0.2 μmol/L。脑电图提示弥漫性慢波。

2018-11-12 1：15重症医学科会诊建议：①麻醉科深静脉置管以补充电解质，完善心肌酶谱、脑钠肽、心肌损伤及心脏彩超；②动态监测血常规、肝肾功能、离子，完善头颅CT；③给予维生素B_1治疗；④尽快终止妊娠。

2018-11-12 1：20神经内科会诊建议：①继续给予补液、纠正电解质及维生素B_1治疗；②完善头颅MRI以进一步明确颅脑病变情况。

2018-11-12 2：00心理科会诊：追问患者病史，家属代诉既往无神经疾病病史，2个月前因担心呕吐而不愿进食，话少，心情不好，对呕吐难以忍受，声称"不要了算了"。此次家人告知胎儿情况后回避该话题。平素性格内向，人际关系可，喜欢孩子。精神检查：意识清楚，接触被动，问话不答，精神运动明显受到抑制，处理：①患者可能存在焦虑、抑郁情绪，可给予米氮平15 mg，每天1次，无不适可增至30 mg，每天1次对症处理；②神经内科会诊排除器质性因素后可在联系，调整治疗方案；③余治疗同产科处理。

2018-11-12 8：00联系当地医师调取既往病历了解维生素B_1使用情况，患者自出现妊娠剧吐后未预防性应用维生素B_1治疗，结合患者病历特点，查体及各学科会诊情况，目前诊断Wernicke脑病，目前根据各学科会诊意见及目前病情，调整治疗方案如下：①根据各学科会诊建议完善头颅CT排除器质性病变；动态监测电解质、肝功能、血常规、感染指标等。②麻醉科深静脉置管以营养支持，

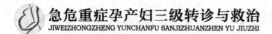
纠正电解质紊乱及低蛋白血症；保肝治疗。③大剂量维生素 B_1 积极治疗。④尽快终止妊娠，考虑患者中期妊娠，肝功能提示转氨酶升高，不建议应用米非司酮＋米索前列醇药物流产或依沙吖啶引产术，建议行水囊引产术以终止妊娠。

2018-11-12 14：00 放置宫颈放置水囊。

2018-11-13 9：00 神志清，精神较前有所好转，甲状腺功能、脑钠肽、心肌酶谱、心肌损伤及心脏彩超未见明显异常，宫颈水囊自行脱落。再次阴道检查：宫颈管消失 50%，质中，宫颈可容一指尖，遂在全麻下行钳刮术，术中探查子宫前位，扩宫棒充分扩张宫颈后，探宫腔深 9 cm，遂行钳刮术，过程顺利，术后给予促宫缩治疗，其余治疗方案同前。

2018-11-14 至 2018-11-18 继续给予补液、纠正电解质、维生素 B_1 及纠正低蛋白血症等支持治疗。

2018-11-19 患者神志清楚，提问偶有应答，查体：P 99 次 / 分，双眼无明显震颤，心肺查体未见明显异常，双下肢肌张力减退。复查肝功能提示：谷丙转氨酶 136 U/L，谷草转氨酶 71 U/L，肾功能提示；K^+ 4.2 mmol/L，Na^+ 132 mmol/L。患者及其家属要求转诊至当地医院继续后续诊疗，联系当地县医院实现双向转诊，并向其告知患者目前病情及后续诊疗方案：①继续补液治疗；②完善头颅 MRI 检查；③动态监测肝肾功能、血常规；④引产后 1 月产科门诊复查；⑤神经内科、心理科及妇产科随访。

2018-12-30 电话随访患者病情，患者在转回当地医院半月补液支持治疗后，无特殊不适，复查肝肾功能未见明显异常，完善头颅 MRI 未见明显异常，办理出院手续，于当地门诊随访。

诊疗体会

Wernicke 脑病可继发于妊娠剧吐，是由维生素 B_1 长期缺乏引起。妊娠期维生素 B_1 缺乏的原因为妊娠期维生素 B_1 需求增加和 / 或摄取障碍。Werncike 脑病的诊断根据妊娠剧吐病史、临床表现（突发意识障碍、眼球震颤、共济失调伴有多发性神经炎，甚至记忆障碍）和 / 或实验室证据（血维生素 B_1 减少；脑电图：弥漫性慢波；头部 CT 可见双侧视窗低密度区。MRI 检查：视窗内侧的第三脑周围和中脑导水管周围区域，T1 呈低信号，T2 呈高信号表现）即可诊断，治疗以大剂量补充维生素 B_1 为主。

该病例患者 Wernicke 脑病继发于长期的妊娠剧吐，临床症状及头颅 MRI 支持诊断，治疗以终止妊娠、大剂量补充维生素 B_1 为主，其中预防意义大于治疗。该病例患者 Wernicke 发病在于妊娠剧吐未及时应用维生素 B_1。在临床上妊娠剧吐患者每天静脉补液量约 3 000 mL，其中每天予以维生素 B_1，剂量为 0.1 g，至少连续输液 3 天。但是，Wernicke 脑病的维生素 B1 治疗剂量、疗程未形成统一意见。有研究揭示维生素 B_1 剂量应在 0.05 ～ 0.6 g/d，但一般在 0.1 ～ 0.2 g。但也有部分患者小剂量补充维生素 B_1 效果不佳，临床症状没有改善，甚至加重，因此有学者建议尽早大剂量补充维生素 B_1，推荐治疗方案为维生素 B_1 0.2 g，每天 2 次，部分病情严重者维生素 B_1 可加大至 0.5 g，每天 3 次 ×2 天，改为 0.5 g，每天 1 次 ×5 天。

综上所述，预防妊娠剧吐合并 Werncke 脑病尤为重要，对于长时间妊娠剧吐的患者，应重视维生素 B_1 的尽早补充以预防其发病。

第二节 绒毛膜下血肿

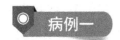

患者聂某，女，30 岁，于 2020-07-06 入院。

主诉：停经 13^{+3} 周，阴道出血 1 小时。

现病史：患者平素月经规律，末次月经 2020-04-05，预产期 2021-01-12。孕检无特殊异常。现妊娠 13^{+3} 周，常规行产科 B 超示：顶臀长 7.5 cm，胎心搏动良好，颈项透明层厚度 0.14 cm，孕囊下方与宫体前后壁见 8.6 cm × 0.9 cm 弧形低弱回声。1 小时前无诱因出现无痛性阴道出血，色鲜红，大于月经量 2 倍，无头晕、眼花、心慌、气短不适，遂急诊以"先兆流产"收住入院。

既往史：1-0-1-1，2010 年足月剖宫产一女活婴，体健，曾行早孕人工流产

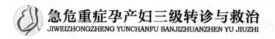

一次。

入院查体：体温 36.2 ℃，脉搏 89 次 / 分，呼吸 20 次 / 分，血压 103/59 mmHg，心肺查体（－），腹微隆，于下腹部可见一长约 8 cm 纵行手术瘢痕，肝脾触诊不满意，双下肢水肿。专科检查：宫底脐下 3 指，子宫张力不高，未触及宫缩。妇科检查：①外阴：血染，已婚未产式；②阴道：畅，见鲜红色血液流出；③宫颈：光滑，肥大，宫口未开，可见鲜红色血液经宫颈口流出。④宫体及附件未查。辅助检查暂缺。

入院诊断：孕 3 产 1、13^{+3} 周妊娠、先兆流产；瘢痕子宫；绒毛膜下血肿。

入院后初步制定的诊疗方案：①积极完善各项相关检查；②卧床休息、保持卧床休息及大便通畅（乳果糖及小麦纤维素）；③黄体酮保胎（20 mg，肌内注射，每天 1 次）、低分子肝素（5 000 U，皮下注射，每天 1 次）改善微循环及预防性抗感染（0.9%NaCl 250 mL ＋头孢呋辛钠 1.5 g，静脉滴注，每天 1 次）；④动态监测血常规、C 反应蛋白、降钙素原及 B 超变化。

病例转归：治疗过程中，患者阴道出血逐渐减少。2020-07-09 患者无阴道出血，复查 B 超提示：孕囊下方与宫体前后壁之间显示范围 4.4 cm×0.6 cm 弧形低弱回声区，监测血常规、C 反应蛋白及降钙素原未见明显异常。2020-07-12 患者无明显阴道出血，再次复查 B 超提示：孕囊下方与宫体前后壁之间显示范围约 9.4 cm×8.6 cm×1.5 cm 液性暗区，暗区欠清晰，其内可见弱电状回声。血常规示：血红蛋白 105 g/L，C 反应蛋白及降钙素原未见明显异常。2020-07-15 患者无明显阴道出血，复查 B 超提示：宫颈内口上方向前向上延伸至宫底水平胎囊与宫壁见不规则液性暗区，上下范围 12.6 cm，左右范围 7.6 cm，厚度 0.6 ～ 1.2 cm，暗区欠清晰，其内可见条絮状中低回声区。血常规、C 反应蛋白及降钙素原未见明显异常。与患者及其家属沟通绒毛膜下血肿进行性增大，继续保胎治疗可能发生血肿进一步增大、子宫胎盘卒中等风险，患者及其家属商议后，放弃胎儿要求引产并签署知情同意书，遂经腹行依沙吖啶引产术。2020-07-17 患者宫缩逐渐规律，经阴道排出一乳胎，胎盘胎膜自剥完整，胎盘与胎膜连接处可见陈旧性凝血块压迹，其内可见直径大小约 7 cm 暗黑色凝血块，引产过程顺利，出血不多，产后给予促宫缩、回乳及预防性抗感染治疗。2020-07-19 患者阴道出血不多，无特殊不适，办理出院手续。

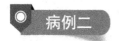 **病例二**

患者刘某，女，30岁，于2020-11-19入院。

主诉： 停经13周，阴道少量出血2天。

现病史： 平素月经规律，末次月经2020-08-20。19天前无明显诱因出现阴道少许出血，色淡红，给予口服"地屈孕酮"3天后症状消失，自行停药。8天前B超提示：孕囊后方探及范围6.5 cm×6.5 cm×1.1 cm液性暗区，暗区内可见分隔光带，建议住院，未遵医嘱。2天前再次出现阴道少量出血，色暗红，自行口服"地屈孕酮"后症状无明显好转，遂就诊，现少量阴道出血，色暗红，无腹痛不适。生育史：G_3P_1，6年前足月剖宫产一活婴，现体健，人工流产1次。妇科检查：①外阴：已婚，未产式；②阴道：畅，可见暗红色血迹；③宫颈：常大，宫颈口可见暗红色血液流出；④宫体、附件：未查。辅助检查暂缺。

初步诊断： 孕3产1、13周妊娠、先兆流产；瘢痕子宫。

2020-11-19 20：12 B超提示：孕妇宫颈管长约3.2 cm，厚约3.4 cm，宫颈管分离，宽约0.7 cm，暗区欠清晰。宫颈内口上方羊膜囊与宫壁间可见范围约7.4 cm×1.3 cm积液暗区，暗区欠清晰，考虑绒毛膜下血肿。

制定初步治疗方法： ①卧床休息，保持大便通畅（乳果糖及小麦纤维素颗粒）；②黄体酮保胎治疗（20 mg，肌内注射，每天1次）；③动态监测阴道出血及血肿变化。

病情转归： 2020-11-19至2020-11-24患者无腹痛，阴道出血逐渐减少。2020-11-24患者无特殊不适，复查B超示：胎心率146次/分，心律齐。胎儿双顶径2.6 cm，头围9.8 cm，脊柱可见。腹围7.7 cm，腹壁连续完整。股骨长1.2 cm，胎动存在。胎盘厚1.8 cm，位于子宫体前壁，绒毛膜板平直，内回声均匀。羊水最大深度3.7 cm，暗区清晰。胎囊与子宫后壁之间显示范围约7.8 cm×5.7 cm×1.6 cm积液暗区，暗区不清晰，内可见多数絮状低弱回声。患者办理出院手续。

出院后随访： 2020-12-01血肿6.5 cm×5.1 cm×0.9 cm，给予地屈孕酮

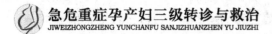

10 mg，每天 2 次；2020-12-09 血肿 5.5 cm×6.1 cm×1.2 cm；2020-12-16 血肿 3.2 cm×4.2 cm×1.1 cm；2020-12-24 血肿 3.6 cm×4.0 cm×0.7 cm；2021-01-13 血肿 4.9 cm×6.1 cm×0.7 cm；2021-01-20 血肿 2.7 cm×1.1 cm×0.5 cm；2021-02-02 血肿消失。患者妊娠中晚期无特殊不适，2021-05-14 因"瘢痕子宫"行子宫下段剖宫产术，手术顺利，以 LOA 分娩一男活婴，外观无畸形，评分 10－10－10 分，体重 3640 g，身长 50 cm。

◉ 诊疗体会

绒毛膜下血肿（SCH）是指妊娠早期母胎界面的绒毛膜板与底蜕膜分离引起的出血，使血液积聚在绒毛与底蜕膜之间形成的血肿。绒毛膜下血肿的发病率为 0.46%～39.5%，病因尚不明确，临床表现为阴道出血，伴或不伴腹痛，B 超提示宫壁与孕囊之间的液性暗区，提示绒毛膜下血肿即可诊断。

绒毛膜下血肿目前缺乏规范性的治疗指南，根据既往的文献资料及荟萃分析，目前绒毛膜下血肿临床治疗以一般治疗（卧床休息、清淡饮食、保持大便通畅）、抑制宫缩（黄体酮、硫酸镁、利托君等），若有反复性阴道出血时，必要时给予预防性抗感染，动态监测感染指标、绒毛膜下血肿变化。

病例一和病例二遵循以上原则进行治疗，治疗过程中观察绒毛膜下血肿变化。目前绒毛膜下血肿严重程度分类方法有两种：①血肿/孕囊面积比例法：血肿/孕囊面积＜1/3 属于轻度，1/3～1/2 者为中度，＞2/3 者属于重度；②采用血肿/孕囊体积比例法进行估计：＜10%、11%～25%、26%～50%、＞50% 共四类。而这两例患者因中期妊娠，无法比较血肿与孕囊面积/体积的比例，而是更关注血肿大小变化。病例一患者治疗过程中，临床上无阴道出血表现，但 B 超提示绒毛膜下血肿进行性增大，最后与患者及其家属沟通继续保胎治疗的利弊，其选择引产终止妊娠；病例二患者无特殊不适，B 超提示：绒毛膜下血肿进行性缩小，门诊随访出院，足月剖宫产分娩。虽然目前研究对于绒毛膜下血肿大小与不良妊娠结局，如难免流产、早产等关系存在有争议。但是在治疗过程中绒毛膜下血肿进行性增大时，不排除有内出血、子宫胎盘卒中的风险，应充分告知患者及其家属，告知进行性血肿增大，不排除有进行性内出血可能，继续保胎治疗过程中血肿可能进一步增大，发生子宫胎盘卒中风险，与患者及其家属权衡利弊后决定诊疗方向，而不是一味地继续保胎治疗。

近年来，有学者提出低分子肝素因其较强的抗栓作用，可改善子宫内膜的容受性、改善母胎界面微循环，从而有效促进绒毛膜下血肿的吸收；且低分子肝素小剂量使用不增加出血风险，小剂量应用对凝血影响较小。但是其对于先兆流产合并绒毛膜下血肿是否会加重出血，仍需进一步证实，需要大量的临床资料证实其临床应用疗效。

低分子肝素具有抗血栓、抗凝、促进滋养细胞增殖侵袭和分化、保护血管内皮、免疫调节、抑制滋养细胞凋亡、促进胎盘形成的作用，是目前治疗抗磷脂综合征、血栓前状态、自身免疫疾病的有效药物。低分子肝素能改善绒毛膜下血肿患者母胎界面微循环、改善子宫内膜的容受性，从而有效地促进绒毛膜下血肿的吸收。对于单纯的绒毛膜下血肿，小剂量应用低分子肝素并不增加阴道出血量和扩大血肿范围，但需注意监测凝血功能。但对于先兆流产合并绒毛膜下血肿的绒毛膜下血肿患者，是否加重阴道出血，目前相关的临床资料较少，有待于进一步大样本的研究以证实。

第三节　妊娠合并急性阑尾炎

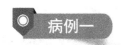

患者祁某，女，28岁，于2019-09-31入院。

主诉：停经29周，右下腹疼痛1天。

现病史：平素月经规律，周期27天，经期7天，末次月经2018-02-08，预产期2019-11-15。1天前无明显诱因出现右下腹疼痛，就诊于当地医院，行血常规提示白细胞计数 15.47×10^9/L，中性粒细胞绝对值 11.97×10^9/L，建议转至上级医院，遂就诊我院。门诊请肝胆外科、影像科组建多学科会诊后，考虑"阑尾炎"建议抗感染保守治疗，门诊以"孕2产1、29周妊娠；急性阑尾炎；瘢痕子

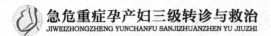

官"收入院。妊娠期食欲缺乏、夜休差，大小便正常。

生育史：1-0-0-1，3年前足月剖宫产一女活婴。

入院查体：体温36.2℃，脉搏81次/分，呼吸20次/分，血压110/70 mmHg，心肺未见明显异常。腹膨隆，肝脾触诊不满意，右下腹压痛（＋），反跳痛（－）；脊柱四肢无畸形，活动自如，双下肢无水肿。产科检查：胎心140次/分。辅助检查：暂缺。

初步诊断：孕2产1、29周妊娠；妊娠合并急性阑尾炎；瘢痕子宫。

入院后初步制定的诊疗方案：①积极完善相关检查，清淡饮食，给予抗感染治疗；②动态监测血常规、C反应蛋白及降钙素原感染指标变化。

病情转归：入院后阑尾区B超未见明显异常，给予抗感染治疗5天后，腹痛症状缓解，无其余特殊不适，复查感染指标未见明显异常，于2019-09-04办理出院手续。

病情随访：患者出院后阑尾炎未复查，于2019-11-08因"瘢痕子宫"剖宫产一女活婴，Apgar评分10－10－10分，体重3 570 g，身长50 cm，手术过程顺利。

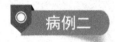

患者王某，女，40岁，于2020-12-12入院。

主诉：停经27周，右下腹痛3天。

现病史：平素月经规律，末次月经2020-06-04，预产期2021-03-11。妊娠期按时产检，检查未见明显异常。4天前无诱因出现恶心、呕吐及胃部不适，3天前无明显诱因出现持续性右下腹疼痛，并逐渐加重，就诊于当地医院，给予静脉滴注头孢哌酮抗炎对症治疗后，右下腹痛症状略有缓解。1天前右下腹痛再次加重，伴恶心不适，建议转上级医院，遂就诊我院，门诊以"孕1产0、27周妊娠；妊娠合并阑尾炎"收住入院。

生育史：0-0-0-0。既往史，家族史无特殊。

入院体格检查：T 36.4℃，P 101次/分，R 20次/分，BP 113/64 mmHg。心肺未见明显异常；腹微隆，肝脾触诊不满意，右下腹压痛及反跳痛阳性，局部肌紧张，双肾区无叩击痛；脊柱四肢无畸形，活动自如，双下肢无水肿，生理反射存在，病理反射未引出。产科检查：宫高 26 cm，腹围 90 cm，偶可触及宫缩，子宫张力不高。辅助检查：阑尾 B 超（2020-12-10，外院）：右下腹可见一大小约 4 cm 的管状无回声。血常规（2020-12-10，外院）：白细胞计数 14.9×10^9/L，中性粒细胞百分比 88.3%，中性粒细胞计数 12.52×10^9/L。

入院初步诊断：孕 1 产 0、27 周妊娠；妊娠合并急性阑尾炎。

入院后初步制定的诊疗方案：①积极完善各项相关检查；②患者外院考虑妊娠合并阑尾炎，抗感染治疗后无好转，请普外科会诊制定后续诊疗方案；③动态监测体温、血常规及感染指标变化。

病情转归：2020-12-12 13：30 普外科会诊。查体：腹部微隆，右下腹压痛明显，伴局部肌紧张，不排除化脓性阑尾炎，阑尾周围脓肿可能，建议行阑尾切除术。2020-12-12 14：30 急诊行阑尾切除术，术中见腹腔无明显积液，阑尾为回肠后位，盲端指向盆腔，充血水肿，表面大量脓苔，长约 12 cm，直径 1.0 cm，常规切除阑尾，手术过程顺利。2020-12-12 至 2020-12-17 给予抗感染（头孢呋辛 1.5 g，每天 2 次 ×3 天）、抑制宫缩等保胎治疗，动态监测体温、血常规及感染指标变化。病检汇报提示急性蜂窝织炎性阑尾炎伴周围组织炎。2020-12-18 腹部伤口 Ⅱ／甲愈合，办理出院手续。

病情随访：患者出院后无特殊不适，于 2021-03-04 因"瘢痕子宫"足月剖宫产一男活婴，Apgar 评分 10 — 10 — 10 分，体重 3 040 g，身长 50 cm，手术过程顺利。

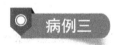 病例三

患者席某，女，24 岁，于 2019-04-12 入院。

主诉：停经 29^{+4} 周，腹胀痛 3 天。

现病史：平素月经规律，末次月经 2018-09-16，预产期 2019-06-23。妊娠期按时产检，3 天前不洁饮食后出现腹痛，始以脐周为著，后转移至右下腹，呈持续性，伴恶心，未呕吐，未腹泻，急诊就诊于当地医院，查血常规提示血常规高，给予补液、灌肠等治疗，症状无缓解，遂转至上级医院，给予抗感染、支持

等治疗，腹痛症状无缓解，考虑病情较重，建议住院。

入院查体：T 38.0 ℃，P 111 次／分，R 20 次／分，BP 105/67 mmHg。心肺查体未见明显异常，右腹部压痛阳性，反跳痛阳性，双下肢无明显水肿。产科检查：宫高 31 cm，腹围 98 cm，胎方位 LOA，先露头，半定。阴道检查：宫颈未消，质中，居中，宫口未开，S－2，未破膜。辅助检查：阑尾区 B 超（2019-04-12，外院）：右下阑尾区声像图目前未见明显异常。

初步诊断：孕 1 产 0、29^{+4} 周妊娠、先兆早产；腹痛原因待查：急性胰腺炎？急性阑尾炎？急性胃肠炎？

2019-04-12 14：00 血常规：白细胞计数 20.9×10^9/L、中性粒细胞百分比 0.91；C 反应蛋白 130.11 mg/L，降钙素原 0.13 ng/mL。阑尾区 B 超提示：右下腹髂窝处显示一范围约 4.6 cm×3.1 cm 包块样中等回声，其内可见一盲管样结构，长约 2.6 cm，直径 1.1 cm，管壁厚 0.5 cm，CDFI 示其内可见较丰富血流信号，呈环状，周围可见积液暗区，深约 1.6 cm，提示阑尾周围脓肿。血尿淀粉酶阴性，肝、胆、胰、脾 B 超未见明显异常。明确诊断妊娠期阑尾炎；阑尾周围脓肿，急请普外科＋消化内科会诊。

2019-04-12 14：10 普外科会诊建议：①目前诊断比较明确阑尾周围脓肿，无手术指征，建议给予输液、抗感染、镇痛治疗；②必要时 B 超监视下放置引流。

2019-04-12 14：15 消化内科会诊建议：继续第三代头孢菌素抗感染治疗；动态监测血常规、降钙素原、C 反应蛋白；加强补液、纠正电解质紊乱，监测出入量。

制定初步诊疗方案：①暂禁饮食、给予补液支持治疗；②积极抗感染治疗；③动态监测出入量、体温、血常规、降钙素原、C 反应蛋白、胎心及胎动变化。

病情转归：患者腹痛症状缓解，体温逐渐恢复正常，动态监测血常规、感染指标逐渐下降。复查阑尾 B 超提示：右下腹阑尾区探及一"蚓突样"结构，长约 3.1 cm，直径约 0.8 cm，壁厚 0.4 cm，边界尚清，边缘毛糙。尖端部可见斑点状强回声，长约 0.4 cm。其周围可见下片状中强回声包绕。其周围未见明显积液暗区，考虑阑尾周围脓肿局限。遂于 2019-04-23 办理出院手续。

病情随访：患者出院按时产检，动态监测 B 超情况。2019-05-08 再次出现右下腹痛症状，无发热，查体：右下腹压痛（±），反跳痛（－）。复查阑尾 B 超提示：右下腹阑尾区探及一蚓突样结构，长约 6.4 cm，直径约 2.0 cm，壁厚 1.0 cm，边界尚清，边缘毛躁，其周围未见明显积液暗区。C 反应蛋白 50.42 g/L，降钙素原＜0.05 ng/mL。血常规提示：白细胞计数 13.47×10^9/L，继续给予抗感染治疗。2019-05-09 患者自觉皮肤瘙痒，肝功能提示：胆汁酸 41.52 μmol/L，加用降胆酸治疗。2019-05-11 患者自觉皮肤瘙痒无明显缓解，胎动较前减少，无明显腹痛、腹胀不适，查体：胎心 149 次/分，右下腹压痛及反跳痛阴性。胎心监护提示：无应激试验不满意；复查胎心监护提示：无应激试验不满意；复查肝功能提示：胆汁酸 100.12 μmol/L。考虑患者降胆酸治疗后症状及实验室检查均无明显缓解，遂建议行子宫内下段剖宫产术＋阑尾周围脓肿切开引流术，手术过程顺利，以 LOA 助娩一女活婴，外观无畸形，Apgar 评分 10 － 10 － 10 分，体重 1960 g，身长 43 cm。羊水清亮，量约 500 mL，查伤口无延裂，常规缝合子宫肌浆层后，探查子宫未见明显异常，子宫后壁与腹腔组织广泛粘连，附件暴露困难，右侧宫底后方可触及约 9 cm×8 cm×6 cm 包块，边界清晰，张力高，10 mL 针管穿刺抽出淡黄色脓液约 20 mL，探查囊壁未触及明显肠管组织，遂行脓肿切开，引流出脓液约 200 mL，伴恶臭，大量温盐水及碘伏水冲洗囊腔及盆腹腔，局部囊壁及周围组织糟脆，广泛渗血，于压迫止血后出血止，囊腔内放置引流管，查无活动性出血，常规关腹，术后给予抗感染治疗、营养支持等对症治疗。2019-05-24 患者无特殊不适，腹部伤口 Ⅱ / 甲愈合办理出院。

诊疗体会

妊娠期急性阑尾炎是最常见的妊娠合并外科疾病，发病率为 1/2 000～1/500 例。阑尾炎在妊娠期女性中的发病率增加了 10%～24%，尤其在高龄孕妇中其发病率增加了 84%。急性阑尾炎可分为临床表现及病理类型，可分为单纯性阑尾炎、化脓性阑尾炎、坏疽性阑尾炎或穿孔、阑尾周围脓肿。妊娠急性期阑尾炎易并发

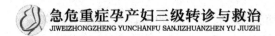

穿孔、脓毒血症、脓毒性休克和肠梗阻，增加了流产、早产等风险，严重影响了母婴健康。

妊娠期子宫增大使阑尾位置改变，引起的临床症状不典型，导致妊娠期急性阑尾炎易漏诊、误诊，使临床医师在其诊治方面面临重大的挑战。这3份妊娠期急性阑尾炎病例贯穿整个妊娠期，并覆盖了大部分阑尾炎的病理类型，其在诊治方面各有特点，分别进行分析：

病例一是妊娠合并急性单纯性阑尾炎，患者有右下腹痛症状，查体右下腹痛压痛（＋），血常规提示：白细胞计数 $> 15 \times 10^9/L$，但阑尾区 B 超未见明显异常。虽然不少研究揭示影像学检查，尤其是 B 超对阑尾炎有较高的诊断价值。但是在临床工作中，急性单纯性阑尾炎发病早期 B 超检查多为阴性，对阑尾炎的诊断价值有限。此外，血常规提示白细胞计数升高，尤其是短期内 $> 15 \times 10^9/L$ 也有一定的诊断意义。这些与本病例特点相符。

保守治疗对成人非复杂性急性阑尾炎安全有效，且可以避免不必要的手术操作及并发症。对单纯性阑尾炎，症状较轻者可考虑保守治疗，但是治疗前需与患者及其家属沟通保守治疗易反复且失败率高达15%的相关风险，充分取得患者及其家属同意后可考虑采用保守治疗。本例患者单纯性阑尾炎，症状较轻，符合保守治疗的适应证，与患者沟通后采用抗感染治疗5天后好转，且整个妊娠期未复发，是成功治疗妊娠期阑尾炎病例。

病例二是妊娠合并急性化脓性阑尾炎，该例病例特点是妊娠中期右下腹痛，查体右下腹痛明显，且出现局限性肌紧张，B 超提示：右下腹可见一大小约 4 cm 的管状无回声，符合阑尾炎表现。根据临床症状、体征及 B 超，急性阑尾炎诊断明确，但是治疗方案如何确制定呢？谭虎等建议若无法排除非复杂性急性阑尾炎可能的话，建议急性阑尾炎一经确诊，积极手术。该病例患者有抗感染治疗后病情反复加重病史，且无法排除非复杂性阑尾炎，遂急诊行阑尾切除术，术后病理支持急性化脓性阑尾炎诊断。

另外，本病例诊疗的侧重点在于术后管理。妊娠期阑尾切除术后需给予抗感染治疗，抗感染药物尽量选取青霉素、头孢菌素等不易通过胎盘的药物，以减少对胎儿的影响。此外，术后不推荐常规应用宫缩抑制剂，若出现先兆流产或早产征象，可考虑应用保胎药物或宫缩抑制剂。术后患者若无伤口疼痛表现，需应用止痛药时，妊娠 32 周前首选乙酰氨基酚止痛；但妊娠 32 周以后，考虑乙酰氨基酚应用 48 小时以上可增加动脉导管过早闭合的风险，建议选择用芬太尼、吗啡等 B 类药物止痛。本例患者阑尾切除术后采用头孢菌素抗感染治疗、硫酸镁静脉滴注以抑制宫缩符合急性阑尾炎术后管理策略。

病例三是妊娠合并阑尾周围脓肿，阑尾周围脓肿的发病约占阑尾炎的 10%，属于复杂性阑尾炎，其形成是由于阑尾急性炎症侵及浆膜或发生穿孔，炎性物质被大网膜包裹或与肠袢互相粘连的结果。阑尾周围脓肿是急性阑尾炎的病理转归，提示炎症已有局限。

传统观点认为阑尾周围脓肿立即手术分解粘连可导致炎症反应和邻近器官的损害，一般建议先保守治疗待病情稳定后择期行阑尾切除术，但是保守治疗有易复发或中转手术的风险。但随着微创外科发展，腹腔镜治疗阑尾周围脓肿有降低再入院率、缩短手术时间的风险。但是腹腔镜手术与保守治疗相比是否能加速患者康复？此外，虽然已有妊娠期行腹腔镜阑尾切除术的病例，但是妊娠期阑尾周围脓肿腹腔镜手术治疗病例目前还无相关报道。

因此，本例患者我们与外科及消化内科会诊后，暂时还是采用了抗感染保守治疗方案，保守治疗过程中患者体温恢复正常，感染指标逐渐下降，复查阑尾 B 超提示阑尾脓肿局限化，提示病情好转，考虑孕周较小，且患者治疗效果满意，遂办理出院手续，门诊随访。患者出院后病情仍有反复，但体温正常，B 超提示阑尾周围脓肿无明显扩散，有继续保守治疗指征。但在保守治疗过程中，患者因"妊娠期肝内胆汁淤积症"急诊行子宫下段剖宫产术，并行阑尾周围脓肿切开引流术。这与目前孕晚期行子宫切除术同时可考虑行阑尾周围脓肿切开引流术观点一致。此外，手术过程中操作必须轻柔，避免盲目分离，从而使盲肠及小肠壁撕裂；术中应注意避开子宫壁，放置引流管，从而有效地预防盆腔及右下腹脓肿形成。

综上所述，妊娠期急性阑尾炎因易发生解剖及生理变化，全妊娠期均易漏诊误诊，可借助影像学检查辅助诊断。妊娠期急性阑尾炎一经确诊，除非非复杂性急性阑尾炎可保守治疗外，均应尽快手术治疗，以避免急性阑尾炎进展导致的阑

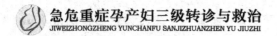

尾穿孔及其他并发症，以预防流产、早产等不良妊娠结局。术后应重视孕产妇管理，尤其是对于妊娠期孕产妇仅切除阑尾孕产妇，尽量选择对胎儿影响小的抗生素，必要时加用抑制宫缩等保胎治疗，以最大限度地保证母婴安全。

第四节　阴道分娩后胎盘植入

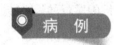

患者李某，女，33 岁，G2P1，于 2020-06-28 急诊入院。

主诉：停经 39^{+4} 周，下腹痛 2 小时。

现病史：妊娠期按时产检，各项产检无明显异常。生育史：1-0-0-1。既往于 2018 年 9 月急产一男活婴，产后胎盘部分残留，考虑植入可能，行清宫术后随访血 HCG 恢复正常，既往行人工流产一次，过程顺利。

入院产科检查：宫高 34 cm，腹围 98 cm，胎方位 LOA，胎心 141 次/分。内诊：宫颈消失 80%，宫口可容一指，S－2，胎膜未破。

入院诊断：孕 2 产 1、39^{+4} 周妊娠、LOA、先兆临产。

入院后完善各项常规检查，宫缩逐渐增强，于 2020-06-28 14：15 分娩一女活婴，过程顺利，新生儿 Apgar 评分 10－10－10 分，身长 51 cm，体重 3 600 g，产后 30 分钟胎盘未剥离，徒手剥离胎盘失败，急诊在床旁 B 超提示胎盘植入可能，患者生命体征平稳，阴道出血不多，原位保留胎盘，给予预防性抗感染治疗。

产后 1 天完善盆腔 B 超造影检查（图 5-1）提示：子宫体大小约 15.0 cm×14.4 cm×7.7 cm，宫腔内偏左显示较大范围胎盘样回声，约 11.5 cm×4.8 cm，边界欠清，内回声欠均匀，CDFI 示胎盘后方可见点条状血流信号血流较规整，宫底偏左局部宫壁菲薄，以左侧宫角及左后壁为著，较薄处 0.32 cm。经肘静脉分两次注射六氟化硫超声微泡造影剂 1.5 mL 后观察，15 秒后可见造影剂进入宫壁浆膜层，同时呈结节样增强，向心性进入宫腔内胎盘样组织内，呈高灌注，增强程度高于周围宫壁，增强区域与周围宫壁部分分界欠清，前壁胎盘内可见无灌注区域,范围约3.7 cm×1.7 cm。考虑胎盘残留,植入可考虑(植入部位宫壁较菲薄), 血HCG 16 940.4 mIU/mL。

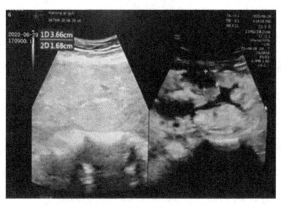

图5-1 产后1天子宫B超造影

治疗方案:①米非司酮片50 mg, 每天1次,口服;②回乳、预防性抗感染治疗;③动态监测阴道出血情况、体温、血HCG、肝肾功能及B超情况。

病情转归:2020-07-01阴道出血不多,体温正常,血HCG 13 087.9 mIU/mL。2020-07-03无明显阴道出血,体温正常,血HCG 8877.61 mIU/mL。2021-07-07无明显阴道出血,体温正常;B超示:子宫大小约12.7 cm×12.6 cm×9.7 cm,宫腔内显示胎盘回声,范围约11.9 cm×9.4 cm×7.0 cm,胎盘与宫底部肌层分界不清,达浆膜层,以左宫底为著,CDFI示周边可见环状血流信号;血HCG 4 384.85 mIU/mL,血常规、C反应蛋白及降钙素原无明显异常。2020-07-09办理出院手续。

出院诊断:孕2产2、39+4周妊娠、LOA、阴道分娩;胎盘植入。

出院后门诊随访:患者出院后每1~2周门诊随访一次,体温正常,无明显阴道出血,感染指标、阴道分泌物及肝功能无明显异常,血HCG逐渐下降,胎盘体积逐渐缩小,于月经30天血HCG转阴,产后40余天,月经自然复潮,产后2月余胎盘自行排出。

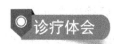
诊疗体会

胎盘植入是指因子宫蜕膜发育不良或手术导致子宫内膜缺陷,妊娠期胎盘绒毛黏附或侵入子宫肌层，导致胎儿娩出后胎盘无法自行剥离，严重时可出现产后出血甚至危及患者的生命。胎盘植入的危险因素有孕妇年龄 ≥ 35 岁、多产、胎盘附着部位异常（前置胎盘）、剖宫产史及人工流产刮宫史。

本例患者为胎盘植入的高危人群（人工流产刮宫＋前次阴道分娩胎盘植入病史），虽本次妊娠期产检未见明显异常，但不能完全排除胎盘植入的可能；产时胎儿娩出后 30 分钟胎盘未自然剥离，徒手剥离失败，急诊床旁 B 超提示胎盘植入，这符合目前产时胎盘植入的诊断标准（分娩过程中胎盘未自然剥离；徒手剥离失败；影像学资料提示胎盘植入），由此可见前次有胎盘植入病史的患者，就算本次妊娠妊娠期检查无特殊，也不应该轻易排除胎盘植入可能，需在分娩前与患者及其家属沟通，做好产时再次发生胎盘植入的应急预案。

药物保守治疗一直是胎盘植入治疗的热点及难点。对于生命体征平稳，阴道出血不多，且无潜在的肝肾疾病的胎盘植入者可考虑药物保守治疗。该例患者是产时确诊的胎盘植入，且符合保守治疗的适应证，采用了米非司酮药物治疗。米非司酮属于甾体激素拮抗剂，在胎盘植入的治疗中与子宫内膜的孕激素受体结合，抑制体内孕激素的作用，促进蜕膜细胞凋亡，引起胎盘组织变性、坏死；同时，黄体酮能增强子宫对前列腺素的敏感性，促进子宫收缩，加速胎盘组织脱落或吸收。米非司酮口服剂量在不同研究之间略有差异，波动于 25 ～ 50 mg，每天 2 次 ×7 天，后改为 25 mg，每天 1 次，7 ～ 14 天后停药，口服药物治疗过程中需严密观察阴道出血、体温、肝肾功能、感染指标的变化。除了米非司酮外，甲氨蝶呤也可用于胎盘植入治疗，甲氨蝶呤属于抗肿瘤药物，其可通过抑制滋养细胞分裂、增殖使胎盘组织坏死脱落，但由于甲氨蝶呤对正常细胞也有杀伤作用，在胎盘植入应用中较为局限。但是近年来，有研究提示，子宫动脉栓塞术的同时行甲氨蝶呤局部注射，一方面可有效地控制阴道出血，阻断胎盘组织的血供，抑制滋养细胞分裂，使植入胎盘组织缺血、坏死、脱落，另一方面可减少甲氨蝶呤的全身不良反应。但是目前报道均为小样本实验，且子宫动脉栓塞术对卵巢功能尚无定论，还有待于后续研究证实。

因此，希望通过以此病例为警示，对于有胎盘植入病史的患者，若再次妊娠需警惕再次胎盘植入的风险；另外对于生命体征平稳，阴道出血不多的胎盘植入患者，可考虑药物保守治疗，如米非司酮药物治疗，治疗过程中动态监测临床症状（阴道出血）、体温、感染指标及血 HCG 变化，从而达到保留患者生育功能，提高患者预后及生活质量的目的。

第五节 妊娠期李斯特菌病

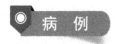

患者赵某，女，35 岁，于 2019-09-30 入院。

主诉：停经 27^{+3} 周，间断性发热 4 天。

现病史：平素月经规律，周期 30 天，经期 4～5 天，末次月经 2019-03-20，预产期 2019-12-27。妊娠期按时产检，颈项透明层厚度、无创 DNA 检查、四维、胎儿心动超声及口服葡萄糖耐量试验未见明显异常（未见检查单）。妊娠早期行甲状腺功能提示甲状腺功能减退症，口服优甲乐药物治疗。4 天前无明显诱因间断性出现体温升高，最高达 39.5 ℃，未予重视，后体温自行恢复正常。2 天前就诊于当地医院治疗，最高达 40.5 ℃，无咳嗽、咳痰，无心慌、气短，无尿频、尿急，无恶心、呕吐，给予头孢西丁抗感染及柴胡降温对症治疗，症状未见明显缓解，为求进一步治疗，自行转诊于我院，门诊以"孕 4 产 1、27^{+3} 周妊娠；发热原因待查"收入院。个人史：1-0-2-1，2010 年剖宫产一男婴，健在，人工流产 2 次。

入院体格检查：体温 36.5 ℃，脉搏 99 次/分，呼吸 18 次/分，血压 98/60 mmHg，心肺查体（-），腹膨隆，肝脾触诊不满意，耻骨联合上两横指可见长约 10 cm 的横行手术瘢痕，双下肢无水肿。产科检查：宫高 27 cm，腹围 96 cm，胎心 149 次/分，内诊未查。

初步诊断：孕 4 产 1、27^{+3} 周妊娠；发热原因待查；甲状腺功能减退症。

入院后治疗方案：①积极完善血常规、C 反应蛋白、降钙素原、血培养、阴道分泌物、尿培养、泌尿系统 B 超及产科 B 超等相关检查；②动态监测体温变化，

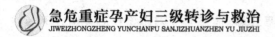

给予物理降温、解热等对症治疗；③给予广谱抗生素（头孢曲松 2 g，每天 1 次）以预防性抗感染治疗；④动态监测胎心及胎动变化。

病情转归：2019-09-30 至 2020-10-02 头孢曲松抗感染治疗，间断有发热不适，血常规提示：白细胞计数 14.6×10⁹/L，中性粒细胞百分比 0.81，C 反应蛋白 45.48 mg/L，降钙素原 0.07 ng/mL。2019-10-03 至 2019-10-04 体温波动于 36.9～38.3 ℃，血培养提示：产单核细胞李斯特菌。追问患者病史，其有直接进食冰箱取出隔夜牛肉病史，请药剂科会诊更改抗生素为哌拉西林舒巴坦 4.5 g，每 8 小时 1 次治疗，同时请新生儿科会诊评估新生儿预后，与患者及其家属沟通李斯特菌感染新生儿分娩后远近期并发症及花费后，患者与其家属要求商议后决定后续诊疗方案。2019-10-05 患者体温恢复正常，无特殊不适，并与其家属商议后考虑现孕周较小，且无法排除新生儿宫内感染可能，遂放弃胎儿，要求引产，遂复查血常规、感染指标及 B 超以明确引产方式，B 超回报提示：胎头双顶径 6.9 cm，腹围 24.1 cm，股骨长 5.1 cm，羊水指数 13.5 cm，瘢痕厚度 0.29 cm，胎盘下缘达宫颈内口，考虑现孕周较小，可经阴道试产，其为瘢痕子宫、边缘性前置胎盘，若经阴道试产可能发生先兆子宫破裂、子宫破裂、大出血、失血性休克等。患者与其家属再次商议后，拒绝经阴道引产，要求剖宫取胎并签署知情同意书，建议患者体温恢复正常 3 天后再行剖宫取胎术。2020-10-06 至 2020-10-08 继续抗感染治疗，体温正常范围波动，复查血常规、C 反应蛋白及降钙素原未见明显异常。2020-10-09 剖宫取胎术，术中以 LOA 助娩一乳胎，羊水清亮，量约 500 mL，常规给予缩宫素 10 U 宫体注射，10 U 入液体，胎盘达宫颈内口，胎盘胎膜剥离完整，子宫收缩好，探查子宫双附件未见明显异常，清点敷料、器械无误，逐层关腹，手术顺利，术后常规给予抗感染、促宫缩支持治疗。2020-10-10 至 2020-10-14 术后给予预防性抗感染及促宫缩治疗，监测体温正常，复查血常规及感染指标均正常，遂办理出院手续。

◉ 诊疗体会

妊娠期妇女李斯特菌易感，且由于其易通过胎盘屏障，可导致宫内感染继发流产、早产、新生儿败血症等不良结局。李斯特菌病主要临床表现为发热，血培养或胎盘培养其诊断的金标准。考虑李斯特菌细胞膜上至少存在 5 种青霉素结合蛋白，因此一经确诊，应给予规范的抗感染治疗方案，首选药物为氨苄西林、青霉素、阿莫西林治疗，青霉素过敏者可给予甲氧苄啶与磺胺甲噁唑治疗。

本病例患者临床表现及血培养均支持妊娠期李斯特菌病诊断，诊断明确后调整抗生素为半合成青霉素—哌拉西林舒巴坦钠，治疗也符合目前规范。

但该病例最应引起我们重视的病史的采集，因为妊娠期李斯特菌病感染好发于北半球七八月份，经口感染，且患者多有冷藏食物，包括蔬菜、肉类、海鲜类等直接进食病史，因此，对于夏季发热患者应终止冷藏食物直接病史的采集。

此外，李斯特菌病的重点应在于预防，对妊娠期孕妇做好门诊的宣教工作志愿重要，应将李斯特菌感染的高危食物及预防方法溶于孕妇学校的课程中，引起孕产妇及其家属的重视，从源头上杜绝李斯特菌感染，才是保证母婴安全的重点。

第六节　子宫破裂

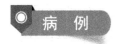
病 例

患者梁某，女，40 岁，于 2021-06-04 急诊平车推入我院 ICU。

主诉：停经 4 月余，腹部间断性胀痛 3 天。

现病史：患者平素月经规律，末次月经不详，2010 年及 2012 年分别足月分娩一女活婴，现体健；曾自然流产一次，过程顺利。2021-06-01 17：00 无明显诱因突然出现下腹疼痛，后逐渐蔓延至全腹痛，无恶心、呕吐等不适，休息后好转，未就诊。2021-06-04 8：00 无明显诱因再次出现腹痛，逐渐加重，伴呕吐，呕吐为内容物，遂乘坐地铁就诊当地医院消化科，就诊途中晕厥一次。外院妇产科 B 超提示中期妊娠，胎心 140 次 / 分，给予补液、抗休克等对症支持治疗后，症状无缓解，且出现心慌、气短等不适，考虑“妊娠合并急腹症”，通过转诊电话联系我科，在当地医师陪同下，通过绿色通道于 2021-06-04 20：51 平车进入我院 ICU。

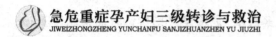
入院查体：体温 36.5 ℃，脉搏 123 次 / 分，呼吸 20 次 / 分，血压 90/50 mmHg，重度贫血貌，面色苍白，心率 123 次 / 分，心肺听诊（－），腹隆，全腹压痛阳性，尤以下腹明显，移动性浊音（＋），遂行诊断性腹腔穿刺抽出不凝血 10 mL，双下肢无水肿。产科检查：宫底脐下一指，胎心率 145 次 / 分，无阴道出血。辅助检查：暂缺。

初步诊断：孕 4 产 2、4 个月妊娠；贫血（重度）？失血性休克；腹腔内出血原因待查（脾破裂？子宫破裂？）。

诊疗经过：2021-06-04 21：00 急诊血常规：血红蛋白 55 g/L。2021-06-04 21：05 急诊床旁 B 超提示：子宫轮廓消失，左腹区可见一胎儿回声，测得心率 137 次 / 分，双顶径 4.8 cm，胎儿肢体目前呈蜷缩状，无法进行常规测量，未见明确羊水。腹腔内扫描积液暗区，深约：肝肾间隙 6.5 cm，脾肾间隙 3.4 cm，右侧腹区 2.5 cm，左侧腹区 3.0 cm，暗区欠清晰，提示：子宫破裂、腹水，遂拟急诊行剖腹探查术。2021-06-04 21：10 进入手术室，再次行床旁 B 超未探及胎心，常规消毒铺巾，术中取下腹部横切口，逐层进腹见腹腔大量陈旧性凝血块及不凝血涌出，胎儿游离于腹腔内，取出死胎，未见宫肌壁菲薄，局部坏死，残存宫腔与左侧输卵管相通，腔内未探及宫颈内口，探查见子宫右侧与右侧输卵管连接，两侧宫腔以薄层膜状物隔开，考虑患者有子宫畸形：Robert 子宫，连续缝合修补破裂口，清除坏死组织，并结扎左侧输卵管，阴道检查可触及一个宫颈，阴道无明显纵隔等异常，常规检查无活动性出血后关腹，术后返回病区。2021-06-05 至 2021-06-15 给予预防性抗感染、抗休克、纠正贫血、纠正电解质紊乱等对症支持治疗。2021-06-16 患者腹部伤口Ⅱ / 甲愈合，遂办理出院手续。

出院诊断：失血性休克；完全性子宫破裂；子宫畸形：Robert 子宫；孕 4 产 2、4 月妊娠剖腹取胎；贫血（重度）。

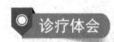 诊疗体会

Robert 子宫畸形是一种罕见的子宫畸形，隶属于子宫纵隔的变异。根据欧洲人类生殖和胚胎学协会（ESHRE）、欧洲妇科内镜协会（ESGE）的新分类，Robert 子宫畸形被定义为 U6 或未分类的子宫畸形，但也有人将其定义为具有单

侧宫颈发育不全（C3）和正常阴道（V0）的完全纵隔子宫（U2b）。该类子宫畸形的特点为子宫外观正常，由一个完全的子宫隔板不对称地将宫腔从子宫底分开至宫颈内口，从而导致一半为不相通的宫腔，一半为单角子宫的宫腔。Robert 子宫畸形临床诊断困难，因子宫外观正常易漏诊，B 超诊断价值较低，宫腹腔镜联合检查术为其诊断的金标准，一旦确诊可行将两个宫腔连通的子宫成形术或扩大一半宫腔的子宫切开术。

该病例的重点及难点在于诊断困难。患者为 G4P2 的经产妇，合并妊娠中期腹痛，其病史特点极具迷惑性，易与妊娠合并急腹症混淆，容易忽视子宫破裂的可能。据研究报道，子宫破裂的风险随孕产次的增加而增加。孕次为 1 次时，子宫破裂的风险为 4.2%，孕次 2～4 次时，子宫破裂的风险为 29.42%；孕次 ≥ 5 次时，子宫破裂的风险为 38.84%。这也提示需要我们扭转固化思维，经产妇本身就是子宫破裂的高危人群。

此外，子宫破裂的高危因素还包括相对头盆不称、瘢痕子宫（剖宫产术后、子宫肌瘤剔除术等）及子宫畸形。该病例的诊疗过程中，虽然我们考虑到子宫破裂可能，但未将子宫破裂与子宫畸形联系在一起。这可能与 Robert 子宫畸形外观正常，B 超诊断价值较低有关。国内外关于子宫 Robert 畸形妊娠的病例仅 3 例，一例是中孕药物流产失败而诊断；一例是妊娠中期死胎引产过程中而诊断；最后一例也有两次自然分娩病史，但因围绝经期痛经就诊行宫腹腔镜联合而发现。这提示 Robert 子宫畸形临床诊断困难，多在患者有症状有才发现，因此希望以此病例为警示，对于妊娠中期子宫破裂患者将子宫 Robert 畸形纳入考虑。

第七节　穿透性胎盘植入

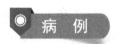 病　例

患者，女，30 岁，于 2015-03-07 由外院转入。

主诉：停经 32^{+6} 周伴腹隆，上腹部绞痛 7 小时。

现病史：平素月经规律，末次月经 2014-07-17，预产期 2015-04-24，妊娠 5 月余自觉胎动，妊娠期按时产检，行唐氏综合征筛查、口服葡萄糖耐量试验及常规化验基本正常。2 天前出现下腹坠胀，就诊于外院给予促胎肺成熟、硫酸镁保胎治疗后好转。今 32^{+6} 周，7 小时前进食苹果后突发上腹痛，间断发作，逐渐加重，扩散至全腹，难以忍受，急诊产科 B 超未见胎儿及胎盘异常，腹部中量腹水原因不明，为进一步治疗，急来转入我科。入院时患者有不规律宫缩，无阴道流血、流液，胎动较前增多。既往体健，2008 年行左侧乳房肿块切除术，病理提示良性病变，余无特殊。生育史：0-0-0-0。

入院查体：T 36.3 ℃，P 86 次 / 分，R 27 次 / 分，BP 114/64 mmHg。神志清，精神差，被动体位，查体合作。腹稍隆，肝脾触诊不满意，全腹部压痛阳性，肌紧张、反跳痛可疑，肠鸣音正常，双下肢无水肿。产科检查：宫高 32 cm，腹围 100 cm，先露臀，浮，胎心率 140 次 / 分，可触及不规律宫缩，子宫张力不高，内诊：宫颈管未消失，宫口未开，居中，质中，先露臀，S =－ 3，未破膜。

初步诊断：孕 1 产 0、32^{+6} 周妊娠、LSA、先兆早产；臀位；腹痛原因待查：急性胰腺炎？

入院后积极完善相关检查，同时给予抑制宫缩、预防感染治疗。多次 B 超均提示腹水，呈进行性增加，积液指数达 20 cm。产科 B 超：双顶径 8.7 cm，腹围 30.9 cm，股骨长 6.6 cm，羊水指数 13.8 cm，胎盘位于右后壁，厚度 2.8 mm，功能 I 级。双肾、输尿管声像图未见明显异常。血常规血红蛋白 77 g/L。凝血功能：纤维蛋白原 1.61 g/L，血浆 D- 二聚体 15.83。普外科急会诊：腹部压痛、反跳痛、肌紧张均阳性，B 超定位不同腹腔位置穿刺两次均抽出 5 mL 不凝血。考虑腹腔内出血，来源不清，遂急诊全麻下剖腹探查，行子宫下段剖宫产＋子宫次全切术。

术中取纵切口，进腹后，见腹腔血性积液，清理约 1 500 mL，切开子宫下段，羊水清亮，量约 500 mL，以横位转为 LSA 助娩一活婴，外观无畸形，Apgar 评分 1 － 3 － 6 分，体重 2 130 g，身长 42 cm。胎儿娩出后，给予缩宫素、欣母沛促宫缩治疗，子宫收缩好，胎盘胎膜粘连紧密，剥除困难，将子宫搬出腹腔查看，见子宫右侧角部表面多条怒张血管，浆膜表面渗透胎盘组织结构，后壁局部两处破损，有活动性出血，考虑胎盘植入、子宫破裂，给予徒手剥离胎盘后，右侧宫角局部肌层缺如，浆膜层破裂，活动性出血较多，给予局部修补补丁、捆绑缝合数针止血后，局部仍有活动性出血，考虑术前失血性贫血，且破裂处为宫角部，血供较丰富，遂行子宫次全切除术，探查双附件无异常，手术顺利，术中清除积血、凝血块约 2 500 mL，术中出血约 1 000 mL，总出血 3 500 mL。输悬浮红细胞 7 U，血浆 600 mL。

术后诊断：胎盘植入；子宫破裂；孕 1 产 1、33 周妊娠、LSA、剖宫产、早产；横位；早产儿。

术后转 ICU，给予抗感染、纠正低蛋白血症、纠正贫血、营养支持等对症治疗。病情稳定后于术后 2 天转回产科。转入后继续给予抗感染、止咳、纠正贫血等对症治疗。于术后 5 天平稳出院。

出院诊断：胎盘植入；子宫破裂；孕 1 产 1、33 周妊娠、LSA、剖宫产、早产；横位；失血性贫血（中度）；早产儿。

◉ 诊疗体会

子宫破裂指在妊娠晚期或分娩期子宫体部或子宫下段发生破裂，是直接危及产妇及胎儿生命的严重并发症。子宫破裂一旦确诊，应尽快剖宫产终止妊娠。子宫破裂的原因包括：①子宫手术史（瘢痕子宫）：是近年来导致子宫破裂的常见原因，也是容易引起临床医师重视，易被及早发现的。②先露部下降受阻：骨产道、软产道异常及胎位异常、巨大胎儿等均可导致胎先露下降受阻，子宫下段过分伸展变薄发生子宫破裂。③子宫收缩药物使用不当：子宫收缩过强所致。Dekker 等报道，使用前列腺素或催产素进行增强宫缩的剖宫产术后阴道试产（TOLAC）患者子宫破裂发生率高于未进行诱导或增强的患者。④产科手术损伤：中高位产钳牵引或臀牵引术等可造成宫颈裂伤延及子宫下段，毁胎术穿颅术可因器械胎儿骨片损伤子宫导致破裂，或强行剥离植入性胎盘或严重粘连胎盘，也可引起子宫破裂。⑤其他子宫发育异常或多次宫腔操作等，局部肌层菲薄导致子宫，自发破裂。

子宫破裂常见的临床表现包括电子胎心监护（EFM）异常、宫缩间歇仍有严重腹痛、阴道异常出血、血尿、宫缩消失、孕妇心动过速低血压、晕厥或休克、胎先露异常、腹部轮廓改变等。但有些子宫破裂临床症状不典型。穿透性胎盘植

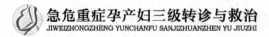

入者发生子宫破裂时，可表现为持续性腹痛，多伴有胎心率异常，易误诊为其他急腹症或先兆临产。

该患者因初产妇，既往无子宫手术史，B超未发现胎盘异常，且入院表现为不规律宫缩，未见病理性缩复环、血尿、胎心异常、阴道流血等子宫破裂的典型临床表现，易考虑为先兆早产而漏诊。且患者进食后出现腹痛并逐渐加重，查体腹部体征阳性，易被误诊为急性胰腺炎等其他急腹症。因多次B超提示腹水，并穿刺出不凝血，血红蛋白下降，考虑腹腔内出血而进行剖腹探查，从而明确了诊断。

因此，当务之急是要对没有典型危险因素的妊娠期子宫破裂的可能性保持警惕。早期诊断子宫破裂以及时进行手术干预至关重要。正确掌握产科手术助产的指征及操作常规，阴道助产术后应仔细检查宫颈及宫腔，及时发现损伤给予修补。CTG异常是子宫破裂常见的临床表现。有学者在244例子宫破裂病例中发现了76%的CTG异常。因此，在产程中连续进行胎心监护可能有助于子宫破裂的早期发现。

综上所述，子宫破裂是产科严重的并发症，典型的临床表现为腹痛、病理性缩复环及胎心异常。对于一些临床表现不典型的子宫破裂患者，临床医师应提高早期识别水平，早发现，早处理，尽量避免不良妊娠结局的发生。

第八节　不完全子宫破裂

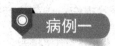

患者女，33岁，已婚，以"阴道分娩后伴阴道出血5个多小时"为主诉2020-04-04由外院转入我院。转诊前与我院电话联系，同时简要叙述病情。在转诊前填写危重孕产妇转运单，同时复制相关病历资料。安排熟悉病情的医师护送，转运到达之前，对危重孕产妇进行心电监护、输血及初步液体复苏治疗。

该患者孕41周时行OCT试验阴性，孕41^{+1}周给予口服米索前列醇每次

25 μg，间隔 2 小时，总量约 200 μg。5 小时前在外院会阴侧切＋胎吸助娩一男活婴，体重 2 650 g，Apgar 评分 10 — 10 — 10 分，见清亮羊水，胎盘、胎膜剥离完整，产后子宫收缩差，可见大量血液自宫腔涌出，量约 1 000 mL，伴凝血块。查会阴侧切伤口延长，右侧阴道壁 9 点裂伤 3 cm，予宫腔纱条填塞后快速缝合会阴伤口。外院评估产时产后出血共 3 100 mL，给予输红细胞 8 U ＋血浆 1 000 mL ＋冷沉淀 6 U，产后血压最低 85/50 mmHg，予输多巴胺升压治疗的同时转入我院。既往 2013 年足月顺产一男活婴，曾行人工流产 3 次。

入院查体：T 39 ℃，P 156 次 / 分，R 22 次 / 分，BP 116/72 mmHg，神志尚可、精神差，急性失血貌，心肺听诊未闻及异常，腹平软，无压痛及反跳痛，宫底脐上一指，按压宫底，阴道口仍有鲜红色血液流出、有血凝块。

血常规：血红蛋白 94 g/L，红细胞 2.99×10^{12}/L，白细胞计数 12.35×10^9/L，血小板计数 122×10^9/L，中性粒细胞百分比 0.84。凝血：血纤蛋白原 1.52 g/L，活化部分凝血活酶时间 41 秒、纤维蛋白降解产物 109.73 mg/L、D- 二聚体 31.49 mg/L。

入院诊断：严重产后出血；阴道分娩后；失血性休克；乙肝病毒携带者。

入院后给予持续心电监护，输血输液的同时行双侧子宫动脉栓塞术。完成双侧子宫动脉栓塞术，患者阴道出血逐渐减少，给予抑酸、补液营养支持治疗，同时给予抗感染及促宫缩对症治疗。介入术后第 3 天，患者生命体征平稳，一般情况可，B 超反复提示子宫前方可见大小约 10 cm 的血肿形成，遂行 B 超造影提示子宫破裂。与当地医院产时医师进行危重病例讨论及向家属交代病情后急诊行剖腹探查术。术中见：子宫前壁下段可见向外突出约 10 cm×9 cm 的子宫浆膜层包裹紫红色凝血块，切开浆膜层，清除凝血块，可见子宫右前壁下段大小约 5 cm×4 cm×3 cm 的不规则子宫全层破裂口，遂行子宫修补术。术后行阴道检查提示：宫颈完整，阴道壁 9 点黏膜裂伤 1 cm 可见活动性出血，缝合伤口。住院期间总计输同型悬浮红细胞 20 U、血浆 2 600 mL、血小板 1 个治疗量、冷沉淀 14 U。术后第 7 天安全出院。

出院诊断：不全子宫破裂；严重产后出血；阴道分娩后；失血性休克；乙肝病毒携带者。

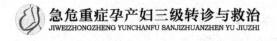
诊疗体会

子宫破裂指子宫体部或子宫下段于妊娠晚期或分娩中发生破裂，按破裂程度可分为完全性破裂和不完全性破裂，它是危及孕妇及胎儿生命的严重并发症。瘢痕子宫、胎儿先露部下降受阻、子宫收缩药物使用不当、产科手术损伤、子宫发育异常及多次宫腔操作史等均为子宫破裂明确的危险因素。该患者因产后宫缩乏力导致产后出血，外院给以宫腔纱条填塞后快速缝合会阴伤口，考虑病情危重转入我院。入院后给予持续心电监护，输血输液的同时行双侧子宫动脉栓塞术。完成双侧子宫动脉栓塞术后，患者阴道出血逐渐减少。然而反复复查 B 超结果提示子宫前方可见大小约 10 cm 的血肿形成遂行 B 超造影。结果提示子宫破裂。该患者系经产妇，总妊娠次数 5 次，曾行人工流产术 3 次，分娩次数 2 次。该患者引产过程中采用少量多次口服米索前列醇 25 μg 进行促宫颈成熟，由于未能正确使用前列腺素类制剂等，导致产后宫缩乏力进而导致产后出血。此次分娩后为治疗产后出血，当地医院医务人员曾行宫腔纱条填塞术，分娩当时出血迅猛，子宫收缩较差，子宫软，可能存在暴力操作，进而金属器械导致子宫破裂。且该患者存在多次宫腔操作手术史，可能破坏子宫肌层的完整性，造成子宫肌壁较薄，弹性下降，导致子宫破裂的风险增加。

该患者的救治绝对不是一个人单枪匹马的活动，而是大家各司其职、共同努力同时与相关科室协助的过程。作为当天的值班上级医师，接到转诊电话后，立即制定初步治疗方案。首先联系血库积极备血同时通知产房麻醉师随时待机准备深静脉置管，该患者出现难治性产后出血现已达到失血性休克，输血输液心电监护留置尿管等一般治疗维护患者生命体征。其次，经判断该患者病情，宫缩剂、持续性子宫按摩或按压等保守措施无法止血，需要外科手术、介入治疗甚至切除子宫，因此联系介入科积极准备行双侧子宫动脉栓塞术，同时通知手术室，若患者生命体征不平稳随时行开腹手术。在产科、ICU、超声影像科、麻醉科及大手术室多个科室参与下对该患者的救治进行了详细的讨论，制定了相应的预案。在这样的治疗思路下，患者及家属清楚了解到疾病当前的治疗方案及将可能出现疾病所需要的治疗方案，其清晰了解疾病的治疗不是短期成效的过程，而是一个慢性斗争的过程，最终手术过程顺利，现患者康复出院。

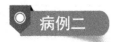

病例二

患者女，31岁，孕4产1，末次月经2021-01-09，入院时间2021-10-17。

宫内孕40⁺¹周，阴道分娩后出现分娩中不完全性子宫破裂；产后播散性血管内凝血。

该患者既往阴道1次，2019年因足月阴道分娩1男活婴，既往行人工流产2次。此次妊娠期按时产检，甲状腺：TSH 5.5 mIU/L，考虑亚临床甲减，口服甲状腺素片50 μg至今，妊娠期血常规提示血小板计数波动在（90～100）× 10⁹/L，除外胎儿心脏彩超未查，余产检资料均未见明显异常，2天前开始出现不规律下腹痛，程度较轻，间隔时间1～2小时，持续30秒，无阴道出血，入院后行 OCT 实验了解胎盘储备情况，后根据宫颈 Bishop 评分8：40于阴道后穹隆放置地普贝生1枚软化宫颈，11：00内诊：宫颈消40%，居中，质中，宫口可容一指，S－3，未破膜；13：10胎心监护提示规律宫缩，见2次减速，内诊宫口开2 cm，送入待产室。15：03在会阴侧切下娩一女活婴，3 090 g，9－10－10分，胎盘娩出后阴道持续活动性鲜红色流血，出血量约400 mL，启动产后出血一级应急预案，予按摩子宫、促宫缩治疗、补液对症治疗后，阴道持续活动性鲜红色出血，达800 mL，接诊二线到场后探查宫颈外口呈袖口状，内口9点裂伤达子宫下段，三线医师到场评估缝合困难，立即给予阴道穹隆处填塞纱布压迫止血，拟急诊行全子宫切除术。再次评估阴道出血量1 800 mL。紧急行全子宫切除术，术前术中出量达4 000 mL，启动大量输血方案。

在 ICU 治疗，拔出呼吸机，予重要脏器功能保护治疗。2021-10-20转回产科，病情平稳后出院。

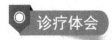

诊疗体会

（一）引产前的准备

（1）仔细核对引产指征和预产期：防止医源性的早产和不必要的引产。

（2）判断胎儿成熟度：如果胎肺未成熟，情况许可，尽可能先行促胎肺成

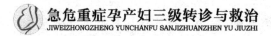

熟后再引产。

（3）详细检查骨盆情况：骨盆大小及形态、胎儿大小、胎位、头盆关系等，排除阴道分娩禁忌证。

（4）进行胎儿监护：在引产前行胎心监护和超声检查，了解胎儿宫内状况。

（5）评估并发症情况：妊娠合并内科疾病及产科并发症，在引产前，充分估计疾病严重程度及经阴道分娩的风险，并进行相应检查，指定详细的处理方案。

（二）促进子宫颈成熟的方法

（1）前列腺素制剂：地诺前列酮栓；米索前列醇。

（2）机械性促宫颈成熟：低位水囊、Foley 导管、海藻棒等。

（三）常规引产方法

（1）缩宫素静脉滴注。

（2）人工破膜术。

（四）疑问与思考

二胎孕妇催产指征？具体该选用何种促宫颈成熟方式？对于二胎孕妇临产后的关注是否有所减低？对于不全子宫破裂患者应及时启动多学科协作合作。

第九节　不完全子宫破裂合并子痫前期

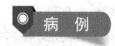

患者吴某，女，46 岁，因"阴道分娩后 3 天，血红蛋白进行性下降 2 天"由外院转入我院。

育龄期女性，已婚，孕 3 产 3，22 年前、7 年前分别在家自娩一活婴，现均体健；3 天前孕 35^{+2} 周在当地医院自娩一活婴。妊娠 31 周产检，测血压 130/79 mmHg，尿蛋白 2＋，妊娠 33 周双下肢及会阴水肿严重，未在意；3 天前妊娠 35^{+2} 周自然临产就诊于当地医院，测血压 180/102 mmHg，入院时血常规提示血红蛋白 110 g/L，内诊：宫口 5 cm，1 小时后自娩一活婴，胎膜剥离不全，产时子宫收缩可，出血约 100 mL，2 天前复查血常规：血红蛋白 55 g/L，凝血提示：血纤蛋白原 1.85 g/L、活化部分凝血活酶时间 26.6 秒，给予输同型悬浮红细胞 2 U 后复查血常规：血红蛋白 39 g/L、血纤蛋白原 1.827 g/L，肝功能：清蛋白 22.3 g/L、肌酐 82 μmol/L，行 B 超提示子宫前壁肌层回声欠均匀，前壁肌层可见 8.0 cm×5.0 cm 低回声区，左右下腹部分别探及不规则回声区，范围约 6.0 cm×4.5 cm、3.0 cm×1.9 cm，建议转院，遂转入当地医院，查血常规示：血红蛋白 44 g/L、血小板计数 96×10⁹/L、白细胞计数 17.03×10⁹/L；肝功能提示：总蛋白 35.8 g/L、清蛋白 19.8g/L；B 超示：子宫肌壁回声均匀，宫腔内延伸至宫颈管可见范围约 16.5 cm×7.1 cm 混合回声，上腹部及泌尿系统 B 超提示右下腹可见深约 3.7 cm 液性暗区，肝肾间隙可见宽约 0.6 cm，脾周可见宽约 0.6 cm 液性暗区，心脏 B 超提示心包积液（少量），左室舒张功能减低，给予促宫缩、抑酸、补液、抗感染、利尿等对症治疗，期间输红细胞 1 U、血浆 400 mL、清蛋白 30 g/L，复查 B 超：宫腔内延伸至宫颈管可见范围约 10.8 cm×7.5 cm×8.5 cm 混合回声，复查血常规：血红蛋白 56 g/L，考虑病情危重，转入上级医院，遂急诊来我院。入院时患者神志清，精神可，阴道出血少，测血压 139/83 mmHg，急诊以"失血性贫血（重度）；不全子宫破裂？妊娠期高血压疾病、子痫前期重度；晚期产后出血；胎盘植入待排；低蛋白血症；瘢痕子宫；乙肝病毒携带者"收入院。

体格检查：体温 37.3 ℃，脉搏 116 次/分，呼吸 20 次/分，血压 139/83 mmHg，心肺听诊无异常，腹微膨隆，无压痛及反跳痛，下腹部正中可见 8 cm 陈旧性瘢痕组织，子宫收缩好，宫底脐下 2 横指，子宫轮廓清晰，按摩子宫后阴道出血不多，双下肢及会阴水肿（＋＋＋）。

初步诊断：失血性贫血（重度）；不全子宫破裂？晚期产后出血；妊娠期高血压疾病；子痫前期（重度）；胎盘植入待排；低蛋白血症；瘢痕子宫；阴道分娩后；乙肝病毒携带者。

诊疗经过：入院后查上腹部 B 超提示胆囊结石；肝、脾、双肾、双侧输尿管声像图未见明显异常；心脏彩超：心内结构未见明显异常，左室收缩功能正常，

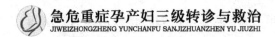

左室舒张功能正常，心包积液微量（左室后壁 2 mm，左室侧壁 3 mm）。子宫造影 B 超提示：产后 4 天，子宫尚未复旧，宫体前壁突向宫腔内中低回声团块（8.5 cm×8.0 cm×6.4 cm），造影模式呈持续高增强，结合病史考虑残留胎盘（副胎盘？），毗邻前壁宫壁菲薄（约 0.2 cm），植入待排；宫底部宫腔内及宫体下段宫腔内异常回声（5.9 cm×2.3 cm）。造影模式未见灌注，考虑积血、腹腔少量积液（肝肾间隙 0.9 cm、右侧腹区 2.7 cm、左侧腹区 1.2 cm），双侧附件区声像图未见明显异常。

入院后查输血前八项：乙肝表面抗原阳性、乙肝 e 抗体阳性、乙肝核心抗体阳性，余项均阴性；肝功能：总蛋白 39.9 g/L、清蛋白 24.0 g/L、球蛋白 15.9 g/L，脑钠肽 658 pg/mL；C 反应蛋白：超敏 C 反应蛋白 > 5 mg/L、C 反应蛋白 14.83 mg/L；肾功能、离子：钾 3.1 mmol/L、钙 2.09 mmol/L、镁 0.74 mmol/L、胱抑素 –C 1.14 mg/mL；血常规：血红蛋白 64 g/L、血细胞比容 0.19%、血小板计数 146×10^9/L。盆腔磁共振：膀胱充盈不良，膀胱壁光滑，均匀，其内见管状影。子宫大小形态正常，宫腔内可见条片状稍长、稍短 T1 不均匀稍长、T2 信号影，子宫肌层信号不均，子宫前肌层内见不规则形等稍长 T1、长 T2 信号影，其内见斑片状短 T1、短 T2 信号影，范围约 8.8 cm×6.5 cm，DWI 呈稍高信号，ADC 图呈高或低信号，ADC 值为（1.52 ~ 1.88）×10^{-3} mm^2/s，病变下部与宫腔呈细颈相连，病变前壁子宫肌层菲薄；宫颈内口前唇子宫肌层局部不连续，宫颈腔见不规则片状等 T1、短 T2 信号影，大小约 4.0 cm×5.3 cm；其上方宫颈口与子宫前壁肌层病变之间可见条片状长等 T1、稍长 T2 信号影，大小约 3.8 cm×2.8 cm，DWI 呈高信号，ADC 值约 0.38×10^{-3} mm^2/s。双侧卵巢显示不清，盆腔内未见肿大淋巴结。盆腔内见液体信号影，腹壁及臀部皮下软组织内见长 T2 信号影。追问病史：患者 12 月 16 日 20：40 在某保健院足月娩一女活婴，出生体重 3200 g。胎盘胎膜娩出不全，产时出血约 100 mL，产后复查血常规，血红蛋白最低 39.0 g/L，血小板计数 178×10^{12}/L，给予输血、输血浆及对症治疗后血红蛋白较前无上升，转入我院，自产后至入我院前共输悬浮红细胞 10 U、血浆 800 mL、清蛋白 30 g。

修正诊断：失血性贫血（重度）；晚期产后出血；妊娠期高血压疾病、子痫前期（重度）；胎盘残留：副胎盘？胎盘植入待排；低蛋白血症；瘢痕子宫：阴道分娩后；乙肝病毒携带者。

给予促宫缩、补液、抗感染、纠正贫血等对症治疗，同时行介入治疗，追问病史，患者于 2019 年 3 月在当地医院行子宫肌壁间肌瘤剜除术（肌瘤大小约 6 cm），此次产后血红蛋白下降明显，且此次妊娠距上次子宫手术时间不足 18 个月，有子宫破裂高危因素，患者子痫前期重度，妊娠期依从性差，妊娠 35^{+2} 周自然分娩，产后胎盘粘连，胎膜少量残留，产后血红蛋白进行性下降，经少量多次输血、血浆及清蛋白后血红蛋白无明显上升，结合病史、临床表现及各项辅助检查结果（B 超及磁共振成像检查提示低回声包块，血流信号丰富，血肿形成），综合考虑副胎盘可能小，子宫不全破裂可能性大，建议行双侧子宫动脉介入栓塞。介入过程中发现宫腔异常回声区提示胎盘，局部血供丰富，术后剖腹探查术目的：①进一步明确诊断，清除血肿，如子宫破裂，术中可行修补手术；②介入手术后行剖腹探查术，可减少出血风险，保证重要脏器血供；③必要时根据术中情况行全子宫或次全子宫切除术。遂在全麻下行子宫不全破裂修补术＋手取胎盘术＋肠粘连松解术＋子宫整形术。术后 9 天查体：体温正常，血压 141/94 mmHg，心肺未闻及异常，双乳不胀，少许泌乳，腹部伤口敷料干燥，无渗血渗液，伤口换药，复查各项指标较前好，恢复良好，办理出院手续。

◎ 诊疗体会

根据研究调查结果，我国完全性子宫破裂的发病率为 1.2/10 000 ～ 3.0/10 000，虽发病率较低，但其造成围产期胎儿不良结局、危及孕妇生命的后果不可忽视。因此，妊娠晚期促宫颈成熟治疗正确使用前列腺素类制剂，避免导致子宫收缩过强导致胎儿窘迫、胎死宫内或产后宫缩乏力导致严重产后出血。产科手术操作动作轻柔，避免粗暴操作导致子宫肌层受损。同时提醒广大妇女尽量减少非必要宫腔操作史，保持子宫肌层的完整性。

子宫不完全破裂即子宫肌层全层或部分裂开，但浆膜层和腹膜尚保持完整，宫腔与腹腔未沟通的原因：①与妊娠晚期子宫自发性的收缩，使瘢痕发生解剖学上的病理变化，晚期宫腔张力增大有关。②与前次剖宫产的术式有关：古典式剖

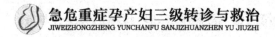

宫产再次妊娠子宫破裂的发生率为10.19%，子宫下段横切口者再次妊娠子宫破裂的发生率为1.31%。③前次剖宫产切口愈合不良，导致子宫破裂发生率增加，与本组分析相符。④胎动、羊水过多、巨大胎儿、多胎妊娠、头盆不称等造成宫壁的压力不均，使脆弱的子宫切口瘢痕处发生渐进性破裂。

诊断：子宫不全破裂者多为子宫下段横切口，因出血少，有腹膜覆盖，缺乏明显的症状及体征，需结合辅助检查诊断，有学者研究：在膀胱适度的充盈下，B超能清楚地显示子宫下段前壁的结构。子宫下段厚薄不均匀，肌层失去连续性是先兆子宫破裂有意义的征兆。以B超检测的子宫下段瘢痕厚度3 mm为临界值。临床工作中应提高B超水平、结合前次手术指征、本次高危因素综合分析。

妊娠晚期处理：应定期产检、B超，提前入院待产，掌握阴道试产适应证，瘢痕子宫阴道分娩的适应证：①前次剖宫产为子宫下段横切口，术中切口无撕裂及术后切口愈合良好无感染；②此次妊娠具有阴道分娩条件，无相对头盆不称；③前次剖宫产指征不复存在，无新的剖宫产指征；④无严重的妊娠合并症与并发症，无其他不适于阴道分娩的内外科合并症；⑤无再次子宫损伤史；⑥本次妊娠距前次剖宫产19个月以上；⑦产前B超观察子宫下段无瘢痕缺陷；⑧患者愿意试产并了解利弊；⑨具有较好的监护设备及随时手术、输血、抢救的条件。不符合上述条件者为母婴安全均应及时行剖宫产。

总结：重复子宫切口及两年以下切口、感染切口等为不牢固瘢痕，易破裂，瘢痕子宫的孕妇阴道试产应结合B超、产前检查及前次剖宫产情况综合分析，在严密筛选、监护下试产，一旦怀疑子宫不全破裂，应行剖宫产。

多学科合作（团队的力量）：介入科在术前行双侧子宫动脉栓塞术，减少了术中出血。同时术中请普外科副主任医师上台，分离小肠与子宫前壁粘连带，小肠浆膜层局部有破损、肌层及黏膜层完整，4-0可吸收线间断缝合小肠浆膜层。

第十节 围生期心肌病

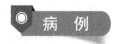

患者田某，女，31岁，以"停经29^{+3}周，血压高3月余，加重8天"的主诉于2020-03-02入院。

平素月经规律，末次月经2019-08-08，预产期2020-05-15。妊娠期外院产检，颈项透明层厚度未做，唐氏综合征筛查提示：AFP MOM 1.78；HCG MOM 1.52，未进一步检查，四维B超未见明显异常，胎儿心脏B超及口服葡萄糖耐量试验试验均未做，孕妇血型系"O$^+$"，配偶血型系"A$^+$"，各项相关检查未见明显异常。3月余前（孕17^{+4}周）常规产检，测血压147/93 mmHg，定期监测血压，波动于130～144/89～96 mmHg，尿蛋白阴性。8天前当地测血压160/110 mmHg，于当地医院住院治疗，给予地塞米松（6 mg，每天2次×2天）、解痉（硫酸镁）、降压（口服拉贝洛尔200 mg，每天3次）治疗5天后，血压控制不理想，尿蛋白定量2 480 mg/24 h，考虑病情较重，电话联系我科急诊转诊入院，经门诊绿色通道入住我科。

个人史：曾妊娠16周时因脑膨出引产1次。

入院查体：BP 169/119 mmHg，心肺查体（－），腹膨隆，肝脾触诊不满意，双下肢水肿（＋）。专科检查：宫高28 cm，腹围102 cm，胎方位LOA，先露头。

辅助检查：B超（2020-03-02，本院）：胎儿双顶径7.9 cm、腹围24.6 cm、股骨长5.4 cm，脐带绕颈一周。心脏B超（2020-02-29，外院）：左房/左室增大，左室射血分数53%。脑钠肽（2020-03-02，本院）927 pg/mL。

初步诊断：孕2产0、29^{+3}周妊娠、LOA、待产；慢性高血压并发子痫前期（重度）；母儿血型不合（ABO）？心肌损伤？

入院后初步治疗方案：①积极完善相关检查；②持续心电监护、避免声光刺激、备开口器及舌钳；③解痉（硫酸镁）、镇静（地西泮）、降压（硝苯地

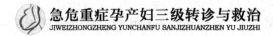
平、拉贝洛尔及乌拉地尔）；④新生儿科会诊评估新生儿预后；新生儿科、心内科及眼科多学科会诊；⑤动态监测血压、尿蛋白、胎心及胎动变化。

治疗转归：2020-03-02 至 2020-03-04 患者无自觉症状，血压控制在 140～150/80～90 mmHg，自觉胎动及胎心良好。2020-03-05 2：30 患者自觉心慌、气短，端坐卧位后好转，血压 163/112 mmHg，查体：子宫张力不大，宫底无明显升高，给予呋塞米及乌拉地尔静脉滴注。2020-03-05 8：00 自诉心慌、气短，查体：BP 138/95mmHg，心肺查体（－），双下肢水肿（－）。复查尿蛋白定量 7141 mg/24 h。与患者及其家属沟通，患者出现一过性血压升高，出现心慌、气短症状，端坐卧位后缓解，告知继续待产风险（围生期心肌病、胎盘早剥、心脑血管意外、胎儿急慢性缺氧，甚至胎死宫内等风险）后，患者及其家属要求终止妊娠并签署手术知情同意书。联系新生儿科进行产时监护。2020-03-05 11：00 在硬腰联合麻醉下行子宫下段剖宫产术，术中见少量腹水，子宫如孕周大小，子宫下段形成欠佳，以 LOA 助娩一男活婴，外观无畸形，Apgar 评分 9 － 10 － 10 分，体重 1210 g，身长 38 cm。羊水深褐色，量约 500 mL，胎盘胎膜自娩完整，可见胎盘有 4/5 凝血块压迹，常规给予缩宫素 10 U 宫体注射，10 U 入液体，子宫收缩好，查伤口无延裂，可吸收线缝合，探查子宫双附件无异常，手术顺利。术后常规给予抗炎、促宫缩支持治疗。患者夜间病情平稳，血压控制在 140～150/80～90 mmHg，无自觉不适。2020-03-06 患者诉咳嗽，少许咳痰，呈黄色，大量出汗，无心慌、气短等不适，BP 129/94 mmhg，SPO_2 75%～89%，双肺湿性啰音。急诊脑钠肽提示 2822 pg/mL；急诊床旁心脏彩超：左房室大，左室壁搏幅普遍减低，围生期心肌病待排，二尖瓣关闭不全（相对性），左室收缩功能减低，射血分数 43%。床旁下肢血管彩超未见深静脉血栓形成。胸部 CT 平扫：双肺多发渗出性病变；双侧胸腔积液；胸壁皮下水肿。今晨查房患者神志清，不排除围生期心肌病及肺部感染可能，转至重症医学科进一步诊疗。2020-03-06 至 2020-03-09 高流量吸氧、监测控制血压（乌拉地尔），营养心肌（辅酶 Q_{10}、极化液）、抗感染（哌拉西林舒巴坦钠）、促进子宫复旧（缩宫素）、利尿（呋塞米）、营养支持、纠正维持内环境稳定等治疗。复查床旁拍片提示：两肺渗出性病变，两侧少量胸腔积液可能；复查脑钠肽 577 pg/mL。患者心慌、气短症状缓解，血压控制平稳，复查脑钠肽较前明显下降，胸片提示双肺渗出性病变较前缓解，患者病情缓解，转会产科病房进一步诊治。2020-03-09 至 2020-03-15 控制血压（缬沙坦、美托洛尔）、利尿（螺内酯）、营养心肌（辅酶 Q_{10}、曲美他嗪）对症支持治疗，患者病情平稳，无特殊不适，办理出院手续，心内科随访。

出院诊断：围生期心肌病；急性左心衰竭；肺部感染；Ⅰ型呼吸衰竭；孕 2 产 1、29^{+6} 周妊娠、LOA、剖宫产术后；妊娠期高血压病、子痫前期（重度）；低蛋白血症。

◎ 诊疗体会

围生期心肌病（PPCM）是发生在妊娠最后 1 个月到分娩后 5 个月内，以心肌病变为特点，且不符合其他已知心力衰竭的诊断的特发性心力衰竭。围生期心肌病发病率为 1/2 000 ～ 1/4 000，早期临床表现为心力衰竭，缺乏特异性，主要为呼吸困难、乏力、咳嗽；体征为颈静脉怒张、心动过速、心尖冲动移位、第三心音或二尖瓣返流杂音。

围生期心肌病的诊断多采用 Hibbard 标准：①既往无心脏病史且妊娠前 1 个月无其他致使心功能不全的因素；②妊娠最后 1 个月或产后 5 个月内发生的心力衰竭；③超声心动图标准：LVEDd 2.7 cm/m²；LVEF < 45% 和 / 或 LVFS < 30%。围生期心肌病的治疗需组建多学科团队，由多学科医师共同制订，急性发作期应依从急性或慢性心力衰竭管理指南制订诊疗方案，从而缓解心力衰竭、恢复心功能，减少再入院率和提高生存率。

围生期心肌病的诊治目前规范化，及时诊断并给予治疗后能明显降低病死率。本病例患者属子痫前期，完善检查脑钠肽明显升高，入院后虽给予解痉、降压等对症支持治疗后，因血压波动较大急诊行剖宫产术，术中见胎盘早剥，胎儿安全分娩，手术过程顺利，术后突发的呼吸困难，复查脑钠肽明显较前升高近 8 倍，心脏彩超射血下降 10% ～ 43%，考虑围生期心肌病，一经确诊我们立即组建多学科团队给予降压、营养心肌、缓解心力衰竭等对症支持治疗后好转出院。

在该病例中，我们重点强调的是脑钠肽在围生期心肌病中的意义。脑钠

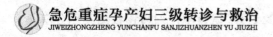

肽属于多肽类激素，在心室充盈压力上升及容量扩张时明显升高。左心室功能障碍时，脑钠肽快速合成并释放入血，对心脏有重要的调节功能。目前研究认为脑钠肽对心力衰竭的早期诊断及病情严重程度判断有重要意义。不仅如此，在治疗过程中，脑钠肽变化也可作为治疗疗效监测的重要指标。该患者入院前脑钠肽明显升高，突发呼吸困难后复查脑钠肽较前升高近8倍，而给予对症支持治疗后脑钠肽逐渐下降，这一变化趋势提示在入院时脑钠肽升高时，我们应警惕心肌损伤风险，重点监测脑钠肽变化；尤其在分娩后大量血液从子宫进入体循环，回心血量明显增加，心脏负荷明显增大，极易发生心力衰竭，应动态监测脑钠肽变化，尽早组建多学科团队合作，以避免心力衰竭发生，这也是这个病例在诊治过程中的缺憾，希望以此病例为警示，提高我们对脑钠肽异常升高的关注，尽量预防围生期心肌病的发生，从而最大限度地保证母婴安全。

第十一节 帆状胎盘前置血管破裂

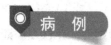

患者朱某，女，29岁。以"停经37⁺⁶周，阴道流液2小时"主诉于2021-09-02入院。

现病史：平时月经规律，末次月经2020-12-11，预产期2021-09-18，妊娠早期无特殊，按时产检，唐氏筛查低风险，四维超声提示帆状胎盘，胎盘插入胎膜内行走一段距离，入胎盘下缘边缘处，胎儿心脏超声提示肺动脉少量反流，长约0.5 cm，颈项透明层厚度、口服葡萄糖耐量试验、GBS等检查均未见明显异常，2小时前突然无明显诱因出现阴道流液，门诊以"孕1产0、37⁺⁶周妊娠LOA先兆临产、胎膜早破、帆状胎盘"收入院。

既往史：既往体健。

个人史：生于原籍，无外地居住史。

婚育史：26 岁结婚，爱人原配，0-0-0-0。

月经史：初次月经 14 岁，4～5 天 /28～30 天，平素月经规律，量中等，无痛经。

家族史：否认家族遗传病史。

体格检查：生命体征平稳，宫高 29 cm，腹围 96 cm，胎心率 146 次 / 分，内诊：宫颈未消失，居后，质软，宫口未开，先露头，S ＝－3，已破膜，羊水清亮。

B 超检查（2021-09-02，本院）：双顶径 8.9 cm，头围 30.9 cm，胎心率 150 次 / 分，腹围 30.0 cm，股骨长 6.8 cm，无绕颈，胎盘位于宫底右侧壁，厚约 5.5 cm，分级 Ⅱ 级。脐带插入点距胎盘约 3.4 cm，未见前置血管。

初步诊断：孕 1 产 0、37^{+6} 周妊娠、LOA、先兆临产；胎膜早破；帆状胎盘；母儿血型不合（ABO）？

治疗过程：入院后积极完善各项相关检查，待结果回报未见明显异常。急诊行剖宫产术，术中顺利娩出一女活婴，外观无畸形，胎盘娩出后检查见脐带插入点距胎盘约 4.5 cm。

◎ 诊疗体会

帆状胎盘即脐带附着于胎膜上且其血管通过羊膜以及绒毛膜间到达胎盘内的一种现象。其在临床上较为少见，由于临床症状不具有典型性，因此极易导致误诊。如果发生帆状胎盘胎膜上的血管跨过宫颈内口位于胎先露部的前方（即前置血管）时，极易引起胎儿窘迫及窒息，严重时产生死胎。据相关资料显示，由前置血管破裂引起的围生儿死亡率为 75% ～ 100%。帆状胎盘具有很低的发生概率，对患者本身影响不大，但极易给围生儿带来不良影响，因此临床要提高产前确诊率，加强产前、产中监测。妊娠早期、中期进行超声检测，脐带入口清晰，易于监测脐带附着部位，28 周前是帆状胎盘的诊断最佳检查时期。目前发病原因尚不清楚，可以由多种因素导致，如多胎妊娠、肥胖、吸烟等。本病因无特征性临床表现，前置血管一旦发生压迫或破裂，因为所失血液为胎儿的血液会致胎儿缺氧或急性失血，表现为阴道流血、胎动减少或消失，短期内窒息死亡，围生儿死亡率可高达 75% ～ 100%。

并发症：前置血管破裂、新生儿窒息。

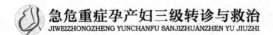

帆状胎盘治疗的目的是确保母儿安全。①一般治疗：进行吸氧、监护、输液及对症治疗。②药物治疗：伴随血管前置者若存在早产可能，要于妊娠28～32周给糖皮质激素如地塞米松，加快胎肺成熟，然后在30～32周让孕妇住院待产。③手术治疗：对那些在妊娠期已得到确诊帆状胎盘前置血管者，需要于临产之前明确时间开展剖宫产术。要注意术前明确胎儿血管所在处，以防术中对血管造成损伤。

该患者妊娠24周行四维超声提示帆状胎盘，妊娠期监测无前置血管，有阴道试产条件，不排除分娩过程中脐带牵拉导致脐带血管破裂出血，胎死宫内等风险，需产前、产时严密监测胎心变化及阴道出血，患者拒绝试产，要求手术，因已发生胎膜早破，拟急诊行子宫下段剖宫产术，过程顺利，术中确诊为帆状胎盘，手术顺利，新生儿评分10—10—10分，术后3天平稳出院。

第十二节　剖宫产切口部妊娠清宫后阴道出血

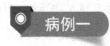

患者岳某，女，33岁。以"清宫术后1个月，阴道出血2天"主诉于2021-08-24入院。

现病史：平素月经规律，周期30天，经期7天，末次月经2021-05-31。30天前自测尿妊娠试验阳性，无明显早孕反应，53天前无明显诱因间断出现阴道少量褐色分泌物，未重视，32天前因计划外妊娠要求终止妊娠，就诊于我院，行B超提示剖宫产切口部妊娠，复查B超提示剖宫产切口部妊娠（Ⅱ型），于2021-07-23介入后在B超引导下行清宫术，清出绒毛组织约4 cm×5 cm，术后给予预防感染及促宫缩治疗。术后2天复查HCG 16 367 mIU/mL。术后5天复查B超提示：子宫下段宫腔内异常回声区（3.0 cm×2.1 cm中强回声，前方肌壁菲薄约0.11 cm，界限不清）。半月前有同房史，自诉有避孕措施。2天前无明显诱因出现阴道流血，至西安市北方医院就诊，查HCG 1069.3 mIU/mL，B超提示前壁下段肌壁间异常回声（24 mm×19 mm，内为中等、不规律极低回声区），其内及周边可见较丰富血流信号。建议住院治疗，患者后出血停止未至我院就诊。3小时前再次无明显诱因出现阴道大量出血，约为3倍月经量，偶有腹痛，无恶心呕吐等，遂至我院，急诊以"阴道出血原因待查；剖宫产切口部妊娠清宫术后；瘢痕子宫"收入院，病程中饮食、睡眠好，二便正常，体重无明显变化。

既往史：患者无高血压、糖尿病及冠心病病史。无乙肝、结核等传染病史及其密切接触史。无外伤史，分别于2014年、2016年在唐城医院行剖宫产术。无药物、食物过敏史。无输血史。预防接种史不详。

个人史：生于原籍，无外地居住史。

婚育史：25岁结婚，31岁再婚，育有2女，配偶及子女均体健。

月经史：初次月经12岁，7天/30天，平素月经规律，量中等，无痛经。2-0-2-2。2014年足月"臀位"剖宫产一女活婴，2 950 g，现体健；2016年足月剖宫产一女活婴，3 200 g，现体健。人工流产2次。

家族史：否认家族遗传病史。

体格检查：体温36.7 ℃，脉搏84次/分，呼吸18次/分，血压105/65mmHg。其余阴性。

辅助检查（2021-08-24，本院）：血红蛋白122 g/L。

初步诊断：阴道出血原因待查；剖宫产切口部妊娠清宫术后；瘢痕子宫。

入院后完善检查。B超（2021-08-24）：子宫大小6.6 cm×6.4 cm×5.6 cm，前位，形态正常，宫壁回声均匀。子宫下段宫腔及子宫下段前壁显示范围约3.7 cm×3.5 cm混合回声区，边界不清晰，内回声不均匀，可见条网状回声，部分切面未见明确肌层回声，部分向子宫轮廓外膨出，CDFI示其内可见较丰富血流信号。血HCG（2021-08-24）706 mIU/mL。

治疗过程：入院后给予持续静脉通路、静脉滴注缩宫素、止血药等对症处理，出血明显减少，无腹、恶心、呕吐等不适，大小便正常。查体：监测生命体征平稳，心肺未闻及明显异常，腹软，无压痛、反跳痛及肌紧张，阴道少量新鲜出血，内诊未做。请示主任医师查看患者：结合病史及辅助检查，1月前因剖宫产切口部妊娠Ⅱ型，子宫动脉栓塞术后B超引导清宫术，当时绒毛清出送病检，术后出血

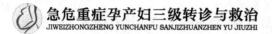
3 天干净，术后半月有同房史，出院未坚持监测血 HCG，现出现阴道出血，结合影像考虑诊断为剖宫产切口部妊娠Ⅲ型、滋养细胞疾病待排。

诊疗计划：该患者育龄期，既往两次剖宫产史，有生育要求，建议行介入子宫动脉栓塞＋术后开腹子宫瘢痕清除＋子宫修补整形术，术中清除物送病检排除滋养细胞疾病。术后严格避孕两年，术后出现异常不规则出血，必要时口服药物辅助治疗。家属及患者知情同意治疗方案。

手术治疗：于 2021-08-24 在全麻下行子宫剖宫产切口部妊娠病灶切除术＋子宫整形修补术。术中见原子宫瘢痕处约 2 cm×3 cm 包块，向子宫轮廓外膨出。术后血红蛋白 98 g/L（2021-08-26）。

术后修正诊断：子宫剖宫产切口部妊娠（Ⅲ型）；产后贫血（中度）。

术后复查：HCG（2021-08-26）116 mIU/mL；HCG（2021-08-30）17.2 mIU/mL；血红蛋白（2021-8-30）105 g/L。

诊疗体会

患者出院时生命体征平稳，腹部伤口愈合良好，患者本次住院治疗及时且有效，各项指标趋于正常。嘱患者注意休息，适量活动，加强营养，纠正贫血，同时要严格避孕 2 年，本次住院治疗后患者要进行门诊随访，复查血 HCG 至正常及监测 B 超。

病例二

患者罗某，38 岁，以"清宫伴阴道大量出血 6 小时"主诉入院。平素月经规律，末次月经 2021-06-21，2 周前无明显诱因出现阴道出血，未在意，于西安唐城医院就诊，B 超提示：宫腔下段可见 6.7 cm×5.0 cm×2.9 cm 妊娠囊，回声形态不规则，囊内可见卵黄囊，并可见 1.7 cm 胚芽及规律原始心管搏动，孕囊下缘跨过剖宫产切口下移至宫颈内口处，宫腔内可见范围约 27 cm×18 cm 液性暗区，子宫前壁瘢痕处肌壁厚度约 0.3 cm，提示早孕；剖宫产切口部妊娠不除外，宫腔少量积液，查血 HCG 361 552 mIU/mL，入院给予行药物流产（米非司酮 50 mg，每天 2 次；米索前列醇 0.6 mg）失败。于 2021-08-17 行宫腔镜检查＋清宫术，术中妊娠组织与子宫后壁粘连紧密，术中出血800 mL。给予促宫缩及输血治疗，并行子宫动脉栓塞术，术后间断性出血，给予输血及促宫缩治疗，估计总出血量约2 000 mL，输悬浮红细胞8 U、血浆600 mL，补液2 000 mL，尿量1 500 mL。复查B超提示：宫腔积血，血常规：血红蛋白74 g/L，血小板计数75×10⁹/L，凝血示：FB 103 g/L。自诉外院已行胸片，未见异常；考虑病情较重故来我院，门诊拟"剖宫产切口部妊娠？清宫术后；子宫动脉栓塞术后；贫血（中度）"收入院，妊娠期饮食、夜休好，大小便自解正常。

入院后完善检查，复查血常规：血红蛋白88 g/L，血HCG 36 196 mU/mL，予补液、纠正贫血、促进子宫复旧治疗。监测血HCG下降不理想，复查B超：子宫体大小181 cm×59 cm×5.3 cm，前位，形态饱满，轮廓尚规整，宫壁回声欠均匀。子宫下段宫腔内显示范围约64 cm×51 cm异常回声区，内回声不均匀，与子宫下段前壁分界不清，局部肌壁菲薄，部分切面达浆膜层，CDFI示局部宫壁可见较丰富血流信号其内未见明显血流信号。双侧附件区未见明显异常回声。清宫术后，宫腔内异常回声区，考虑剖宫产切口部妊娠（Ⅲ型），遂于2021-06-28再次行子宫动脉栓塞术后行子宫剖宫产切口部妊娠病灶清除+子宫整形修补+盆腔粘连松解术，手术顺利。术后预防感染、补液支持治疗，术后复查HCG 269 mU/mL，痊愈出院，定期门诊复查。

诊疗体会

患者因清宫术后阴道大量出血，急诊行双侧子宫动脉栓塞术。考虑病情危重，遂转诊我院。入院后给予输血、输液、预防感染及营养支持治疗。复查B超提示剖宫产切口部妊娠（Ⅲ型），血HCG 36 196 mU/mL，考虑剖宫产切口部妊娠（Ⅲ型），现虽无急腹症表现，可予保守治疗，但存在绒毛持续存活，包块破裂，保守失败，大出血危及生命可能；另患者B超结果显示子宫下段宫腔内显示范围约64 cm×51 cm异常回声区，内回声不均匀，与子宫下段前壁分界不清，局部肌壁菲薄，部分切面达浆膜层，CDFI示局部宫壁可见较丰富血流信号，手术前预处理行子宫动脉栓塞术，以减少剖宫产切口部妊娠物清除术中的出血风险。遂行子宫动脉栓塞术+剖腹探查术行瘢痕处妊娠病灶清除+子宫修补，术中见子宫下段瘢痕处膨隆，大小约 3 cm×3 cm×3 cm 包块，呈紫蓝色，子宫下段局部子宫肌层缺失。

剖宫产切口部妊娠是指既往有剖宫产史的育龄女性再妊娠时受精卵着床在切口处的妊娠，剖宫产切口部妊娠着床部位肌肉薄，如不及时处理有子宫破裂、阴道大出血的风险，严重者需切除子宫甚至危及生命。临床治疗剖宫产切口部妊娠包括药物保守治疗、清宫手术、子宫瘢痕修补术、子宫动脉栓塞术等，不同类型剖宫产切口部妊娠具有不同的解剖学特点，不同手术方式在其中的应用效果也存在差异，清宫术包括超声监测下清宫术、宫腔镜下妊娠物清除术等。妊娠物清除术和子宫瘢痕修补术可通过开腹、腹腔镜（或联合宫腔镜），也有经阴道途径手术。子宫切除术是在紧急情况下为挽救患者生命或患者无生育要求时的选择。行孕周＜ 8 周的Ⅰ型剖宫产切口部妊娠可选择清宫术；Ⅱ型、Ⅲ型剖宫产切口部妊娠建议选择妊娠物清除术及子宫瘢痕修补术；对于术中出血风险高者，术前应进行 MTX 或 UAE 等预处理。

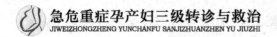

病例三

患者郭某，32 岁，以"人流术后 21 天，阴道大量出血 1 天"的主诉 2019-05-05 由外院转入我院。

平素月经规律，周期 3 天，经期 4～5 天。21 天前因"停经 75 天、B 超结果提示胚胎停止发育"行人工流产术，术后间断少量阴道出血，术后未复查。1 天前无明显诱因出现阴道大量出血，似平时月经量的 2 倍，鲜红色，就诊于当地医院，考虑病情危重，建议转入我院。8 年前曾行剖宫产术，人工流产 5 次。

入院查体：T 36.7℃，P 80 次 / 分，H 20 次 / 分，BP 104/68 mmHg。B 超结果提示子宫前壁下段混合回声团，周边血运较丰富，考虑剖宫产切口部妊娠。

入院诊断：剖宫产切口部妊娠。

入院后积极完善相关检查，行 B 超造影：宫体下段前壁局部宫壁内团块状异常回声区，考虑瘢痕妊娠（团块型），大部分区域未见造影剂灌注（考虑积血），周边小范围灌注（考虑存活绒毛），对应前壁宫壁菲薄，向外膨突；宫腔及宫颈管少量积液；血 HCG 196.11 mIU/mL。因以"剖宫产切口部妊娠"于 2019-05-07

在全麻下行剖腹探查术（子宫剖宫产切口部妊娠切除＋子宫修补术），探查子宫正常大小，下推膀胱后，见子宫下段明显膨隆，大小约 3 cm×3 cm，蓝紫色，表面可见增生血管网，浆膜菲薄，无活动性出血，切开病变表面后见暗红色机化组织，仔细清理病变组织及凝血块约 30 g，至正常组织后层次暴露，生理盐水冲洗宫腔，修剪下段切缘，常规缝合子宫浆肌层，探查子宫双侧附件无异常，手术顺利。术后病理结果回报（宫腔）出血、坏死物内见退变绒毛及蜕膜组织。术后 4 天患者康复出院。

◉ 诊疗体会

剖宫产切口部妊娠是指受精卵着床于前次剖宫产子宫切口瘢痕处的一种异位妊娠，是一个限时定义，仅限于妊娠早期。由于它可以造成清宫手术中及术后难以控制的大出血、子宫破裂、周围器官损伤，甚至切除子宫等，严重威胁妇女的生殖健康甚至生命，已引起临床上的高度重视。

该患者曾有人工流产术病史，此次阴道大出血需以下列疾病鉴别：①宫内妊娠难免流产：当宫内妊娠难免流产时，宫内妊娠囊向体外排出时暂时停留于前次剖宫产子宫瘢痕处，此时超声检查可以在子宫瘢痕部位见妊娠囊或混合回声包块；②妊娠滋养细胞肿瘤：剖宫产切口部妊娠清宫不全或不全流产后残留的妊娠物继续生长在子宫前壁下段形成包块，其超声影像类似于妊娠滋养细胞肿瘤的表现，如与肌层无明显界线、局部肌层缺如或变薄、局部血流信号极其丰富、可探及高速低阻血流，甚至出现动静脉瘘的花色血流信号等，易误诊为妊娠滋养细胞肿瘤。但该患者有明确的剖宫产史，且有人工流产史，包块位于子宫前壁下段、与子宫瘢痕关系密切，血 β–HCG 为 196.11 U/L。结合病史和辅助检查，应首先考虑剖宫产切口部妊娠的可能。

根据 2016 年的剖宫产切口部妊娠诊治专家共识，此患者是Ⅲ型剖宫产切口部妊娠中还有一种特殊超声表现的剖宫产切口部妊娠，即包块型，其声像图的特点：①位于子宫下段瘢痕处的混合回声（呈囊实性）包块，有时呈类实性；包块向膀胱方向隆起；②包块与膀胱间子宫肌层明显变薄，甚或缺失；③ CDFI：包块周边见较丰富的血流信号，可为低阻血流，少数也可仅见少许血流信号或无血流信号。包块型多见于剖宫产切口部妊娠流产后（如药物流产后或负压吸引术后）妊娠物残留并出血所致。妊娠早期剖宫产切口部妊娠作为一种特殊类型的异位妊娠，诊治原则是早诊断、早终止、早清除。早诊断是指对有剖宫产史的妇女再次妊娠时应尽早行超声检查排除剖宫产切口部妊娠。一旦诊断为剖宫产切口部妊娠应给出终止妊娠的医学建议，并尽早清除妊娠物。治疗方法有药物治疗、手术治疗或两者的联合。子宫动脉栓塞术是用于辅助治疗剖宫产切口部妊娠的重要手段，与药物治疗或手术治疗联合可更有效地处理。但对于该患者而言，其属于Ⅲ型剖宫产切口部妊娠中的包块型，对于Ⅲ型剖宫产切口部妊娠，子宫瘢痕处肌层厚度菲薄，并明显突向膀胱者，清宫手术风险较大，发生残留、出血的风险均增加，不建议行清宫手术，可选择妊娠物清除术及子宫瘢痕修补术，减少患者阴道大出血风险，有利于患者尽早出院，康复回家。

第十三节　胎盘早剥

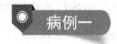

病例一

患者赵某，女，28岁。以"停经35^{+3}周，阴道流血3小时"主诉于2021-07-15入院。

现病史：患者平时月经规律，末次月经2020-11-09，预产期2021-08-16，妊娠早期无特殊，按时产检，各项检查均未见明显异常，3小时前无明显诱因出现阴道流血，色鲜红，量多于月经量，随后腹痛，无阴道流液，120送入我院，入院后多普勒听胎心135次/分，快速将患者搬入接诊床，未触及胎心（听诊1分钟），考虑胎盘早剥，迅速将患者推往手术室，急诊以"产前出血、胎盘早剥？死胎？"收入院。

既往史：既往体健。

个人史：生于原籍，无外地居住史。

婚育史：适龄结婚，爱人原配，0-0-0-0。

月经史: 初次月经 13 岁, 4～5 天 /28～30 天, 平素月经规律, 量中等, 无痛经。

家族史: 否认家族遗传病史。

体格检查: 体温 36.5 ℃, 脉搏 120 次 / 分, 呼吸 22 次 / 分, 血压 139/104 mmHg。宫高在剑突与脐之间, 胎心未闻及, 子宫张力极高, 胎方位未触及, 内诊未做, 见鲜红色血液自阴道流出。

辅助检查: ①血常规（2021-07-15, 本院）: 血红蛋白 89 g/L, 血小板计数 173×10⁹/L。②凝血未见异常。

初步诊断: 重度胎盘早剥; 胎死宫内? 孕 1 产 0、35⁺³ 周妊娠; 妊娠期高血压?

治疗过程: 入院后未闻及胎心, 根据查体及辅助检查目前胎盘早剥诊断明显, 入院后迅速将患者推入手术室, 立即启动 TTD, 手术室、麻醉科、产科、新生儿科开始了一场与死神赛跑的历程, 很快在全麻下行子宫下段剖宫产术, 术中见子宫如足月妊娠大小, 子宫张力高, 前壁呈紫蓝色改变, 切开子宫下段血性羊水, 量约 500 mL, 并见大量血凝块涌出, 约 800 mL, 助娩一女婴, Apgar 评分 2 – 8 – 10 分, 体重 2 460 g, 身长 47 cm, 立即给予缩宫素、卡贝缩宫素静脉滴注促子宫收缩, 胎盘剥离后检查见 4/5 早剥面, 子宫收缩好转, 术中出血不多。手术顺利。术中输悬浮红细胞 2 U。

术后诊断: 胎盘早剥; 孕 1 产 1、35⁺³ 周妊娠、LOA、剖宫产、早产; 子宫卒中; 妊娠期高血压疾病? 早产儿。

术后监测血压 130～150/80～105 mmhg, 尿蛋白 1＋。考虑子痫前期。

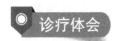

诊疗体会

妊娠 20 周或分娩期, 正常位置的胎盘于胎儿娩出前, 全部或部分从子宫壁剥离, 称为胎盘早剥, 是妊娠晚期严重并发症之一。胎盘早剥起病较急、发展快, 胎盘全部或部分剥离时, 易发生显性或隐性出血, 造成母体失血严重时发生休克及胎儿宫内窘迫, 处理不当可威胁母儿生命。根据病情严重程度将胎盘早剥分为 3 度。胎盘早剥病因和发病机制尚不完全清楚, 与孕妇血管病变、腹部外伤、子宫压力骤减、子宫静脉压增高等有关。胎盘早剥根据临床表现及辅助检查可以确诊: 出现阴道流血和腹痛, 常伴有子宫持续收缩, 子宫按压时疼痛等表现。监测胎心发现胎心基线出现基线变异消失、正弦波形、变异减速、晚期减速及胎心缓慢等情况，结合 B 超检查可诊断为胎盘早剥。

胎盘早剥的孕妇治疗原则为早期识别，积极纠正休克，及时终止妊娠，控制弥散性血管内凝血，减少并发症。Ⅱ度、Ⅲ度胎盘早剥预计短期内不能分娩的；Ⅰ度胎盘早剥出现胎儿窘迫，需要抢救胎儿的；有产科剖宫产指征的；病情加重危及孕妇生命的，不管胎儿是否存活；立即行剖宫产术。

该患者具有胎盘早剥的症状及体征，并血压高，是导致胎盘早剥的原因，入院后立即启动多学科合作，进行母儿抢救，急诊手术，经过积极抢救后母儿安全，术后给予纠正贫血、抗炎等对症治疗，术后 3 天复查血常规血红蛋白 86 g/L，余未见异常。术后第 6 天平稳出院。

病例二

患者杨某，33 岁，农民，以"停经 36^{+1} 周，腹痛 4^+ 小时，加重伴阴道流血 2 小时"主诉入院。

平素月经规律，末次月经 2020-02-20，预产期 2020-11-27。妊娠期自诉无特殊，未按时产检。5 小时前无明显诱因感不规则腹痛，无阴道流血、流液，未重视，2 小时前自觉腹痛较前加重，阴道流血，量多于月经量，色鲜红，故就诊于外院，测血压偏高（具体不详），行急诊 B 超提示未闻及胎心，给予吸氧、补液对症治疗后，建议转上级医院，故 120 平车推入我科，现仍感腹痛明显无明显间歇，阴道流血，量多色鲜红，急诊以"孕 2 产 1、36^{+1} 周妊娠；胎盘早剥；死胎"收入院。

既往体健，无特殊。生育史：1-0-0-1，2013 年足月顺娩一女活婴，现健存。其父有"高血压"，否认家族其他遗传病史。

入院查体：体温 36.4 ℃，脉搏 94 次 / 分，呼吸 20 次 / 分，血压 125/94 mmHg。贫血貌，神志清楚，精神欠佳，腹部膨隆。产科检查：宫高 32 cm，腹围 92 cm，子宫张力高，未闻及胎心。内诊：颈质软，居中，容 2 指，阴道见暗红色流血。

初步诊断：孕 2 产 1、36^{+1} 周妊娠；胎盘早剥；死胎；妊娠期高血压疾病待排。

当日因"胎盘早剥、死胎"于急诊在全麻下行剖宫取胎术，术中见腹腔积血约 50 mL，子宫如足月妊娠，子宫呈紫蓝色改变，切开子宫，暗红色积血涌出，约 1 000 mL，以 LOA 助娩一女性死婴。胎盘已完全剥离，随胎儿一并娩出。子宫收缩欠佳，给予麦角新碱 0.2 mg 宫体注射。关腹壁肌层时开始创面广泛渗血，无凝血块，皮下放置橡胶引流条，手术顺利，术后按摩子宫阴道出血约 500 mL，无凝血块。麻醉复苏时观察出血约 1 000 mL，术中术后积极输血、输液、抗感染等对症治疗。此时术前抽血凝血结果回报活化部分凝血活酶时间 50 秒，血纤蛋白原 0.47 g/L。考虑存在失血性休克，弥散性血管内凝血。

术后诊断：孕 2 产 2、36^{+1} 周妊娠剖宫取胎；胎盘早剥；死胎；失血性休克；弥散性血管内凝血；子宫胎盘卒中；妊娠期高血压疾病子痫前期重度；贫血（重度）；产后出血。

因病情危重转入 ICU，继续积极输血输液纠正凝血功能障碍及其他对症治疗，于术后当晚因病情不稳定行双侧子宫动脉栓塞术，手术顺利。术后血压波动于 110 ～ 150/80 ～ 94 mmHg，复查活化部分凝血活酶时间 37.4 秒，血纤蛋白原 0.59 g/L。术后 2 天，病情明显好转再次转回我科，继续补液支持、抗感染、控制血压等对症治疗，住院期间血压 103 ～ 150/70 ～ 92 mmHg，术后 9 天血压 135/94 mmHg，余未见异常，出院。

出院诊断：孕 2 产 2、36^{+1} 周妊娠剖宫取胎；胎盘早剥；死胎；失血性休克；弥散性血管内凝血；子宫胎盘卒中；妊娠期高血压；贫血（重度）；代谢性酸中毒；高钾血症；低钠血症；产后出血；双侧子宫动脉栓塞术后。

诊疗体会

（1）胎盘早剥的严重程度取决于出现临床症状到诊断的时间。该患者腹痛 5^{+} 小时，未在意，待腹痛加重伴阴道流血才就诊，在外院未及时手术，再次由外院转入，就诊时间延迟。

（2）胎盘早剥的早期诊断和正确处理对结局有决定性影响。分娩方式有阴道分娩及剖宫产，甚至子宫切除。该患者就诊时已发生死胎，若胎盘早剥出现胎死宫内，不管孕产妇的临床症状轻重，一律归为 Ⅲ 级。胎盘早剥一旦发生胎儿死亡，孕产妇弥散性血管内凝血的风险明显增高。故考虑母亲安全，当地医院就应该即刻行剖宫取胎。

（3）患者因二胎，产检意识淡漠，故妊娠期未按时产检，妊娠期血压是否升高，升高时间及程度不详，致使其诊疗延迟。住院时血压偏低，考虑与失血有关，术中、术后发现血压高，考虑与血容量补充有关，提醒广大基层医务人员加大宣传产检重要性，普及产检知识。

（4）转入我院后，诊治及时，子宫得以保留。术中应该操作仔细认真快速。凝血功能障碍，术中应留置腹腔引流管便于观察腹腔内出血（该患者未留置，存在不足），术后放置皮下橡胶引流条，间断缝合伤口，便于引流，促进伤口愈合。

（5）多学科合作：外院转入后在无我院任何检测报告单情况下，自接诊室立即急诊安排手术，麻醉、手术室积极配合，术中保证生命体征维持；输血科输血及时，供血充足；ICU积极纠正弥散性血管内凝血；介入科积极行子宫动脉栓塞术，栓塞子宫动脉阻断血流，减少出血；心内科积极指导降压；体现了多学科合作的重要性。

第十四节　胎儿房间隔膨出瘤

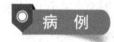

患者顾某，女，35岁。以"停经36周伴腹隆"主诉于2021-08-16入院。

现病史：患者既往月经规律，妊娠期按时产检，颈项透明层厚度未做，无创DNA低风险，四维B超提示右位主动脉弓可能，建议产前诊断，未遵医嘱，半月后复查胎儿右位主动脉弓、房间隔膨出瘤样改变、三尖瓣反流，1个月后再次复查心脏B超右位主动脉弓、左锁骨下动脉迷走，U形血管环，房间隔膨出瘤并二尖瓣血流受阻可能，于当地行产前会诊，建议介入性产前诊断，告知其相关风险后患者及家属拒绝，要求继续妊娠并签字，妊娠期行地中海贫血基因监测结果提示缺失型，口服葡萄糖耐量试验、GBS均未做。今日为求进一步治疗来我院门诊，门诊以"孕4产3、36⁺¹周妊娠、LOA待产、胎儿发育异常（先天性血管环、房间隔膨出瘤）"收入院。

既往史：既往无特殊病史，1年前行输卵管复通术。

个人史：生于原籍，无外地居住史。

婚育史：21岁结婚，34岁再婚，现爱人体健。

月经史：初次月经13岁，4～5天/30天，平素月经规律，量中等，无痛经。2-1-0-2，20年前、17年前自然分娩一活婴，现体健，曾妊娠8$^+$月时引产1次。

家族史：否认家族遗传病史。

体格检查：未见明显异常。

辅助检查：B超（2021-08-16，本院）示双顶径8.9 cm、腹围33.9 cm、股骨长6.8 cm，心脏多切面观：房间隔中部呈瘤样向左房侧膨出，膨出基底部宽约0.94 cm，深约0.8 cm，该处可见右向左血流信号，三血管切面显示升主动脉走形于气管右侧，动脉导管位于气管左侧，二者形成U形环状结构，气管位于U形环之内，局段气管受压，内径约0.16 cm，四腔心切面右心系统偏大，三尖瓣少量返流，主动脉内径增宽，约1.07 cm。

初步诊断：孕4产1、36^{+1}周妊娠、LOA、先兆早产；胎儿发育异常（先天性血管环、房间隔膨出瘤）；地中海贫血。

治疗过程：入院后积极完善各项相关检查，组织院内产前会诊，评估胎儿预后情况。①B超室会诊：胎儿心脏结构异常（右位主动脉弓、左位动脉导管）；房间隔膨出瘤。诊断明确；心脏右心系统偏大，三尖瓣少量反流，主动脉略增宽，考虑房间隔膨出引起的血流动力学改变所致；胎儿先天性血管环，目前属于右位主动脉弓、左位动脉导管，目前无明显胎儿水肿、胎儿窘迫等表现，该分型血管环目前报道预后良好，但该患儿部分气管受压，出生后可能出现呼吸困难、胸痛等，建议密切观察。②心外科医师会诊：根据产科选择分娩方式；新生儿密切观察呼吸困难情况时干预；告知可能的手术时机、手术风险、费用及预后。③产前遗传学博士会诊：患者已错过最佳产前诊断时间，建议完善产科相关检查监测，出生后进行相关染色体及单基因遗传病监测，并积极进行心脏疾病及地中海贫血的诊断及治疗。④血液科会诊：本病为遗传病，无特效治疗，目前血常规正常，暂无特殊处理，随诊。病情告知患者及家属，目前无引产指征，建议继续待产，待胎儿出生后再次行胎儿心脏超声检查，明确诊断，若出现呼吸困难等症状随时手术，手术难度不大，但年龄越小发病，手术风险越高，费用越高，发病年龄段均不同，目前无统一发病年龄段，也有部分人无妊娠症状，无须手术。于 2021-08-19 自然临产分娩，因早产转新生儿科，早产儿无症状，观察 3 天随母出院。

诊疗体会

胎儿房间隔膨出瘤属于胎儿心脏先天发育异常所造成的，一般来说也是有轻重度之分的，胎儿出现房间隔膨出瘤并不一定会有特别严重的影响，出生后可以通过手术的方法来进行治疗，在妊娠期定期到医院做检查明确胎儿的发育情况以及房间隔膨出瘤的生长情况。胎儿先天性血管环若造成胎儿气管严重受压，必要时需急诊手术，若无任何症状，可先观察不处理，待出现症状后行手术治疗，手术难度不大，年龄越小风险越高，费用越高。本患者通过多学科团队讨论后目前无引产指征，待出生后根据新生儿有无症状决定是否手术治疗。

第十五节　羊水栓塞

病　例

患者余某，女，28 岁，以"停经 35^{+2} 周，血糖控制不佳 50 天"主诉收入院。

现病史：患者妊娠期于外院产检（未按时），妊娠期甲状腺功能提示 TSH 5.26 μIU/mL，之后复查甲状腺功能 TSH 正常（具体不详），口服葡萄糖耐量试验示 6.8 — 12.4 — 14.7 mmol/L，未定期监测血糖及正规治疗。50 天前常规产检，血糖控制不理想，建议住院治疗，未遵医嘱；12 小时前在外院产检，该院考虑妊娠期血糖控制较差，且胎儿系早产，当地新生儿救治能力有限，遂转入诊我院。体重 87 kg。生育史：1-0-1-1。2016 年在我院足月剖宫产一活婴，现体健；妊娠 4 月稽留流产一次。

体格检查：P 80 次/分，BP 150/104 mmHg，心肺（－），双下肢水肿（＋＋）。

产科查体：宫高 34 cm，腹围 119 cm，胎方位 LOA；先露头。胎心监护无应激试验不满意，胎心基线波动在 170～200 次/分。B超、血常规及新冠病毒初筛均未做。

初步诊断：孕 3 产 1、35^{+2} 周妊娠、LOA；胎儿窘迫；妊娠期高血压疾病？糖尿病合并妊娠；瘢痕子宫；亚临床甲减。

诊疗经过：急来我院，与 2020-07-31 23：08 收入入院；23：50 自接诊室直接接往手术室；2020-08-01 0：00 入手术室，0：11 胎儿娩出；0：50 手术结束，手术过程顺利，术中血压波动在 110～130/70～100 mmHg，拔管刺激时血压 160/100 mmHg，1：30 出手术室，离开手术室前测血压 150/90 mmHg。新生儿 Apgar 评分 6－9－10 分，术中补液 1 000 mL，失血 200～300 mL。2020-08-01 1：50 返回病区。1：53 一边准备接心电监护，一边按摩子宫，阴道流血较多，色鲜红，仅一次量约 200 mL，继续按摩子宫（轮廓清晰），嘱给予欣母沛 250 μg 肌内注射；患者突然出现四肢抽搐、颜面发绀、意识丧失，呼之不应，牙关禁闭，立即给予头偏向一侧，同时呼叫麻醉师到场，BP 131/79 mmHg，P 94 次/分，建立另一路静脉通路。放置开口器，硫酸镁 20 mL 冲击量，地西泮 10 mg 静脉推注，心电监护提示：P 30～40 次/分，BP 68/30mg，R 10 次/分，SPO$_2$ 42%，双侧瞳孔等大等圆，立即肾上腺素 2 支静脉推注，同时胸外心脏外压，气管插管，正压通气。2：00 昏迷状态无明显改善。P 145 次/分，BP 115/75 mmHg，10 次/分，SPO$_2$ 40%，持续正压通气，高流量吸氧。2：10 生命体征，P 160 次/分，BP 132/70 mmHg，R 16 次/分，SPO$_2$ 95%，急转重症医学科。

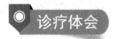 诊疗体会

1.手术指征明确吗？

指征明确：胎儿窘迫（糖尿病未正规治疗，未按时产检，外院转诊，病历未记载，患者及家属表述不清，胎心异常时间不详），术中 Apgar 评分 6－9－10 分，新生儿抢救得力，生后 5 天已出院。

2.诊断中的困惑？

患者术后突然出现四肢抽搐，颜面发绀，意识丧失，血压骤降，心率减慢，

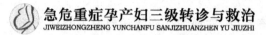

氧饱降低，产后出血，随后发生凝血功能障碍。鉴别诊断包括：

（1）高血压脑病、脑血管意外、子痫抽搐鉴别：子痫前期基础上发生不能用其他原因解释的抽搐。子痫发生前患者血压持续升高、头痛、头晕、视物模糊等表现，发作典型表现为全身抽搐、脸色苍白、嘴唇青紫，持续 1～2 分钟后抽搐停止，呼吸恢复，但仍处于昏迷状态，10～20 分钟逐渐清醒。该患者仅表现为抽搐及血压升高，（但术中及术后血压并不高），术中生命体征平稳，该患者昏迷时间长，头颅 CT 未见颅内出血表现。

（2）产后出血、弥散性血管内凝血：产后出血与宫缩乏力，软产道损伤等有关，此失血量与失血性休克发生呈正相关，产后出血为继发的低血容量休克（与产科出血相关的凝血功能障碍可包括消耗性及稀释性两类）。由于内源性儿茶酚胺的升高，羊水栓塞早期一般不会并发宫缩乏力的表现，属于消耗性凝血功能障碍。该患者出血量与失血性休克发生时间不成正比，且应用宫缩剂效果差，出血时未见明显凝血块，出血的量与低血压及血氧饱和度下降的监测不符。

（3）麻醉相关并发症：全麻优点诱导迅速，心血管功能稳定，良好的气道控制。麻醉要求手术前空腹：原因在于分娩的疼痛、焦虑会明显影响胃的排空能力，有数据表明分娩孕妇进食后 8-24 小时行超声检查，发现 41% 的孕妇胃内还存留固体食物，而非妊娠妇女进食 4 小时后胃内就找不到固体食物了；且孕妇下端食道括约肌压力降低。所有这些都增加了反流、误吸的风险。产妇功能残气量低，肥胖，故呕吐、误吸、窒息、气管痉挛、低血压都有可能发生。该患者虽非空腹且肥胖，但术前已插胃管，术中监测血压稳定，呼吸 20 次 / 分，术后手术室与病房护士交接时证实患者为清醒状态，患者发绀抢救气管插管时口咽部未见较多分泌物，无须吸痰处理。

（4）羊水栓塞：羊水栓塞 70% 发生在产程中，11% 发生在经阴道分娩后，19% 发生于剖宫产术中及术后；通常在分娩过程中或产后立即发生，大多发生自胎儿娩出前 2 小时内及胎盘娩出后 30 分钟内。会引起肺动脉高压、低氧血症、心搏骤停、循环衰竭等一系列近期反应，以及弥散性血管内凝血、多器官功能衰竭等继发表现。随着羊水栓塞发病机制的探讨，是否在母体血循环中发现羊水有形成分与羊水栓塞的发病并没有直接的联系，羊水栓塞目前不推荐任何特异性实验室诊断用于确诊或排除羊水栓塞，其是一项排除性诊断。超过 83% 的羊水栓塞病例会表现出凝血功能障碍。这种凝血系统的改变可以发生在呼吸循环障碍症状后。患者无典型表现：羊水栓塞早期诊断困难，患者出现寒战、发冷、胸闷、呼吸困难。典型表现低血压，低氧血症、凝血功能障碍三联征。患者术中出血 200～300 mL，0：11 胎儿娩出；0：50 手术结束；1：50 回病房后出现低血压、低氧血症、产后出血且开始有血块（患者术后 1.5 小时出现发绀、抽搐、低血压、心率减慢等症状，发生时间存在疑问），随后多次按压均为不凝血，在术后 4 小时出现血红蛋白从 100 g/L 降低到 76 g，红细胞 3.57×10^{12}/L 降低到 2.60×10^{12}/L，血小板 108×10^9/L 变到 163×10^9/L；凝血入院时凝血四项均正常，4 小时后（4：06）凝血酶原时间 16.6 秒、活化部分凝血活酶时间 54.7 秒、血纤蛋白原 0.54 g/L、凝血酶时间 24.9、$D-$ 二聚体 80 mg/L、纤维蛋白降解产物 470.35 mg/L；术后 9 小时血红蛋白 76 g/L，红细胞 1.88×10^{12}/L，血小板计数 44×10^9/L；术后 10 小时出现腹腔内出血。因此，凝血功能障碍是产后出血造成的，还是羊水栓塞所致凝血障碍造成的仍存在疑问（因为凝血复查间隔时间较长）。

3. 多学科合作（团队的力量）

本例患者的抢救过程中，护士发现及时，医师反应迅速，麻醉医师及时到位，气管插管，畅通呼吸道，正压通气。重症医学科给予循环支持、保护重要器官，维持血流动力学、血液过滤等；神内科给予脑保护、保护重要脏器，改善循环等指导；介入科、血液科、口腔科、临床药学、呼吸科积极配合；新生儿科抢救及时，新生儿 4 天顺利出院。

第十六节　胎儿脊髓圆锥下移

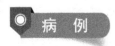

病　例

患者孙某，女，29 岁。以"停经 34^{+2} 周，发现胎儿圆锥脊髓下移 2 月余"主诉于 2021–07–26 入院。

现病史：患者平时月经规律，末次月经 2020-11-29，预产期 2021-09-06，妊娠早期无特殊，妊娠前按时产检，唐氏综合征筛查低风险，妊娠早期监测血糖空腹血糖 8.15 mmol/L，餐后 2 小时血糖 10.3 mmol/L，糖化血红蛋白 8.2%，给予胰岛素 9 U − 9 U − 9 U − 17 U 皮下注射，空腹血糖及餐后血糖控制良好，胎儿系统 B 超提示：胎儿脊髓圆锥下移，位于第 4 腰椎水平，再次就诊于西安市中心医院复查 B 超提示：胎儿脊髓圆锥下移伴骶骨段闭合欠佳（隐形脊柱裂待排）；随后于西京医院查 B 超提示：胎儿脊髓圆锥下移，MRI 提示脊髓圆锥约位于第 4 腰椎椎体平面，形态未见明显改变。妊娠 32 周产检胎心监护提示胎儿心律不齐，于西安医学院第一附属医院住院给予补液、促肺对症治疗，遂到西京医院查胎儿心脏超声提示：心律失常，偶发房性期前收缩伴部分未下传，部分心动周期呈二联律，肺动脉主干内径比率增宽，建议行遗传学异常排查（羊水穿刺），但考虑目前孕周较大，无法行羊水穿刺，今日来我院就诊，进一步明确诊断。门诊以"孕 2 产 0、34^{+2} 周妊娠；胎儿心律不齐；胎儿脊髓圆锥下移"收入院。

既往史：患者患"多囊卵巢综合征"3 年余，无高血压等，4 年余前行"妇科息肉摘除术，无其他病史"。

个人史：生于原籍，无外地居住史。

婚育史：24 岁再婚，现爱人体健，0-0-1-0，稽留流产一次。

月经史：初次月经 12 岁，7 天 /28 ～ 45 天，平素月经规律，量中等，无痛经。

家族史：否认家族遗传病史。

体格检查：查体未见明显异常。

辅助检查：B 超（2021-06-20，西京医院）提示胎儿脊髓圆锥下移；查 MRI 提示脊髓圆锥约位于第 4 腰椎椎体平面，形态未见明显改变；B 超（2021-07-26，本院）提示妊娠晚期，ROA，羊水适量，胎盘功能 I 级。无应激试验反应型。

初步诊断：孕 2 产 0、34^{+2} 周妊娠；胎儿心律不齐；胎儿脊髓圆锥下移；糖尿病合并妊娠。

治疗过程：入院后积极完善各项相关检查，组织多学科团队会诊，评估胎儿预后情况。①神经外科会诊：患者妊娠期 B 超提示胎儿脊髓圆锥下移，MRI 检查提示：脊髓圆锥均位于第 4 腰椎椎体水平，脊椎椎体形态未见明显改变，随着生长发育脊椎脊髓也在不断变化，脊髓位置固定的时间无法确定，可定期观察脊椎脊髓的变化，若无脊髓拴系综合征出生后可出现胎儿泌尿生殖系统、神经系统、骨骼肌肉系统功能障碍，可行脊髓拴系松解术治疗，治疗效果与后天生长发育关系密切。建议：请 MRI 及 B 超室明确胎儿发育情况；如明确脊髓拴系，必要时可松解治疗。②心内科会诊：妊娠 32 周检查提示心律不齐，偶发房性期前收缩伴部分未下传，部分心动周期呈二联律，肺动脉主干内径比率增宽。入院后监测胎心监护无应激试验反应型，未见胎儿心律失常，B 超未发现胎儿心律异常，暂无须特殊处理，建议：继续观察，待分娩后根据胎儿情况完善相关检查。③新生儿科会诊：动态观察胎心变化，若提示宫内窘迫可终止妊娠。新生儿出生监护，生后对新生儿行脊髓、脊柱影像学检查，心脏超声、心电图、染色体检查、基因方面做进一步检查，新生儿出现问题对症处理。④产科遗传学会诊：孕妇妊娠期颈项透明层厚度未见异常，唐氏综合征筛查未见异常，四维超声提示脊髓圆锥下移，此与脊髓圆锥发育异常与脊髓染色体关联性欠佳，因孕周过大，建议生后复查染色体及单基因遗传病。

再次复查 MRI 提示脊髓圆锥位于第 2 腰椎水平。现已正常，患者出院，于妊娠 39^{+4} 周自然临产后住院分娩，胎儿外观未见异常，暂未行磁共振成像检查。

诊疗体会

脊髓圆锥是指脊髓下段呈圆锥形的结构，胎儿发育过程中脊髓圆锥末端与脊柱之间有一个向上移行的过程，妊娠 20 周以上胎儿的脊髓圆锥位置位于第 3 腰椎水平以上说明胎儿发育是正常的，若是位置过于低下的话可能是胎儿有腰骶部脊柱裂或腰骶管内其他疾病。胎儿脊髓圆锥下移可能是由于妊娠期感染，或服用某些药物以及环境污染或者染色体异常导致胎儿发育畸形，轻微脊髓圆锥下移，可暂时不予治疗定期复查。如果胎儿脊髓圆锥下移严重，应及时采取引产手术治疗。该患者入院后积极组织多学科团队进行会诊，明确胎儿预后，考虑目前检查未见异常，可继续妊娠，待胎儿出生后行进一步检查，包括脊髓圆锥是否下移、染色体有无异常等。为患者指明方向，继续妊娠。

第十七节 血友病（Ⅷ因子缺乏）

病 例

患者王某，女，33岁。以"停经39⁺³周，腹隆，不规律宫缩伴见红6小时"主诉于2021-08-10入院。

现病史：患者既往月经规律，妊娠期按时产检，颈项透明层厚度、唐氏筛查，四维B超、胎儿心脏超声未见明显异常。口服葡萄糖耐量试验检查未做。因患者Ⅷ因子缺乏妊娠期行羊水穿刺未见异常。6小时前无明显诱因出现不规律腹痛，阴道少许血性分泌物，门诊以"孕4产2、39⁺³周妊娠、LOA、先兆临产；血友病（Ⅷ因子缺乏）"收入院。

既往史：7年前体检发现血友病（Ⅷ因子缺乏），平时无牙龈及关节等出血，无其他慢性病史，10年前因腰椎骨折行内固定术，当时给予输血治疗。无外伤史。

个人史：生于原籍，无外地居住史。

婚育史：22岁结婚，27岁再婚，现爱人体健，2-0-1-2，育有两子，2015年自然分娩一男婴，患血友病；2017年人流一次，2020年自然分娩一男婴，因是试管婴儿行染色体检测后移植，体健。

月经史：初次月经12岁，4～5天/28～30天，平素月经规律，量中等，无痛经。

家族史：患者及哥哥、父母双方均系血友病。

体格检查：未见明显异常。

辅助检查：①B超（2021-08-09，本院）提示：妊娠晚期，单胎，ROP，双顶径9.4 cm，腹围32.8 cm，股骨长7.8 cm，无脐带绕颈，胎盘位于前壁，厚度2.6 cm，分级Ⅱ级，羊水指数13.8 cm。②血常规（2021-08-10，本院）：血小板计数148×10⁹/L，血红蛋白118 g/L，白细胞计数9.47×10⁹/L，中性粒细胞绝对值6.98×10⁹/L，红细胞计数3.63×10¹²/L。凝血功能正常，血栓弹力图提示凝血功能正常。

初步诊断：孕4产2、39^{+3}周妊娠、LOA、先兆临产；血友病（Ⅷ因子缺乏）。

治疗过程：入院后积极完善各项相关检查，各项检查回报均未见明显异常。患者系经产妇，根据产检及辅助检查，头盆评分7分，有阴道试产条件，已有不规律宫缩，自然临产宫缩欠佳，给予缩宫素2.5 U催产。入院后请多学科会诊。①血液科会诊：患者诊断血友病（携带者），无出血表现，血小板凝血功能正常，无须特殊处理，备新鲜冰冻血浆。②血库主任会诊：目前患者血常规、凝血、血栓弹力图未见异常，备新鲜冰冻血浆或冷沉淀、凝血Ⅷ因子。若有产后出血及时输注，若无出血可不用药。

于当日顺利分娩，产时预防性给予促进子宫收缩药物，产时、产后出血不多，约300 mL，产后2天平稳出院。

◉ 诊疗体会

血友病是一组因遗传性凝血因子缺乏引起的出血性疾病，根据缺乏的凝血因子的不同，可分为缺乏凝血因子Ⅷ的血友病A和凝血因子Ⅸ的血友病B，其中以血友病A较为常见。典型血友病患者常以阳性家族史、自幼发病、自发或轻度外伤后出血不止，血肿形成及关节出血为特征。国内血友病A患者占80%～85%，血友病B患者占15%～20%。根据缺乏的凝血因子不同，可分为血友病A、血友病B和血友病C。致病因素主要为遗传因素，基因突变也会致病。以血友病A较为常见，为先天性缺乏FⅧ所致，血友病B为先天性缺乏FⅨ所致，血友病C罕见，为常染色体隐性遗传。常表现为肌肉出血、消化道出血、关节出血。治疗原则是以替代治疗为主的综合治疗，加强自我保护，预防损伤出血极为重要。若出现出血，止血治疗加药物治疗，寻找出血原因对症止血，药物补充凝血因子，基因治疗，个别出现反复关节出血行手术治疗。血友病是一种出血性疾病，血友病目前还无法治愈，但是经过有效且规范的治疗，能够减轻出血症状，维持正常的生活质量，大多数血友病者预后良好。

该患者就属于缺乏凝血因子Ⅷ的血友病A，入院后请多学科团队进行会诊，提前做好出血治疗准备，根据各专家建议虽然患者目前各项指标未见明显异常，但不排除产后胎盘等因素引起的产后出血风险，积极备新鲜冰冻血浆、冷沉淀、凝血因子Ⅷ。若出现出血立即使用，同时产后预防性给予缩宫素、麦角新碱等促子宫收缩药物，把出血风险降到最低，做到提前预防，减少出血。该患者分娩过程顺利，出血少，产后 2 天平稳出院，门诊定期监测同时血液科门诊随诊。

第十八节　弥散性血管内凝血

病　例

患者杨某，女，34 岁。以"剖宫产术后 8 小时，发现凝血功能障碍 3 小时"主诉于 2021-05-14 入院。

现病史：患者妊娠期按时产检，各项检查未见明显异常，1 天前因见红伴不规律腹痛就诊于当地医院，给予阴道试产，2021-05-14 12：18 因胎儿窘迫急诊行剖宫产术，术中出血较多，约 700 mL，产后子宫收缩差，给予缩宫素 20 U 静脉滴注、欣母沛 250 μg 宫体注射后好转，手术顺利，术后尿液清亮。查体见腹部敷料渗血，尿色呈浓茶色，按压子宫可见鲜红色血液流出，输注纤维蛋白原 2 g，凝血酶原 1 000 U，悬浮红细胞 2 U，血浆 200 mL，考虑凝血功能障碍、羊水栓塞转入我院，急诊以"剖宫产术后、产后出血、凝血功能障碍"收入院。

既往史：患者无高血压、糖尿病及冠心病病史。无乙肝、结核等传染病史及其密切接触史。无药物、食物过敏史。无输血史。预防接种史不详。

个人史：生于原籍，无外地居住史。

婚育史：21 岁结婚，33 岁再婚，现爱人体健。

月经史：初次月经 13 岁，4～5 天 /30 天，平素月经规律，量中等，无痛经。1-0-0-1，8 小时前剖宫产一活婴。

家族史：否认家族遗传病史。

体格检查：体温 38.2 ℃，脉搏 104 次 / 分，呼吸 20 次 / 分，血压 114/76 mmHg。

其余阴性。

辅助检查：凝血酶原时间 16.00 秒，凝血酶时间 30.20 秒，活化部分凝血活酶时间 31.60 秒，纤维蛋白原定量 0.43 g/L，$D-$ 二聚体 7.13 mg/L，INR 1.45，纤维蛋白原定量 0.43 g/L。

初步诊断：剖宫产术后、产后出血、弥漫性血管内凝血。

入院后完善检查：入院后积极完善各项相关检查，急查 B 超提示伤口上方相等于腹直肌部位相当于腹直肌部位类液性低回声（右侧及左侧上缘与脐平，下缘基本与伤口平齐，大约 8.5 cm×5.1 cm。）边界不清，形态不规则，该处腹直肌纹理紊乱，厚约 1.8 cm（上腹区腹直肌厚约 1.1 cm）脂肪层与腹直肌之间可见积液暗区，深约：右侧 0.5 cm，左侧 0.4 cm，考虑血肿。心脏超声未见明显异常。凝血纤维蛋白原 0.69 g/L，凝血酶原时间测定 27.9 秒，$D-$ 二聚体 98 mg/L，纤维蛋白原降解产物 507.7 mg/L。血常规提示：白细胞计数 $9×10^9$/L，中性粒细胞百分比 0.831，红细胞计数 $2.74×10^{12}$/L，血红蛋白 78 g/L，血小板计数 $87×10^9$/L，钾 3.3 mmol/L，肌酸激酶同工酶 35 U/L，乳酸脱氢酶 499 U/L，$\alpha-$ 羟丁酸脱氢酶 249 U/L，尿素 3.45 mmol/L，肌酐 24 μ mol/L。

治疗过程：入院后积极完善各项相关检查，给予输悬浮红细胞 6 U、血浆 800 mL，同时给予止血、促宫缩等对症治疗。急请普外科会诊，建议：给予加压包扎腹部，减少渗出，凝血功能异常，建议血液科会诊。血液科会诊：同意产科处理，继续输注悬浮红细胞及血浆支持，输注纤维蛋白原，血尿期禁用抗纤溶药物，卡洛磺酸 100 mL 静脉滴注，每天 2 次，巴曲酶 1 支静脉推注，每 6 小时 1 次至每 12 小时 1 次，动态监测凝血、血常规及网织红细胞，必要时行溶血实验、输清蛋白、止血等对症治疗。入院后给予输悬浮红细胞、血浆、纤维蛋白原、止血药后病情趋于好转。

诊疗计划：继续给予输红细胞、血浆、纤维蛋白原、止血药后病情趋于好转，待凝血功能恢复正常、腹部血肿稳定，可给予中药外敷包外敷治疗，同时给予纠正贫血、抗炎等对症治疗。但在保守治疗过程中随时可能血肿继续增大，必要时手术治疗，清除凝血块，有活动性出血的严格止血，结扎血管，缝合后加压包扎或腹壁切口压沙袋；若伴有感染的腹壁血肿需充分引流，同时加强全身

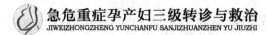

营养支持，纠正贫血，纠正低蛋白等综合治疗；若血肿局限，患者无自觉不适，可在超声引导下穿刺，后加压包扎，后给予抗炎预防感染，中药外敷促进血肿吸收。

修正诊断：弥散性血管内凝血、产后出血、贫血（重度）、腹直肌血肿、剖宫产术后。

出院时复查 B 超：下腹部剖宫产手术切口处腹壁肌层内低弱回声区，考虑血肿。凝血功能未见异常，血常规血红蛋白 108 g/L。肝肾功正常。

◎ 诊疗体会

产后引起凝血功能障碍最常见原因是产后出血导致的弥散性血管内凝血，但不排除其他原因，如羊水栓塞、软产道损伤、产道血肿、盆腔血肿、腹壁血肿等。此患者有产后出血，同时合并有腹壁下血肿，诊断及时，及时发现，同时加压包扎，积极纠正凝血功能、贫血、止血、促宫缩等治疗，使病情快速得到控制，不再继续发展，同时给予营养对症支持治疗，防止感染、发热的发生。早诊断、早治疗、早控制、使病情得到快速恢复。

第十九节 绒毛膜羊膜炎

◎ 病 例

患者高某，23 岁，未婚。以"停经 20^{+3} 周，间断性阴道出血 1 月余"之主诉 2019-04-01 由外院转入我院。

平时月经规律，末次月经 2018-11-19，妊娠期按时产检，经过顺利。1 月前出现阴道少量出血，口服保胎药物后好转。20 天前因阴道出血较多于外院住院治疗，给予止血、硫酸镁药物治疗后好转。5 天前阴道再次出血，量约 100 mL，鲜红色，住院给予止血、硫酸镁、阿托西班及抗生素预防抗感染治疗，症状未见明显缓解，遂转诊于我院。

既往史无特殊，曾人工流产 1 次，稽留流产 1 次。

入院查体：T 37.0 ℃，P 93 次 / 分，H 20 次 / 分，BP 125/73 mmHg。

产科检查：宫底脐下一指，腹围 90 cm，可触及宫缩。阴道可见鲜红色血液流出。

辅助检查：B 超（2019-04-01，外院）提示胎盘下缘覆盖宫颈内口，宫颈内口上方见范围约 4.2 cm×4.0 cm 的不规则低回声团，羊水指数 3.8 cm。

入院诊断：孕 3 产 0、20⁺³ 周妊娠先兆流产；胎盘前置状态；羊水过少。

入院后行 B 超检查，结果提示：胎盘下缘后方与宫颈内口之间显示范围约 7.2 cm×4.8 cm 的混合回声包块，内可见不规则无回声区，羊水最大深度 1.8 cm，提示胎盘早剥可疑。于 2019-04-01 急诊行剖宫产术，术中切开子宫下段，可见大量凝血块涌出，约 300 mL，胎盘可见 2/3 的凝血压迹，探查宫腔内见大量凝血块 300 mL，术中输注悬浮红细胞 2 U、血浆 200 mL，手术顺利。术后病理结果回报：胎盘符合绒毛膜羊膜炎。2019-04-05 患者出院。

第二十节 人工流产术后宫腔残留

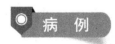

患者袁某，女，30 岁，以"人流术后阴道不规则出血 10 天"主诉于 2017-05-31 入院。

末次月经 2017-03-25，停经 30 天自测尿妊娠试验阳性，停经 33 天开始阴道有少量出血，妊娠 40 余天在当地 B 超检查提示：剖宫产切口部妊娠，给保胎治疗，妊娠 53 天时阴道出血增多，复查 B 超提示胚胎停止发育。当地医院行清宫术，术中出血多，遂停止清宫给促子宫收缩治疗，出血减少。术后 1 天复查 B 超：子宫下段左前壁中高回声区（范围约 3.9 cm×3.5 cm）给口服米非司酮片治疗，阴道仍有少量出血，淋漓不净。2 天前复查 HCG：> 1 500 mIU/mL，复查 B 超：子宫前壁下段瘢痕处残留不除外。因"剖宫产切口部妊娠、宫腔残留"建

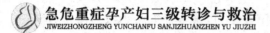

议转上级医院，门诊以"剖宫产切口部妊娠；宫腔残留；妊娠滋养细胞肿瘤？"收住我科。停经以来食纳差，夜休可，大、小便正常。

入院查体：体温 36.5 ℃，脉搏 80 次 / 分，呼吸 20 次 / 分，血压 90/60 mmHg，发育正常，营养中等，神志清，精神可，自动体位，查体合作。心肺听诊未闻及异常，全腹软，脐耻之间可见纵行手术瘢痕，无压痛及反跳痛，双下肢无水肿。生理反射存在，病理反射未引出。妇科检查：①外阴：已婚已产式；②阴道：通畅，可见血迹；③宫颈：肥大，光滑，举痛阴性；④子宫：前位，如妊娠 40 天大，质软，活动度一般，压痛阴性；⑤附件：双侧附件未触及明显异常。

B超（2017–05–29，外院）检查：子宫大小 11.0 cm × 5.5 cm × 5.2 cm，边界清，子宫前壁下段肌壁间可见范围约 5.2 cm × 3.8 cm 混合回声肿块，距浆膜层距离 0.2 cm，边境清，形态尚规则，内部回声不均匀；血 HCG > 15 000 mIU/mL。

入院诊断：剖宫产切口部妊娠；宫腔残留；妊娠滋养细胞肿瘤？

入院后积极给予双侧子宫动脉栓塞＋肌内注射 MTX 及口服米非司酮杀胚治疗，目前血 HCG 下降明显，外院病检回报见少许绒毛组织，但 B 超提示宫体左前壁一大小约 4.9 cm × 3.7 cm 蜂窝样异常回声区，CDFI 示其内可见较丰富血流信号，宫腔包块大小较前无明显改变，因患者离异，再次妊娠意愿强烈，于入院后 23 天行瘢痕切除＋修补术，术中见子宫下段膨大，直径约 4 cm，表面蓝紫色，浆膜菲薄，仔细清除病变组织，送病理检查。术后 4 天复查血 HCG 明显下降，病情平稳出院。

诊疗体会

患者外院人流术后阴道不规则出血 10 天，B超提示剖宫产切口部妊娠不除外，且血 HCG 较高，考虑人工流产未完全清除胚胎组织，绒毛活性较高，Ⅲ型剖宫产切口部妊娠可能性大，但患者处于离异状态，有生育要求，入院拒绝行手术治疗，要求保守治疗，遂给予 UAE ＋ MTX 保守治疗后，血 HCG 下降不明显，考虑剖宫产切口部妊娠（Ⅲ型）可能性极大，且患者有生育要求，根据其制定个体化方案，入院后 23 天瘢痕切除＋修补术，术中也证实属于剖宫产切口部妊娠（Ⅲ型）。

目前指南共识将剖宫产切口部妊娠的治疗方法分为药物治疗、手术治疗和

UAE。剖宫产切口部妊娠药物治疗的适应证为不愿意或不适合手术治疗的妊娠早期剖宫产切口部妊娠；Ⅱ型或Ⅲ型剖宫产切口部妊娠手术前的预处理；手术后的补充治疗。手术治疗分为清宫术、妊娠物清除术及子宫瘢痕修补术、子宫切除术。清宫术包括超声监测下清宫术、宫腔镜下妊娠物清除术等。妊娠物清除术和子宫瘢痕修补术可通过开腹、腹腔镜（或联合宫腔镜），也有报道经阴道途径手术。子宫切除术是在紧急情况下为挽救患者生命或患者无生育要求时的选择。行孕周＜8周的Ⅰ型剖宫产切口部妊娠可选择清宫术；Ⅱ型、Ⅲ型剖宫产切口部妊娠建议选择妊娠物清除术及子宫瘢痕修补术；对于术中出血风险高者，术前应进行 MTX 或 UAE 等预处理。

由此病例可见，对于瘢痕子宫再次妊娠，需要有经验 B 超医师明确妊娠囊位置，进一步指导临床医师明确诊断，进而做出正确的诊疗方案。另对于剖宫产切口部妊娠（Ⅲ型）应严格按照相关指南直接行妊娠物清除及子宫瘢痕修补术，缩短患者住院时间及减少花费。

第二十一节　感染性休克

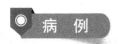

主诉：因"气短 3 天，发热 12 小时，流产后伴血压下降 5 小时"入院。

末次月经 2018-08-28，于 2018-08-14 因"多囊卵巢综合征"于外院行胚胎移植术；妊娠 19 周因先兆流产（宫颈展平，羊膜囊突出与宫颈外口）于外院行紧急宫颈环扎术；妊娠 22 周时因阴道少量出血再次入院保胎治疗一周后出院；3 天前自觉受凉后出现气短不适，夜间可平卧，伴咳嗽、咳痰，痰呈黄色，无发热，未行特殊治疗。13 小时前再次阴道少量出血，就诊于外院，B 超检查提示胎死宫内，遂收入院。12 小时前体温升高，最高至 41 ℃，心率 160 次 / 分，给予头孢西丁抗感染、地塞米松、口服布洛芬及倍他乐克对症治疗，体温波动于 37.5 ～ 39.0 ℃；5 小时宫缩渐规律，待产过程中出现乏力、胸闷不适、血压下降，

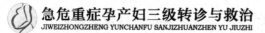

最低 76/42 mmHg，指脉血氧饱和度 93%，给予吸氧、升压等治疗；4 小时前经阴道自娩一死胎，胎盘胎膜部分剥离，行人工剥离术，取部分组织送病理检查，产时、产后出血约 300 mL。产后予抗感染、促宫缩等治疗；急查感染指标、凝血等检查。产后 30 分钟胸闷、气短较前加重，血常规及凝血结果提示白细胞计数增高、凝血功能障碍，考虑病情危重，转入我院。

体格检查：T 37.3 ℃，P 137 次 / 分，R 25 次 / 分，BP 91/56 mmHg［多巴胺 2 μg/（kg·min）］。BMI 31.25 kg/m²。神志清，精神差，端坐呼吸，皮肤散在出血点及瘀斑，听诊双肺底可及湿性啰音。心率 137 次 / 分，律齐，心音低，余（－）。腹（－）。双下肢水肿（＋）。专科检查：阴道通畅，少量暗红色血液；宫体妊娠 16 周大小，质软，压痛弱阳性；余（－）。

外院辅助检查：①血常规：白细胞计数 26.89×10⁹/L，中性粒细胞百分比 84%，血红蛋白 107 g/L，血小板计数 55×10⁹/L；②凝血功能：活化部分凝血活酶时间 137.82 秒，纤维蛋白原定量 1.12 g/L，D– 二聚体 5.84 mg/L。③血气分析：pH 7.29、cLac 9.4 mmol/L、BE － 12 mmol/L、AB 13 mmol/L、AG 18.6 mmol/L、PCO₂ 18.4 mmHg、PO₂ 62.2 mmHg。

入院诊断：休克原因待查：感染性休克？心源性休克？梗阻性休克？呼吸困难原因待查：肺部感染？肺栓塞？羊水栓塞？弥散性血管内凝血；孕 1 产 0、25⁺¹ 周流产后；妊娠期糖尿病；宫颈环扎术后。

入院后立即心电监护、面罩吸氧、留置尿管、记出入量，平衡盐和乳酸林格液开放静脉通路，急查感染指标、凝血＋纤溶、血培养、宫腔分泌物培养、配血等，去甲肾上腺素 18 mg 微泵泵入、万古霉素抗感染、抑酸、纠酸、深静脉置管。

入院 10 小时血培养提示革兰氏阴性杆菌阳性，考虑感染来源于生殖道，给予加用亚胺培南抗感染治疗，监测血气分析了解容量复苏情况，监测感染指标，逐渐降阶梯治疗，于入院第 22 天复查各项指标正常出院。

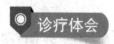 诊疗体会

对于分娩过程中出现血氧饱和度降低、血压降低、凝血异常表现，首先需排

除其他原因导致，才考虑羊水栓塞诊断。另对于妊娠期存在多个高危因素（肥胖、手术史、胎膜早破、糖尿病）孕产妇，妊娠期应加强感染指标的监测，时刻警惕脓毒性休克的发生，以防早期识别，早期治疗。

第二十二节　妊娠期肠梗阻

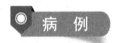

患者陈某，女，27岁，以"停经36⁺³周，上腹痛30小时"之主诉于2017-08-17入院。

末次月经2016-12-05，预产期2017-09-12。妊娠期未行系统产检，无盆浴及性生活史。30小时前进食后出现上腹痛，逐渐加重，伴恶心、呕吐，在外院就诊，给予持续胃肠减压，治疗效果欠佳，转入我科，无阴道流血、流液。妊娠期饮食、夜休可，大小便正常。

体格检查：体温37.0 ℃，脉搏98次/分，呼吸20次/分，血压105/70 mmHg，心肺未及明显异常，腹膨隆，上腹压痛明显，无反跳痛及肌紧张，肝脾触诊不满意，活动自如，双下肢无水肿。产科检查：宫高34 cm，腹围92 cm，胎位LOA，胎心140次/分。

入院诊断：孕1产0、36⁺³周妊娠、LOA、待产；肠梗阻待查。

入院后持续胃肠减压，但腹痛仍不缓解，伴恶心，无呕吐。外院B超检查提示：右侧腹腔肠管局限性增宽，考虑肠梗阻可能，单活胎，头位。入院后急请普外科医师会诊：肠梗阻不排除，且目前予胃肠减压后患者腹痛不能缓解，剖腹探查指征明确，于当日急诊在全麻行剖宫产术＋肠内疝松解复位术。术中见部分肠道呈紫色改变，见小肠与腹壁、与小肠间粘连，松解粘连后见原胆肠吻合肠褴系膜有一5 cm×6 cm裂孔，行小肠内疝松解复位术，关闭系膜裂孔。术后给予抗感染、促宫缩治疗，术后7天因脓毒性休克转入ICU抗休克、抗感染治疗，6天后转回产科，术后19天平稳出院。

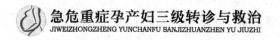

◉ 诊疗体会

患者妊娠 36^{+3} 周妊娠，新生儿系早产儿，存活率较高，术前辅助检查提示肠梗阻可能，因肠道疾病刺激，出现不规律宫缩，行剖宫产终止妊娠。术中探查存在肠道疾病，普外科上台后行小肠内疝松解复位术，手术顺利；新生儿科协同抢救新生儿。术后一周出现脓毒性休克，经积极救治，病情平稳出院。

妊娠合并肠梗阻是产科与外科急危重症，病因复杂，病情多变且发展迅速，增加了母儿不良妊娠结局，应尽早明确诊断，多学科协同处理。妊娠期行肠梗阻手术的患者，如并发产科指征，可以考虑开腹探查同时行剖宫产术；若无产科指征，在腹腔镜或开腹术后可继续妊娠，分娩方式和时机依据产科情况而定。妊娠期肠梗阻围手术期管理主要包括评估静脉血栓风险、胎儿监测、预防感染及对症支持治疗。围手术期抗生素选择应覆盖革兰氏阴性、阳性菌（如第二、三代头孢菌素类抗生素）及厌氧菌（如克林霉素）。术后可应用阿片类药物和止吐剂以控制疼痛和恶心。

对于妊娠期肠梗阻的围手术期管理，应加强静脉血栓风险、胎儿监测、预防感染及对症支持治疗，时刻警惕脓毒症的发生。

第二十三节　妊娠期急性脂肪肝

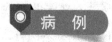

患者邢某，33 岁，以"停经 31^{+6} 周，血压增高 2 周，加重 2 天"主诉于 2018-02-25 入院。

末次月经 2017-07-18，预产期 2018-04-25。妊娠期按时产检，口服葡萄糖耐量试验阳性，2 周前发现血压增高，未予以正规治疗。4 天前因上腹部不适，就诊于三甲医院，行 B 超提示慢性胆囊炎，因无床位，建议当地医院救治，遂就诊于当地县医院，最高血压 170/110 mmHg，给予抗炎、解痉及促肺治疗，昨日复查肝功能：谷丙转氨酶 455.5 U/L、谷草转氨酶 327.0 U/L、总胆红素 135.6 μmol/L、直接胆红素 109.9 μmol/L、乳酸脱氢酶 309.58 U/L，考虑病情较重，建议转入上级医院，遂转至市中心医院，查凝血功能异常，伴头晕、上腹不适及不规律腹痛，无恶心、呕吐，无视物模糊及阴道流血流液，考虑病情危重，建议转上级医院治疗，急来我院。入院时无腹痛，无阴道流血、流液，自停经以来精神、饮食可，夜休偶欠佳，二便正常。

生育史：1-0-4-1，13 年前顺产 1 男孩，体健；曾 3 次药流，1 次人工流产。

体格检查：T 37.1 ℃，P 130 次/分，R 23 次/分，BP 145/90 mmHg。发育正常，营养中等，表情自然。全身皮肤黄染，巩膜黄染。专科查体：宫高 30 cm，宫高 111 cm，可触及不规律宫缩，内诊无异常。

入院诊断：孕 6 产 1、31⁺⁶ 周妊娠、LOA、先兆早产；妊娠期高血压疾病：子痫前期（重度）；HELLP 综合征？妊娠期糖尿病。

入院后胎心监护无应激试验无反应型，肝功能：谷丙转氨酶 659 U/L、血清总胆汁酸 131.5 μmol/L、总胆红素 215.8 μmol/L、直接胆红素 164.9 μmol/L、LD 634U/L、HBDH 382U/L、肌酐 147 μmol/L、尿素 4.23mmol/L；淀粉酶 Amy 29 U/L；血常规：血红蛋白 161 g/L、血小板计数 250×10^9/L；凝血示：活化部分凝血活酶时间 42.8 秒、血纤蛋白原 1.67 g/L、凝血酶时间 22.7 秒、纤维蛋白降解产物 53.46 mg/L、D-二聚体 17.39 mg/L。外院上腹部 B 超提示胆囊炎，考虑妊娠期急性脂肪肝可能，联系麻醉科及新生儿科，急诊全麻下行剖宫产术，手术顺利。术后转入 ICU，产科联合 ICU、消化内科、肾内科等多学科协助诊治，积极给予呼吸机辅助呼吸、血浆置换、补充凝血因子改善凝血功能，床旁连续肾脏替代治疗＋胆红素吸附清除炎性因子及降低胆红素浓度及保肝治疗，术后 10 天转回我科，术后 17 天病情平稳出院。

◎ 诊疗体会

妊娠期急性脂肪肝（AFLP）是母体以继发于肝脏脂肪浸润的急性肝衰竭为特征的产科急症，可造成母儿的严重并发症。其发病机制可能与妊娠过程中脂肪酸代谢障碍相关。妊娠期急性脂肪肝与其他的妊娠期肝脏疾病如子痫前期、妊娠期肝内胆汁淤积症等有许多类似之处，早期快速诊断仍存在困难。妊娠期急性脂肪肝是妊娠晚期特发性疾病，起病急而凶险，发病率为 1/10 000，大多数发生在妊娠晚期（35～40 周），早期诊断、积极有限的治疗与及时合理的产科处理可明显改善预后。B 超见"亮肝"，有肝萎缩者可见肝脏缩小；美国 Swansea 诊断标准：呕吐；腹痛；多尿 / 烦渴；脑病；胆红素升高（＞ 14 μmol/L）；低血糖（＜ 4 mmol/L）；尿酸升高（＞ 340 μmol/L）；白细胞增多（＞ 11×10⁹/L）；腹水；超声提示"亮肝"；谷丙转氨酶或谷草转氨酶升高（＞ 42 U/L）；血氨升高（＞ 47 μmol/L）；肾损害（肌酐＞ 150 μmol/L）；凝血异常（凝血酶原时间＞ 14 秒或活化部分凝血活酶时间＞ 34 秒）；肝活检提示微囊泡脂肪变。在无其他疾病可以解释的情况下，符合上述 6 项或 6 项以上指标即可确诊。并发症主要为肝衰、出血、肝性脑病、胎儿窘迫等。

妊娠期急性脂肪肝是涉及多个医学领域的危重症疾病，其发病率较低，但起病急、进展快、病情凶险，母婴病死率较高。妊娠期急性脂肪肝的发病由多因素共同作用所致，其临床表现缺乏特异性，应结合实验室检查尽快做 出早期识别和诊断，以减少严重并发症和改善预后。妊娠期急性脂肪肝一旦确诊或高度怀疑，均应及时终止妊娠，同时予以多学科的综合支持治疗，严重时需行人工肝治疗，甚至肝移植，以达到较好的预后。未来基因检测技术的发展将为妊娠期急性脂肪肝的早期诊治提供希望。

第二十四节 妊娠合并糖尿病酮症酸中毒

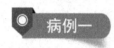

病例一

患者胡某，40 岁，以"停经 6 月余，呕吐 3 天，气短 12 小时"主诉 2020-03-30 由外院转入我院。

平时月经不规律，末次月经：2019-09（具体不详）。妊娠 2 月余在当地医院行 B 超提示宫内妊娠。妊娠期未产检。妊娠早期无特殊。10 天前发现头部散在脓包，较大约 5 cm × 5 cm，逐渐破溃，于社区医院给予维生素营养支持治疗，未见明显效果。3 天前无明显诱因出现恶心呕吐，呕吐物为胃内容物及胆汁类物质，伴乏力，食量较前明显减少，口渴，自觉胎动消失，未予特殊处理。12 小时前出现气短，意识模糊，上述症状加重，遂就诊于外院，查葡萄糖 29.58 mmol/L、尿酮体 3 ＋、肌酐 92 μmol/L、尿素 7.9 mmol/L；胸部 CT 提示颈部气管周围至纵隔内广泛积气，B 超提示胎死宫内。考虑病情危重，转入我院。既往患有糖尿病病史 5 年，患病过程未定期监测血糖，以 18 U 甘精胰岛素注射液为基础，根据症状自行调整用药。2014 年行剖宫产术，曾人工流产术 3 次。

入院查体：T 35.9 ℃，P 133 次 / 分，H 30 次 / 分，BP 122/83 mmHg。精神差，表情淡漠，深大呼吸，四肢冰冷，头顶部可见一 4 cm × 4 cm 的脓包，左侧颞部可见一 5 cm × 5 cm 的脓包，平卧位，查体欠合作。产科查体：宫底脐上 1 指，未闻及胎心。

辅助检查：B 超提示胎死宫内。

入院诊断：孕 5 产 1、妊娠 6 个月；死胎；糖尿病酮症酸中毒；气短原因待查；头部脓肿。

入院后积极完善相关检查。首要处理糖尿病酮症酸中毒，其治疗原则：补液、降糖、纠酸、维持电解质稳定。其次抗感染治疗：抗生素抗感染（哌拉西林舒巴坦、头孢呋辛）；头部多个大小不一脓包（剃头、局部消毒、烧伤科切开引流）。最后产科专科处理：入院后第 1 天，患者自发性出现规律性宫缩，经阴道排出一男性乳胎，产程顺利。检查软产道无裂伤。产后给予回奶、促宫缩对症治疗，后病情逐渐稳定出院。

诊疗体会

妊娠合并糖尿病酮症酸中毒是妊娠期糖尿病比较严重的并发症之一，是以高血糖、高血酮、严重脱水和代谢性酸中毒为主要临床表现的一种急性代谢综合征，是产科危重急症之一，对母儿危害巨大。

本例患者既往糖尿病病史 5 年，此次有前驱的消化道症状（恶心、呕吐、口渴、乏力、昏迷、呼气深长），入院时静脉血糖 29.58 mmol/L、尿酮体 3 ＋，

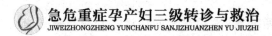

行血气分析 pH 7.129，因头部脓肿急性感染诱发，故诊断为妊娠合并糖尿病并发糖尿病酮症酸中毒。但需高渗性高血糖状态相鉴别，此病出现中枢神经系统损害，实验室检查尿酮体阴性或弱阳性；有效血浆渗透压明显升高，一般在350 mmol/L 以上。

妊娠合并糖尿病酮症酸中毒一旦确诊，应由内科医师和产科医师协作、迅速积极处理。根据《中国 2 型糖尿病防治指南》中的糖尿病酮症酸中毒治疗原则是尽快补液恢复血容量、纠正失水状态，降低血糖，纠正电解质及酸碱平衡失调，同时积极寻找和消除诱因，防治并发症，降低病死率。该类患者常有严重脱水及低血容量，液体损失通常可达 4 000 ～ 8 000 mL。妊娠期患者补液量要大于非妊娠者，补液是抢救酮症酸中毒首要而关键的措施。其次该类患者不主张大剂量使用胰岛素，以免发生迟发性低血糖、严重低血钾、高乳酸血症，以及因血糖下降过快引起体液渗透压失衡而出现脑水肿；也不主张皮下注射胰岛素，因为血循环不佳影响吸收，因此各国指南均推荐小剂量胰岛素静脉持续使用方案。维持电解质平稳——补钾治疗：糖尿病酮症酸中毒时，由于细胞内钾离子转移到细胞外，治疗前患者血钾可正常，甚至轻－中度升高。补液及胰岛素治疗后，钾离子转移到细胞内，使血钾明显降低，严重低钾可导致呼吸抑制或心脏骤停。酸中毒主要由酮体中酸性代谢物引起，经输液和胰岛素治疗后，酮体水平下降，酸中毒可自行纠正，一般不必补碱。治疗初期需每小时检查一次尿糖、尿酮体、血糖及电解质和血气分析等生化指标，确保治疗措施得当。

产科处理：妊娠早期病情不严重的糖尿病酮症酸中毒，酸中毒纠正后可以继续妊娠，长时间未得到纠正的酸中毒有引起胎儿畸形可能，建议在酸中毒纠正后终止妊娠。妊娠中晚期糖尿病酮症酸中毒患者，在积极治疗母体糖尿病酮症酸中毒的同时需进行吸氧、左侧卧位等宫内复苏，持续胎心监测。胎心监护多出现变异减少或消失、加速消失或晚期减速等胎儿窘迫表现，随着母体酸中毒好转胎心可恢复正常，另外在糖尿病酮症酸中毒未纠正时终止妊娠可加重母体糖尿病酮症酸中毒病情，因此不主张以胎儿窘迫立即终止妊娠，应等到母体糖尿病酮症酸中毒纠正后再依据胎儿情况决定终止妊娠时机，原则上建议37周后适时终止妊娠。

病例二

邓某，女，37岁，因"停经34⁺¹周，糖尿病合并妊娠，呕吐、喘憋1日"主诉入院。

现病史： 平素月经规律，6/30天，量中等，末次月经2020-12-13，预产期2021-09-20。停经40⁺天，查尿妊娠试验阳性，B超提示宫内孕。随后出现恶心、呕吐早孕反应，妊娠13⁺周，空腹血糖7.81 mmol/L，诊断为糖尿病合并妊娠，给予饮食及运动指导，效果不佳，建议住院，患者拒绝。此后未规律产检，未行无创DNA及羊水穿刺。停经20⁺周自觉胎动至今。2天前产检血糖空腹6.0～6.2 mmol/L；餐后2小时9.7～10.3 mmol/L，即住院治疗，入院后行胎心监护可及2～3分钟一阵宫缩，予硫酸镁抑制宫缩，地塞米松促胎肺成熟。1天前患者进食肉食，今日2：00分出现恶心、呕吐，伴上腹不适，呕吐物为胃内容物，无腹泻，空腹血糖6.4 mmol/L，停用硫酸镁，静脉滴注维生素B₆治疗无明显好转，今日7：00腹痛时自觉喘憋明显，无心慌，不能平卧，予吸氧治疗后略有缓解，13：00患者自觉上腹不适加重，可及10分钟一次宫缩，未见红，14：30分化验结果回报血糖6.49 mmol/L，电解质正常，二氧化碳正常，复查尿常规：尿酮体＋＋，尿蛋白＋＋＋，呕吐原因不明，17：00行心电图提示窦性心动过速（110次/分），患者喘憋明显，考虑"糖尿病酮症酸中毒？心力衰竭？"于19：20分由当地妇幼医院120转入我院。

既往史： 既往体健，否认高血压、心脏病史、脑血管疾病、精神疾病史，传染病史，否认手术、外伤、输血史，否认食物、药物过敏史，预防接种史不详。

个人史： 生于原籍，无外地久居史，否认疫区居住史，否认吸烟、饮酒史。

婚育史、月经史： 27岁结婚，月经初潮13岁，2013年自然分娩一次，新生儿出生体重3 300 g，自述孕期血糖正常，2017年人工流产一次。

家族史： 父母、妹妹体健。

入院查体： 体温36.6 ℃，脉搏120次/分，呼吸35次/分，血压133/80 mmHg，身高163 cm，体重75 kg。平车推入，急性面容，表情痛苦，被动体位，神志清楚，查体不合作。呼吸运动正常，肋间隙正常，语颤正常。叩诊清音，呼吸规整，双肺呼吸音清晰，无胸膜摩擦音。心前区无隆起，心尖冲动正常。心浊音界正常，心率120次/分，律齐，各瓣膜听诊区未闻及杂音，未闻及心包摩擦音。腹部膨隆，无腹壁静脉曲张，腹部柔软，剑突下压痛（＋），无反跳痛，腹部无包块。肝脏未触及，脾脏未触及，肾脏无叩击痛，无移动性浊音。双侧病理反射未引出。产检：宫高34 cm，腹围108 cm，胎心140次/分，先露：头，浮，LOA。骨盆检查：IS 26 cm，IC 28 cm，EC 23 cm，TO 8 cm，阴道检查：宫颈质软，居中，未开，长1 cm，S－2，评分5分。EFW 2 000 g。

辅助检查：①血常规（2016–08–10）：白细胞计数18.46×10⁹/L，中性粒细胞百分比89.80%，淋巴细胞百分比6.5%，血红蛋白151 g/L。②心电图（2016–08–10）：窦性心动过速。③尿常规（2016–08–10）：PRO 3＋，KET 3＋，GLU 3＋，余正常。

初步诊断：孕3产1、34^{+1}周妊娠、LOA、先兆早产；糖尿病酮症酸中毒；糖尿病合并妊娠；妊娠合并胰腺炎？妊娠合并心力衰竭？

诊疗经过：患者入院后予以开放静脉、吸氧、持续胎心监护及心电监护、插尿管、配血、完善化验、床旁B超（产科及腹部）等相关检查，予硫酸镁抑制宫缩，查12小时尿蛋白定量，床旁超声提示胎儿、胎盘、羊水等暂未见明显异常，肝胆胰腺未见明显异常，右肾盂及输尿管上段稍增宽，腹腔未见明显游离积液等，血气结果回报，GLU 14.8 mmol/L，pH 7.094，Lac 2.5 mmol/L；心电图提示窦性心动过速；BNP、TNI未见异常；钾6.0 mmol/L，白细胞计数21.04×10⁹/L，中性粒细胞百分比86.9%，血红蛋白159 g/L，血小板计数177×10⁹/L。尿常规：蛋白3＋（阴性），酮体3＋（阴性），葡萄糖1＋（阴性）。向患者及家属交代病情，下病危，行头孢美唑钠皮试，静脉滴注抗生素治疗，予碳酸氢钠125 mL静脉滴注，20：40分急查血糖15.4 mmol/L，予5%葡萄糖500 mL＋胰岛素8 U静脉滴注，患者20：50分呕吐一次，呕吐物为褐色胃内容物，予奥美拉唑40 mg静脉滴注，并即刻化验呕吐物，呕吐物潜血阳性，再次复查尿常规：蛋白2＋（阴性），酮体3＋（阴性），血淀粉酶857 U/L，21：25分复查血气回报；GLU 15.5 mmol/L，pH 7.238，K⁺ 4.63 mmol/L，尿淀粉酶1 200 U/L，考虑上消化道出血、急性胰腺炎、酮症酸中毒，继续补液治疗、纠正酸中毒。入院后持续胎心监护过程中，胎心逐渐加快，至胎心基线＞170次/分，细变异平直。监测血糖在 10.7 ～ 15.4 mmol/L，尿常规示尿蛋白 1 ＋ ～ 3 ＋，尿酮体 3 ＋，尿糖 3 ＋、血气 pH 7.094 ～ 7.30，继续予以禁食水、补液治疗。患者自入院至 7：00（24 小时内）入量 3 105 mL，尿量 1 300 mL，呕吐 4 次，呕吐物为褐色胃内容物。治疗过程中患者诉喘憋明显减轻，可间断入睡，一般情况逐渐好转，胎心 150 次/分，胎心监护：基线 150 ～ 160 次/分，细变异可，无明显加速，无减速，宫缩曲线无宫缩。入院后 24 小时病情平稳由 ICU 转回产科继续治疗，启用胰岛素，住院第 9 天血糖基本达标出院。患者出院后继续于产检医院产检，至孕足月自然分娩。

诊疗体会

妊娠期糖尿病酮症酸中毒是由于妊娠期各种生理变化加上胰岛素相对或绝对不足，引起葡萄糖、脂肪及蛋白质代谢紊乱，表现为脂肪分解加速，酮体生成增多以致血中酮体急剧升高，继而，水、电解质紊乱和酸碱失衡，以高血糖、高血酮、严重脱水和代谢性酸中毒为主要临床表现的一种综合征，是产科危重症之一。该患者主要诱因为糖尿病合并妊娠，血糖未控制，暴饮暴食后导致急性胰腺炎、诱发糖尿病酮症酸中毒，临床表现呼吸频率增快，恶心、呕吐、上腹部不适，腹痛，伴呼吸困难，无法平卧，易于妊娠合并心力衰竭混淆，入院后通过查体及实验室检查发现其血糖升高，尿糖强阳性，酮体升高，血气 PH 降低，明确诊断后予补液、胰岛素治疗、补钾、纠正酸中毒、抗生素抗感染等数小时的治疗后逐渐恢复正常。此患者胎心监护变异消失、加速消失，经治疗后随着母亲全身情况的好转，胎儿于足月顺利分娩。

妊娠合并糖尿病酮症酸中毒是 PGDM 及 GDM 的严重并发症，如抢救治疗不及时会出现昏迷、呼吸循环衰竭，危及生命。严重高血糖症同时可造成渗透性利尿，从而导致母体容量不足。容量不足进而又可导致子宫灌注减少并产生 DKA 代谢异常相关的低氧血症和酸中毒，危及胎儿生命。糖尿病酮症酸中毒的治疗原则：尽快补液恢复血容量，纠正失水状态，降低血糖，纠正电解质及酸碱平衡，同时积极寻找并消除诱因，防治并发症，降低病死率。

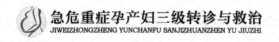

第二十五节　子宫动脉栓塞术后血栓形成

病　例

患者孙某，43 岁，因"剖宫产术后 2 天，右下肢疼痛伴肿胀 1 天"于 2019-04-01 由外院转入我院。

因"停经 35 周，下腹不规律腹痛半天"就诊于外院，行 B 超提示胎盘下缘完全覆盖宫颈内口，考虑完全性前置胎盘、先兆早产，急诊行子宫下段剖宫产术。术中成功娩出一男婴，体重 2 930 g，Apgar 评分为 9 — 10 — 10 分，羊水清亮，约 500 mL，术中给以卡前列素氨丁三醇 250 μg、缩宫素 20 U 宫体注射预防产后出血，术中使用止血胶带环形绕扎宫颈阻断子宫动脉血供，人工剥离胎盘，胎盘粘连，松开止血胶带大量出血，术中 8 字缝合出血点，效果不佳，遂行宫腔纱条填塞止血，留置腹腔引流管后关腹。术中出血约 1 500 mL，给以悬浮红细胞 4 U、血浆 400 mL。剖宫产术后 6 小时，阴道出血再次增加，保守治疗无效。患者及家属要求保留子宫，遂行双侧子宫动脉栓塞术，术后仍旧存在阴道活动性出血，且出现右足血栓。于剖宫产术 18 小时行右下肢血管取栓术。术后持续输注悬浮红细胞 20 U、血浆 200 mL、纤维蛋白原 1 g。取栓术后，患者仍诉右下肢疼痛伴肿胀，给予低分子肝素抗凝治疗无效，考虑病情危重，遂转入我院。

体格检查：右腹部瘀斑形成，右下肢肿胀、张力高，右下肢足靴区局部青紫，右股、腘、足背动脉搏动弱，右下肢活动受限。下肢动静脉脉彩超提示：右侧足背动脉、跖背动脉（一、二跖骨间）、胫后动脉远心端栓子形成。血常规示：白细胞 11.98×10^9/L，血红蛋白 81 g/L，血小板 27×10^9/L，D- 二聚体 1.86 mg/L。入院后给以输血纠正贫血、清蛋白升白、抗生素抗感染、保肝、扩血管、抗凝等对症支持治疗。出院时右下肢肿胀逐渐减退，足背动脉搏动增强，可适当活动。

出院诊断：产后出血；右下肢动脉血栓（足背动脉、跖背动脉、胫后动脉）；

子宫动脉栓塞术后；失血性贫血；低蛋白血症；足背动脉血栓取栓术后；孕3产2、35周妊娠、LOA、剖宫产术后。

1年后复查双下肢动静脉彩超恢复正常。

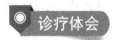 **诊疗体会**

该患者栓塞术后仍旧存在阴道活动性出血，且立即出现右足血栓。入院后立即召开全院科室大会诊，请介入科、周围血管外科、ICU等多学科会诊，经讨论考虑：栓塞剂并未真正栓塞到双侧子宫动脉，栓塞剂返流至右足动脉导致双侧子宫动脉栓塞术失败，阴道仍旧活动性出血且出现右足血栓后遗症。双侧子宫栓塞术，栓塞剂不仅可闭塞出血子宫动脉并同时降低子宫动脉压，血流减慢，有利于血栓形成，及由于子宫供血减少，子宫平滑肌纤维缺血缺氧而致收缩加强，控制出血。随着子宫动脉栓塞术的发展，因其可保留子宫生育功能、作用明显、效果佳，在产后出血治疗中得到广泛应用。但其不良反应仍不可忽视。

双侧子宫栓塞术后血栓形成是严重并发症之一，其原因目前认为有以下几点：①血液高凝状态：妊娠期大量雌激素促进肝脏产生各种凝血因子，从妊娠中期开始几乎所有凝血因子均不同程度增加，至分娩时达到高峰，而体内抗凝系统活性，尤其是蛋白活性显著降低，纤溶系统受抑制，导致孕产妇体内凝血和纤溶系统的平衡紊乱，使血液处于高凝状态，这在妊娠晚期尤为明显，这种生理性、获得性易栓状态有利于分娩后止血，但也导致血栓发病率升高；②血流缓慢：产后患者卧床、制动、活动减少，动脉穿刺点加压包扎，这些因素共同导致了血管内血流速度缓慢；③血管内膜损伤：血管穿刺、置管时，导丝、导管对血管内壁的摩擦，栓塞导致血管内压力的改变，可使动脉内膜损伤，胶原暴露，激发内源性凝血过程；④栓塞剂反流：栓塞剂反流至非目标血管，是引起动脉栓塞最主要的原因，抢救时强调快速，忽视了栓塞剂反流，致使栓塞剂直接栓塞非目标血管，导致该血管供应的相应区域组织缺血，一旦血管被栓塞剂部分堵塞，形成所谓"血栓支架"，引起血管内一系列反应，血细胞凝集，血块形成，最终形成血栓。

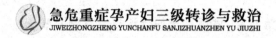

子宫动脉栓塞术因能保留子宫生育功能，在产后出血的治疗上得到了广泛应用，但首先要求术者不断提高其手术技能，减少其技术层面的所导致的血栓形成；其次在医疗层面，根据血栓评分情况，适当可给以预防性抗凝药物预防血栓形成；最后在护理层面上，嘱患者术后多下床活动，同时加强双下肢理疗，减少术后血栓的形成。

第二十六节　妊娠合并急性阑尾炎并发流产与盆腹腔脓肿

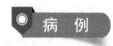

患者女，25 岁，因"停经 21^{+2} 周，腹痛 5 天，加重 4 天"于 2020-03-11 由外院转入我院。

平素月经不规律，4～5 天 /20～28 天，有痛经，根据早孕 B 超推算末次月经 2019-10-13，预产期 2020-07-20，妊娠期按时产检，颈项透明层厚度、无创 DNA 未见明显异常。5 天前无明显诱因出现上腹痛，呈间歇性胀痛，无发热，无恶心呕吐腹泻，遂至当地县医院就诊，查 B 超未见明显异常。4 天前腹痛加重，影响睡眠，再次就诊于该医院，予开塞露通便后腹痛稍缓解。3 天前腹痛再次加重，逐渐向右下腹转移，呈持续性钝痛，无发热，无放射痛，无恶心呕吐腹泻，在该县医院对症处理后（具体不详）症状缓解不明显，遂至上级医院，予抗炎（头孢哌酮舒巴坦）、抑制宫缩、灌肠等治疗，B 超提示腹水，且血红蛋白下降明显，考虑病情较重，遂转入我院。

患者既往有不孕史，2019 年行输卵管造影，提示一侧输卵管伞端闭锁，一侧输卵管通而不畅。拟行胚胎移植，后自然受孕。

生育史：21 岁结婚，0-0-0-0。家族史：（—）。

入院查体：T 37.2 ℃，P 101 次 / 分，R 20 次 / 分，BP 110/72 mmHg，贫血貌，精神欠佳，腹膨隆，全腹压痛、反跳痛（＋），无明显肌紧张，移动性浊音（＋）。

产科检查：宫底平脐，偶触及宫缩，内诊：宫颈管未消失，质软，宫口未开。外院腹部 B 超提示腹水（肝肾间宽 1.9 cm，右下腹深 2.2 cm，左下腹深 3.5 cm）。血常规：白细胞计数 12.24×10^9/L，中性粒细胞百分比 92.6%，血红蛋白 87 g/L，血小板计数 154×10^9/L。

入院诊断：孕 1 产 0、21^{+2} 周妊娠、先兆流产；腹痛原因待查：急性阑尾炎？贫血（中度）。

入院完善相关检查，予头孢西丁抗感染、抑制宫缩治疗，请相关科室会诊，治疗过程中胎膜自然破裂，流产，胎盘胎膜送病理、培养。入院后逐渐出现腹胀，腹部立位平片提示：不全小肠梗阻，予禁食、胃肠减压、营养支持治疗。多次 B 超提示腹水，后 B 超提示积液减少呈包裹性，胎盘胎膜培养：光滑球拟酵母。宫颈管分泌物培养（－）。病理提示：送检部分胎盘胎膜多发脓肿及坏死。治疗期间，患者血红蛋白进行性下降，B 超造影提示不全子宫破裂可能，遂于 2020-03-20 行剖腹探查。

术中见腹腔内可见脓性血水样渗出液 400 mL，大网膜、子宫、肠管广泛粘连，仔细分离粘连，见子宫略大，子宫底部大量黄白样脓苔，仔细检查子宫形态完整，未见明显异常，双侧附件未见异常，盲肠、大网膜肠管粘连，附着大量黄白样脓苔。请普外科医师上台探查，游离阑尾，见阑尾体部破裂，黄色粪石外露。遂行阑尾切除术＋广泛粘连松解＋腹腔脓液引流术，手术顺利。术中输注悬浮红细胞 2 U，血浆 400 mL，术后抗感染、支持治疗。

术后诊断：孕 1 产 0、21^{+2} 周妊娠流产；妊娠合并急性阑尾炎并阑尾穿孔；盆腹腔脓肿；绒毛膜羊膜炎；贫血（中度）。

术后伤口感染、愈合不良，予清创换药等处理后二次缝合。术后恢复出院，术后伤口愈合良好。后定期随访患者恢复良好，目前患者再次妊娠，妊娠期产检无明显异常。

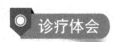 诊疗体会

因孕周增加，阑尾位置发生改变而临床症状不典型，妊娠期急性阑尾炎需与妊娠期其他急腹症相鉴别。本病例患者转入院后当天即发生流产，腹痛需与先兆

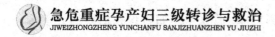

流产宫缩痛相鉴别。患者外院及我院检查提示血红蛋白下降，腹水，不除外腹腔内出血，需与子宫破裂相鉴别。患者入院后出现麻痹性肠梗阻，需与肠梗阻腹痛相鉴别。患者病史为转移性右下腹痛，故入院时高度怀疑妊娠合并急性阑尾炎。但因患者入院时腹痛症状已不典型，阑尾B超未见明确阑尾炎改变，且患者很快出现流产、肠梗阻表现，均干扰了阑尾炎的诊断，且多学科会诊未明确考虑为阑尾炎，以致手术探查错过最佳时机。同时，患者入院时腹腔大量积液，血红蛋白进行性下降，怀疑有腹腔内出血、子宫破裂可能，但无子宫破裂诱因及明确证据支持，且患者生命体征平稳，积液逐渐减少并包裹局限，使患者的诊断一度成为谜团，开腹探查再度被搁置。患者流产后、肠梗阻纠正后腹痛始终未完全缓解，最后行B超造影提示不完全子宫破裂，遂行开腹探查，术中揭开谜底。

　　妊娠合并急性阑尾炎的诊治主要难在诊断，妊娠期其他急腹症如急性胰腺炎、急性胃肠炎、急性胆囊炎以及上述患者的相关干扰因素均需与阑尾炎相鉴别，所以如何快速准确诊断妊娠期急性阑尾炎特别是在妊娠晚期显得尤为重要。诊断通常依靠临床症状体征、实验室检查和影像学检查。然而，妊娠期特别是妊娠晚期该病的临床症状及体征不典型，实验室检查缺乏特异性，所以影像学检查用于诊断非常重要。CT及MRI检查准确率高，但费用高，且CT有辐射，易对母儿产生不良风险，故难以普及，不能作为首选影像学检查方式。超声检查具有无创、方便及价格低等优势，目前已成为妊娠期急性阑尾炎首选影像检查方法。王赟等的一项回顾性分析表明：晚期妊娠合并阑尾炎时，低频超声联合高频超声检查可清晰显示阑尾炎的声像图特点和并发症的发生，对临床治疗方案有决策性的价值，可以应用于晚期妊娠合并阑尾炎的早期诊断筛查，从而改善母婴结局。有学者通过分析50例妊娠合并急性阑尾炎孕妇的母儿预后，发现妊娠期急性阑尾炎的诊断和手术延迟可能会增加孕产妇围生期死亡的风险。故妊娠期急性阑尾炎一经确诊应立即手术行阑尾切除。也有研究进一步表明：相对于药物保守治疗，手术治疗对妊娠合并急性阑尾炎患者治愈率高，并发症少，治疗费用低且住院时间短。妊娠期阑尾手术对于切口的选择亦根据孕周不同而有所不同，腹部皮肤张力随孕周增加而增加，术后伤口愈合不良风险增大，且随着微创技术在外科手术中的应用，腹腔镜手术是否适用于妊娠期急性阑尾炎的治疗目前尚无定论。但有研究表明：腹腔镜治疗妊娠期急性阑尾炎的创伤性小，术后恢复快，多适用于妊娠早中期病情较轻的患者。一项系统评价和荟萃分析也告诉我们：在一些经验丰富的医师的操作下，妊娠期腹腔镜下阑尾切除术是可行的，并且结果可靠，尤其对于妊娠早期和中期的患者。

虽然，手术是妊娠合并急性阑尾炎的首选治疗，但对于有些患者入院时已错过最佳手术时机，或患者症状已缓解、患者及家属坚决拒绝手术探查者，只能选择保守治疗，必要时急诊手术探查。由此可能出现阑尾炎的严重并发症：阑尾化脓、穿孔、弥漫性腹膜炎、全身感染、败血症、流产、早产、胎死宫内等。

综上所述，妊娠合并急性阑尾炎是妊娠期最常见的急腹症，但由于妊娠的特殊生理改变使得临床上常出现误诊、漏诊或延误。腹部超声在早期诊断筛查方面起着非常重要的作用，必要时可依赖于 MRI 或 CT 检查。因妊娠期急性阑尾炎发生穿孔及腹膜炎的风险明显增加，可对母儿造成严重的不良结局，故一旦确诊，建议急诊手术探查，对于妊娠早中期患者腹腔镜治疗成为可能。

第二十七节　妊娠合并甲亢危象前期

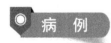

病　例

患者王某，女，29 岁，以"停经 30^{+6} 周，胸闷、气短半月，加重 4 天。"主诉于 2021–04–11 入院。

平素月经规律，妊娠期未按时产检，自诉行四维超声未见异常。余检查均未做；妊娠 3 月在当地医院产检发现"甲亢"，未重视。妊娠 3 月余发现血压临界升高，间断口服"硝苯地平片，1 片 / 天"；妊娠 4 个月出现双侧颞部疼痛，行 B 超提示甲状腺弥漫性病变，颅脑 MRI 平扫未见异常，在当地医院治疗 6 天，平稳后出院（具体用药不详）。半月前夜间平卧出现气短，需垫高一个枕头后好转，未重视。4 天前睡眠中出现心慌、憋闷，于当地医院测血压 174/115 mmHg，未遵医嘱住院。3 天前上述症状加重，于当地医院测体温 37.6 ℃，心率 150 次 / 分，

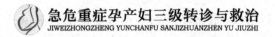
血压波动在 170～180/110～130 mmHg，转入 ICU 治疗。予静脉滴注氢化可的松、口服丙硫氧嘧啶治疗，予降压、解痉、促肺治疗，考虑病情危重，转入我院。

既往体健，无特殊疾病史。生育史：1-0-0-1。2013 年阴道分娩一女活婴，住院期间发现"妊高症"，产后未随访及降压治疗。

入院查体：体温 37 ℃，脉搏 116 次/分，呼吸 22 次/分，血压 199/122 mmHg。神志清，精神可，对答应题，平车推入。双侧突眼，甲状腺Ⅱ度肿大，双肺呼吸音清，心律齐，未闻及杂音，腹隆，肝脾触诊不满意，双下肢轻度水肿。产科检查：宫高 25 cm，腹围 83 cm，胎心率 146 次/分，胎方位 LOA。内诊：宫颈管未消失，居后，质中，宫口未开，S－3，未破膜。

辅助检查：①甲状腺功能（2021-04-07，当地医院）：FT_3 11.85 pmol/L，FT_4 58.19 pmol/L，TSH 0.01 μIU/mL；②脑钠肽（2021-04-07，当地医院）：1 235.19 pg/mL；③血常规（2021-04-07，当地医院）：白细胞计数 9.12×10^9/L，血红蛋白 125 g/L，血小板计数 86×10^9/L；④尿常规（2021-04-07，当地医院）：尿蛋白 2＋；⑤B超（2021-04-10，当地医院）：右侧胸腔可探及游离液性暗区，最大前后径 4.1 cm，左侧胸腔最大前后径 1.2 cm。

初步诊断：急性左心衰；慢性高血压合并子痫前期（重度）；高血压危象；甲亢危象？胎儿生长受限；血小板减少症；孕 2 产 1、30^{+6} 周妊娠、LOA。

入院后神志清，精神欠佳，自觉咳嗽，无咳痰，无胸闷、气短等不适，体温波动在 36.5～37.3 ℃，心率波动在 90～120 次/分，予乌拉地尔持续泵入降压治疗，血压控制不理想，加服拉贝＋硝苯控释片降压，入院第 3 天，血压波动在 180～200/120～122 mmHg，经治疗 3 天，血压控制不理想，再次出现心力衰竭症状，遂急诊行剖宫产术。术后予硝普钠降压，停用硝普钠后改用四联口服降压药物治疗，病情平稳后出院。

◉ 诊疗体会

甲亢危象发病率不高，在合并甲亢的孕妇中仅占 1%～2%，但病死率高达20% 以上，其中死亡者往往合并其他疾病，如贫血、子痫前期、肝肾功能障碍、心脏病等。该患者短期内出现二次心力衰竭症状，是甲亢性心脏病或高血压性心脏病？其妊娠 3 个月时发现血压临界高值，此次入院监测中，使用抗甲状腺药物后，血压仍控制不佳，尿蛋白阳性，考虑存在子痫前期重度，该病例考虑甲亢危象前期与子痫前期两种疾病并存。反思我们对于妊娠合并甲亢患者的管理，为降低其围生期风险，重在预防，告知备孕前 3 个月就应将甲巯咪唑转换为丙硫氧嘧啶，甲状腺毒症女性患者在备孕前应该达到甲状腺功能正常且稳定；在妊娠时仅有轻度甲状腺功能异常者可立即停用抗甲状腺药物，并在整个妊娠期密切监测甲状腺功能；围生期需及时识别甲亢危象，合理治疗，尽早控制病情。

第二十八节 妊娠合并心力衰竭

病 例

患者刘某，女，37 岁，以"停经 8 月余，心慌、气短 4 天"主诉入院。

1 年前月经紊乱，周期 30 ～ 90 天，根据 B 超推算末次月经 2020-12-20（具体不详），预产期 2021-09-27，妊娠早期无恶心、呕吐早孕反应，无腹痛及阴道流液，近 2 月自觉下腹部膨隆，未在意，5 天前因胃部不适当地消化科就诊，建议行胃镜，未遵医嘱；4 天前出现心慌、气短不适，夜间不能平卧，未在意。1 天前上述症状加重，就诊于韩城市人民医院，行 B 超提示单活胎；心脏 B 超提示：射血分数 40%，左心房增大，肺动脉瓣轻度关闭不全，左心功能减低，心包少量积液；血常规示：血红蛋白 66 g/L、血小板计数 122×10⁹/L、脑钠肽 1231.8 pg/mL；肝功能：血清总胆汁酸 261 μmol/L。拟急诊行剖宫产术，准备手术过程中气短加重，端坐位呼吸，给予呋塞米 10 mg 后，转入当地心内科，血压波动于 155/95 mmHg，给予毛花苷 C 0.4 mg、呋塞米 10 mg、硝酸甘油及地塞米松 10 mg（前一日夜间 22：00 左右）促胎肺成熟等对症治疗后，症状好转，考虑病情危重，建议上级医院，因经济问题要求明日转院，遂急来我院。发热门诊及隔离病房排除新冠后，同时门诊急查脑钠肽 2 787 pg/mL，血红蛋白 63 g/L、血小板计数 100×10⁹/L，心电图提示窦性心动过速，急诊以"孕 4 产 2、33 周妊娠、

ROA、先兆早产；急性左心衰；甲状腺功能亢进；妊娠期高血压疾病；贫血（重度）"收入院，妊娠期饮食、夜休好，大小便自解正常。妊娠前体重 55.0 kg，妊娠期增重 10.0 kg。

患者 12 年前发现甲亢，间断口服甲巯咪唑片 1 片，每天 3 次，倍他乐克 25 mg，每天 3 次，期间自行停药，11 个月前因双下肢水肿、气短不适，于当地内分泌科住院控制甲状腺功能，出院后口服甲巯咪唑片 1 片，每天 3 次，倍他乐克 25 mg，每天 3 次，3 个月后再次自行停药；无高血压、糖尿病及冠心病史。无乙肝、结核等传染病史及其密切接触史。无手术外伤史。无药物、食物过敏史。无输血史。预防接种史不详。

查体：体温 37.4 ℃，脉搏 113 次 / 分，呼吸 25 次 / 分，血压 147/92 mmHg，身高 160 cm，体重 65 kg，BMI 25.4 kg/m^2。平卧位，贫血貌，睑结膜苍白，双肺底呼吸音粗，产科检查：宫高 30 cm，腹围 94 cm，胎心率 140 次 / 分，胎方位：左枕前（LOA）。内诊：宫颈管消失 50%，质中，居前，宫口未开，先露头，S = 3，未破膜。

辅助检查：①新型冠状病毒核酸初筛（本院，2021-08-11）：阴性。②血红蛋白（本院，2021-08-11）63 g/L、血小板计数 100 × 10^9/L；③ N 端脑钠肽前体 2787 pg/mL；④心肌损伤标志物三项（急）：高敏肌钙蛋白 0.31 ng/mL；⑤心肌酶及心肌损伤蛋白（急）（本院，2021-08-01）：缺血修饰清蛋白 80 U/mL、乳酸脱氢酶 281 U/μL；⑥肝肾功（2021-08-10，外院）：总胆汁酸 26.1 μmol/L，谷丙转氨酶 53 U/L，尿酸 468 μmol/L；⑦脑钠肽（2021-08-10，外院）：1231.8 pg/mL。胎心监护 CST Ⅱ 类。入院后急诊床旁 B 超提示左心室后壁、下壁运动幅度减低，二尖瓣中 - 大量反流，三尖瓣少量反流，双侧胸腔中量积液，胎儿双顶径 84 cm，腹围 28.8 cm，羊水指数 44 cm。

入院诊断：急性左心衰竭；妊娠合并甲状腺功能亢进；妊娠合并重度贫血；妊娠期高血压；孕 4 产 2、33 周妊娠；妊娠期肝内胆汁淤积症；胎儿宫内窘迫；发热原因待查；窦性心动过速。

入院后完善检查，于 2021-08-11 因"胎儿窘迫、羊水过少"在硬腰联合麻醉下行子宫下段剖宫产术，术后转入 ICU，给予抗感染、促宫缩、解痉、控制血压、营养心肌、输血、保护重要脏器功能等治疗；于 2021-08-16 转回产科，继续对症支持治疗。术后复查心脏 B 超：左房室大、左室后下壁搏幅偏弱、肺动脉高压（收缩压 44 mmHg）、左室舒张功能减低、左室收缩功能正常低值；彩色血流示：二尖瓣大量反流；三尖瓣及主动脉瓣少量反流。患者各项指标较前明显好转，术后 12 天患者恢复良好，考虑病情稳定转回当地医院心内科继续住院治疗。

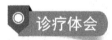 诊疗体会

孕产妇发生心力衰竭后要立即分析病因，便于处理以提高抢救效果。该患者为典型的甲亢性心脏病，因在妊娠期未规律服药控制甲状腺功能，随着孕周发展，合并妊娠因素，加重心脏负担，诱发左心衰。

一旦发生急性心力衰竭，需多学科合作抢救。根据孕周疾病的严重程度及母儿情况综合考虑终止妊娠的时机和方法。急性左心衰的处理与未妊娠者基本相同。但应用强心药时应注意，孕妇血液稀释、血容量增加及肾小球滤过率增强，同样剂量药物在孕妇血中浓度相对偏低。同时孕妇对洋地黄类药物耐受性较差，需注意其毒性反应。不主张预防性应用洋地黄，早期心力衰竭者，可给予作用和排泄较快的制剂，以防止药物在体内蓄积，在产褥期随着组织内水分一同进入循环引起毒性反应可根据临床效果减量。不主张用饱和量，以备随着孕周增加、心力衰竭加重时抢救用药的需要，病情好转即停药。妊娠晚期发生心力衰竭，原则是心力衰竭控制后再行产科处理，若为严重心力衰竭，经内科各种治疗措施均未能奏效，继续发展必将导致母儿死亡时，也可一边控制心力衰竭一边紧急剖宫产，取出胎儿，减轻心脏负担，挽救孕妇生命。

综上所述，妊娠合并心力衰竭是产科的严重疾病，危及母亲和胎儿生命安全，产科医师可以通过患者的临床表现和相关检查及时诊断和鉴别，并请求多学科联合治疗，同时要分析其病因，根据发病原因、孕周、心力衰竭治疗效果、胎儿宫内状况及成熟度，综合考虑终止妊娠的时机和方法。

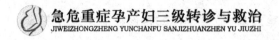

第二十九节 妊娠合并泌尿系统感染

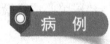

患者张某，女，21岁，以"停经26周，发热伴腰痛3天。"主诉入院。

平素月经不规律，周期1～3月，经期3～7天，末次月经2021-03-15，预产期2021-12-22，停经30余天自测尿妊娠试验（+），提示早孕，无明显恶心、呕吐等早孕反应，妊娠早期患肺炎1次，于当地医院住院治疗，给予抗炎输液（5天）对症治疗（具体药物不详），好转后出院，无阴道流血流液，无其他药物、毒物及放射线等有害物质接触史，无宠物接触史。妊娠4余月自觉胎动伴腹渐隆至今。妊娠中晚期无头痛、头晕、眼花、心悸及阴道流液史，无双下肢轻度水肿。妊娠期按时产检，甲状腺功能、唐氏综合征筛查低风险，颈项透明层厚度、四维B超等检查均未见异常。3天前无明显诱因出现腰背部疼痛，向双下肢放射痛，右侧为甚，疼痛呈持续性，更换体位无缓解，影响睡眠及行走，体温最高38.5℃，无咽痛、咳嗽、咳痰，无流涕、鼻塞等，无腹痛及阴道流血流液，就诊于当地医院，行血常规中性粒细胞高，血沉正常，胎儿泌尿系统B超未见异常，建议转至上级医院就诊。转至上级医院后行血常规提示：白细胞计数14.1×10^9/L、中性粒细胞百分比77%、淋巴细胞百分比18%、血红蛋白120 g/L，血小板计数234×10^9/L，出血热抗体阴性，流感病毒阴性，尿常规正常，泌尿系统B超及胎儿B超未见异常，给予口服布洛芬后效果欠佳，故来我院。发热门诊排除新冠后急诊以"孕1产0、26周妊娠；妊娠期泌尿系统感染"收入院，妊娠期饮食、夜休好，大小便自解正常。妊娠前体重50.0 kg，妊娠期增重2.0 kg。

辅助检查：①新型冠状病毒核酸初筛（2021-09-01）：阴性。②血沉（2021-09-10，外院）：19 mm/h；③肝肾功能（2021-09-10，外院）：未见明显异常；④甲型流感病毒抗原感染（2021-09-10，外院）：阴性；⑤出血热病毒抗体GMGG（2021-09-10，外院）：阴性；⑥血常规（2021-09-10，外院）：白细胞计数 14.1×10⁹/L、中性粒细胞百分比 77%、淋巴细胞百分比 18%、血红蛋白 120 g/L、血小板计数 234×10⁹/L；⑦尿常规（2021-09-11，本院）：蛋白质 1＋、潜血＋、酮体 3＋、白细胞 2＋；⑧尿常规检查：白细胞 5204 /μL、细菌 67 674 /μL；⑨超敏 C 反应蛋白定量（2021-09-11 本院）：超敏 C 反应蛋白定量 5 mg、C 反应蛋白 5467 mg/L；⑩血常规（2021-09-11，本院）：白细胞计数 14.5×10⁹/L、中性粒细胞百分比 0.835、血红蛋白 113 g/L、血小板计数 195×10⁹/L。⑪产科＋泌尿系统 B 超（2021-09-11，本院）：胎心率 166 次/分，心律齐。双顶径 63 cm。腹围 20.2 cm。股骨长 45 cm，胎动存在。胎盘厚 2.8 cm，位于子宫体前壁，绒毛膜板平直，内回声均匀。羊水最大深度 6.7 cm，暗区清晰。孕妇双肾大小、形态正常，实质区回声未见明显异常，右侧集合系统分离，宽约 0.6 cm 左侧集合系统目前未见明显分离征象。双侧输尿管未见扩张征象。膀胱充盈，壁光整，液腔内清晰。未见明显异常。

入院诊断：孕 1 产 0、26 周妊娠；妊娠期泌尿系统感染。

入院完善相关检查，诊断妊娠合并泌尿系统感染，积极给予抗感染对症治疗，体温恢复正常，复查血常规、C 反应蛋白等趋于正常，准予出院。

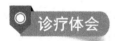 诊疗体会

患者妊娠中期，发热伴腰痛入院，结合血常规、尿常规及泌尿系统 B 超提示存在泌尿系统感染，诊断为急性细菌性膀胱炎、右肾轻度积水；入院后给予积极抗感染、退热、解痉对症治疗后患者症状好转，复查血、尿常规趋于正常。

妊娠期由于生理解剖结构的改变如子宫的右旋及增大对右侧输尿管形成压迫，引发肾积水，导致尿液排出受阻，结石易发；另妊娠期机体黄体酮生理性的升高可降低输尿管平滑肌的蠕动能力，引起输尿管扩张，导致尿液潴留，进而促进了妊娠期泌尿系结石的发生。保守治疗解痉、止痛、抗感染、补液利尿治疗。对于保守效果不佳，输尿管支架管置入可缓解结石所致的肾积水，控制感染，是外科治疗妊娠期泌尿系结石的最佳手段，有文献报道支架置入术成功率为 94.2%。长期留置的双 J 管表面会形成沉积物，造成再次梗阻，因此需要定期更

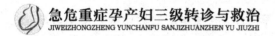

换支架管，目前多推荐每 4～6 周更换 1 次，对于相容性较好的硅胶双 J 管可超过 6 个月。

第三十节　异位妊娠破裂

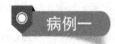

患者韩某，女，43 岁，以"停经 69 天，下腹痛 1 天"主诉入院。

平素月经规律，末次月经 2021-05-27，停经 45 天自测尿妊娠试验（＋），无明显恶心、呕吐等早孕反应，妊娠早期无感冒发热，无阴道流血流液，无其他药物毒物及放射线等有害物质接触史，无宠物接触史。昨日夜间 9 点无明显诱因出现下腹痛，无阴道出血，后腹痛逐渐加重，伴头晕乏力，就诊我院，急诊 B 超（本院，2021-08-04）：子宫体大小为 8.2 cm×7.4 cm×5.9 cm，前位，形态饱满，轮廓规整，宫壁回声均匀。宫腔线分离，宽约 1.0 cm，内可见絮状低弱回声，CDFI 未见明显血流信号。宫腔内未探及明确孕囊样回声。子宫右前方显示范围约 6.5 cm×8.2 cm×3.4 cm 混合回声包块，内回声不均匀，中心部可见厚壁孕囊样回声，大小约 4.8 cm×4.2 cm，内可见一长约 2.2 cm 胚胎组织，可见心管搏动；双侧卵巢未显示腹腔内探及积液暗区，深约：肝前区 1.0 cm，肝肾间隙 2.0 cm，脾周 2.1 cm，右侧腹区 5.8 cm，左侧腹区 3.8 cm，盆区 3.2 cm，暗区欠清晰。提示：宫腔内未探及明确孕囊样回声，子宫右前方混合回声包块，符合异位妊娠、胚胎存活。宫腔积血；腹水。考虑"异位妊娠"。

查体：体温 36.8 ℃，脉搏 97 次 / 分，呼吸 20 次 / 分，血压 132/80 mmHg，心肺听诊无异常，腹稍膨隆，全腹压痛反跳痛（＋），肝脾触诊不满意，移动性浊音（＋），四肢活动自如，双下肢水肿（－），妇科检查急诊未做。

入院诊断：异位妊娠。

完善相关辅助检查，排除手术禁忌证，急症安排开腹探查术；术中进腹部见：腹腔内积暗红色不凝血约 1 500 mL，伴少量凝血块。肠管、大网膜与子宫后壁附件粘连，仔细分离粘连后，右侧输卵管壶腹部增粗破裂，伴有活动性出血，可见直径 3 cm 孕囊，右侧卵巢及左侧附件未见异常。术中诊断：右侧输卵管妊娠破裂；失血性休克。遂行剖腹探查术（右侧输卵管部分切除＋粘连分解术），术中冲洗盆腔，检查无活动性出血，子宫直肠陷窝安置橡胶引流管一根，逐层缝合腹壁，术中输悬浮红细胞 4 U，过程顺利。术后予预防感染、纠正贫血治疗；术后 5 天，患者病情平稳出院。

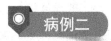

病例二

患者，女，31 岁，因"停经 35 天，下腹痛 6 小时"于 2020-10-09 由外院 120 转入院。

患者既往月经规律，周期 30 天，经期 5 天，末次月经 2020-09-04。停经 31 天时测尿妊娠试验阴性，2020-10-09（停经 35 天）下午 1 点左右无明显诱因出现下腹胀痛，伴恶心、呕吐，遂至外院就诊，B 超提示：右侧盆腔可见 6.6 cm×2.0 cm 的液性暗区，双附件未及异常。CT 示左侧附件区囊性病变伴盆腔大量积血。HCG 1 450 mIU/mL。考虑异位妊娠破裂可能，遂转我院。入院接诊过程中患者突然出现头晕、恶心、血压下降，考虑异位妊娠破裂、失血性休克。遂急诊行剖腹探查术。全麻后进腹，见腹腔大量积血及凝血块约 1 500 mL，左侧卵巢可见 0.5 cm 破裂口，破口处可见活动性出血，其余未查见异常，故于卵巢破口处行楔形切除，留置腹腔引流管，手术顺利。术后仔细冲洗腹腔积血块，查见一 0.5 cm 大小的绒毛样组织。相关标本均送病检。术中、术后共输悬浮红细胞 4 U，术后予预防感染、补液等对症治疗，术后 5 天平稳出院。病理回报提示：卵巢妊娠。

出院诊断：左侧卵巢妊娠破裂；失血性休克；瘢痕子宫。

诊疗体会

异位妊娠是妇产科常见的急腹症，是指受精卵在子宫腔以外的器官或组织中着床发育，以输卵管妊娠最为常见（95%），其次是宫颈、阔韧带、卵巢及腹腔妊娠。卵巢妊娠发病率极低，占异位妊娠的 0.15%～3.0%，多在妊娠早期发生破裂，引起腹腔大量出血甚至休克，术前很难诊断。

本病例患者月经周期规律，停经 31 天测尿妊娠试验阴性，停经 35 天出现下腹痛，容易被误诊、漏诊。该患者因辅助检查提示腹腔大量积液，并出现失血性休克表现，故有急诊手术探查指征，根据术中所见以及病理回报进而明确诊断。

卵巢妊娠的病因尚不清楚，可能与排卵障碍、输卵管的功能受损以及辅助生殖技术的开展有关。卵巢妊娠的术前诊断较困难，通常卵巢妊娠的确诊需要腹腔镜检查及组织病理学检查。在手术过程中仅有 28% 的病例可能被正确诊断卵巢妊娠，因为在外科手术过程中它很难与出血的卵巢黄体相鉴别。卵巢妊娠的诊断标准：Spiegelberg 提出诊断卵巢妊娠的 4 条标准：①输卵管完全正常；②妊娠囊解剖学上位于卵巢；③卵巢及妊娠囊均与子宫有联系通过卵巢子宫韧带；④胚囊位于卵巢组织内部。目前公认经阴道多普勒超声能提高对卵巢妊娠的诊断。临床急腹症一旦怀疑卵巢妊娠应立即剖腹探查或腹腔镜探查，术式应以患侧附件切除、患侧卵巢部分切除为宜。

根据 2018 年美国妇产科医师学会公布的指南中提到妊娠女性中，宫外孕约占 2%。但由于统计受限，目前真正的异位妊娠发病率很难估计。尽管异位妊娠的诊疗技术不断提高，但异位妊娠破裂导致大出血死亡的概率仍然占妊娠死亡的 2.7%。故临床上采取科学高效的诊疗及管理手段尤为重要。异位妊娠的治疗，可由 B 超提示孕囊的大小、血 HCG 及患者一般生命体征，分为保守性治疗及手术治疗，保守治疗主要是全身性甲氨蝶呤（MTX）治疗以及期待治疗，主要适用于临床症状稳定、超声诊断明确且初始 β-HCG < 1 500 U/L 的患者。手术治疗包括输卵管切开取胚术和输卵管切除术，异位妊娠的患者及时高效的诊断及治疗才会最大限度的保护育龄期女性的生命健康。

第三十一节　绒毛膜下血肿并发失血性休克

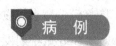

患者邢某，女，28 岁，以"停经 13⁺⁶ 周，阴道出血 2⁺ 小时"主诉于 2014-

12-22 入院。

平素月经规律，末次月经 2014-09-15，2011 — 2013 年行胚胎移植术 3 次，其中 2012 年胚胎移植成功（双胎），至妊娠 12$^+$ 周自然流产。此次自然受孕，妊娠 6$^+$ 周时阴道少量出血，口服"黄体酮胶囊"保胎治疗 1 月余，期间阴道有间断少量褐色分泌物。2014-12-22 10：00 患者明显诱因阴道流血增多，同经量，遂就诊于我院。2014-12-22 12：10 轮椅推入病区，入院查体：体温 36.8℃，脉搏 88 次 / 分，呼吸 20 次 / 分，血压 100/60 mmHg，神智清，精神可，发育正常，营养中等，自主体位，查体合作。宫底耻上 2 横指，胎心率 164 次 / 分；B 超（2014-12-22，本院）：双顶径 2.3 cm，羊水最大深度 4.2 cm，胎盘位于子宫底，胎盘与宫壁之间可见多发静脉血窦。入院后给予硫酸镁抑制宫缩、黄体酮、乐孕宁、维生素 E 等保胎治疗。

2014-12-26 15：00 诉阴道出血增多，似月经量，子宫张力稍高，宫底脐耻之间，B 超示双顶径 2.4 cm，腹围 4 cm，股骨长 1.1 cm，胎盘厚 1.9 cm，位于子宫体宫底及部分前壁，绒毛膜板平直，胎盘内部散在分布小片状液性暗区，较大一处范围约 4.2 cm×0.8 cm，暗区内可见暗淡光点，孕囊与宫后壁间可见缝隙状积液暗区，其上方达胎盘后，较大一处范围约 1.7 cm×0.6 cm，暗区尚清，羊水最大深度 4.5 cm，暗区清晰。告知并且存在胎盘早剥可能，因妊娠珍贵继续给予保胎治疗。2014-12-29 复查 B 超提示双顶径 2.8 cm，腹围 9.1 cm，股骨长 1.4 cm，羊水最大深度 3.3 cm，胎盘位于宫底及前后壁，厚度约 1.3 cm，胎盘下缘绒毛膜板显示一范围约 2.5 cm×1.0 cm 无回声区，考虑血池，目前未发现明显胎盘早剥征象。2014-12-30 宫底脐耻之间，子宫张力不高，未触及宫缩，阴道少许粉红色分泌物，继续积极给予保胎治疗。2014-12-31 23：50 患者无诱因一过性阴道出血，色鲜红，量约 20 mL，告知患者及家属阴道再次出血较前略有增多，不除外难免流产，流产后出血，必要时需行急诊清宫术，甚至因出血过多行介入手术可能，患者及家属了解病情，但因曾有两次卵巢巧克力囊肿剥除史、试管婴儿史，此次为自然受孕，故要求强烈保胎；再次静脉滴注硫酸镁控制病情，严密观察病情变化。

2015-01-01 5：30 突然阴道大量出血，色鲜红，伴有凝血块，量约 1 000 mL，

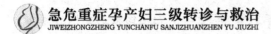

患者大汗淋漓，呼吸急促，胸闷，面色苍白，考虑急性大出血所致出血性休克可能，急诊推入产房，建立 2 路静脉通道（一路为输血器），急交叉配血，持续心电监护血压 73/51 mmHg，心率 118 次 / 分，面罩吸氧，急诊行清宫术，窥器暴露宫颈，清除阴道积血，可见胎儿双下肢已暴露出宫颈外口，用卵圆钳钳夹双下肢，轻轻左右摇晃，向下牵拉，完整夹出胎儿，继续钳夹出胎盘，检查胎盘组织不完整，宫腔内仍出血，给予卡前列素氨丁三醇宫颈注射 250 μg，同时悬浮红细胞到位，地塞米松 10 mg 入壶，输注悬浮红细胞，按摩子宫，留置尿管；告病危；因患者血压，心率仍不稳定，宫腔内仍有出血，向患者及家属告知病情：现出血过多，可能需切除子宫，家属再次提示尚未生育，要求仅可能地保留子宫。给予抗休克等同时联系 ICU；急诊转入 ICU 进一步治疗；共计出血量 2 000 mL 左右，输血 400 mL，输液 1 500 mL，尿量 5 mL。心电监护示：血压 71/33 mmHg，心率 135 次 / 分，血氧饱和度 99% ～ 100%，患者神志清楚，烦躁。

转入诊断：失血性休克；清宫术后；孕 2 产 1、13 周妊娠流产；代谢性酸中毒合并呼吸性碱中毒失代偿期。

转入后立即给予心电监护、吸氧，予以多巴胺升压、快速补液，输悬浮红细胞、血浆，抗休克，纠正酸碱平衡紊乱，抑酸，保护重要脏器功能等治疗，同的积极完善血常规、凝血及纤溶、肝肾功能、心肌酶等检查，患者血压持续下降，持续按摩子宫患者阴道出血仍不止，急诊联系介入科行介入止血，于 2020-01-01 6：00 转入介入科行腹股动脉选择性子宫动脉栓塞术，术中输血 800 mL、血浆 800 mL，另一路液体持续泵入多巴胺，血压维持在 60 ～ 80/40 ～ 50 mmHg，心率维持在 110 ～ 130 次 / 分，栓塞术后行子宫多点补丁缝扎术，效果不佳，遂行次全子宫切除术。切除组织剖视见：子宫腔左侧侧壁及后壁见明显血块压迹，同部位子宫肌层及浆膜面子宫青紫改变。术后 4 天转入我科。术后 2 周恢复正常出院。

诊疗体会

绒毛膜下血肿是指 B 超检查下见到的绒毛膜、胎盘与子宫肌层之间三角形、新月形或多边形的液性暗区，是妊娠时绒毛膜板和底蜕膜分离出血，亦称为胎膜后出血。妊娠期合并绒毛膜下血肿可影响子宫的容受性，诱发子宫出现痉挛性收缩，严重导致稽留流产或难免流产。若宫颈成熟度差，宫颈未能及时扩张，并强行使用保胎药物，可能导致子宫张力增高，绒毛膜下血肿渗透入子宫肌层，导致子宫肌层断裂而发生子宫胎盘卒中可能，因妊娠早期子宫较小，对缩宫素不敏感，往往使出血无法控制而被迫行子宫切除术。有学者认为绒毛膜下血肿是胎盘早剥的前状态，而胎盘早剥是对母儿生命造成严重威胁的并发症之一。若能对绒毛膜下血肿做到尽早诊断，必要时使用经阴道超声检查，持续观察并及时治疗，或许对避免不良妊娠结局有一定帮助。

在本病例的治疗过程中，有许多迫不得已的因素，患者曾有多次手术史、不良孕产史，此胎儿较珍贵，故一直强烈要求保胎，直接导致了本病例出现不良的结局。因大出血的发生，产科、介入科、输血科和重症监护病房的通力合作，将患者从休克、弥散性血管内凝血的状态中抢救过来。

目前对于绒毛膜下血肿的治疗有很多的争议和探讨，可给予黄体酮保胎、低分子肝素改善微循环，但在所有的治疗效果不佳时，需要充分评估是否有继续妊娠的条件，避免子宫肌层的损伤。

第三十二节　软产道裂伤

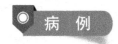

病 例

患者王某，女，29岁，以"停经40⁺⁴周，不规律腹痛1天。"于2020-10-19入院。

平素月经规律，末次月经2019-01-08，妊娠期按时产检，妊娠28周因"胸闷、气短"于北京某医院住院治疗，2天后症状自行缓解出院；各项化验检查均未见明显异常；2020-10-19出现不规律腹痛，故来我院。生育史：0-0-0-0。

入院时生命体征：体温36.6 ℃，脉搏84次/分，呼吸20次/分，血压127/87 mmHg，全身检查无异常。产科检查：宫高35 cm，腹围102 cm，偶可触及宫缩，估计胎儿体重约3 000 g，胎位LOA，胎心140次/分。内诊：宫颈管消失

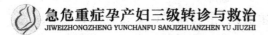
70%，质软，宫口可容 1 指，居中，先露头，S＝－3，未破膜。入院后 2020-10-19 行 OCT 实验阴性，随后自然破膜并临产，于 2020-10-20 20：00 宫口开全，于 21：27 因"胎心慢"急请新生儿科产时监护并在会阴滞麻醉侧切下产钳助娩一男婴，Apgar 评分 1－4－5 分，体重 2 970 g，身长 49 cm，产时见脐绕颈一周，脐带较细，胎盘胎膜自剥完整，后羊水清量约 150 mL。按摩子宫收缩可，查宫颈无裂伤，阴道壁黏膜整体糟脆撕脱，给予对合；阴道壁 8 点有一 2 cm×3 cm 血肿，给予切开缝合；会阴侧切伤口无延裂，可吸收线缝合。在此过程中，宫缩欠佳，宫腔持续出血，估计出血量 500 mL，给予麦角新碱 0.2 mg、欣母沛 250 μg 宫颈注射促宫缩，预防产后出血，22：00 患者突觉胸闷、气短，头晕眼花并面色发绀，立刻给予面罩 3 L/min 吸氧，开通两条静脉通路，地塞米松 20 mg 入壶，持续心电监护，测血压 101/55 mmHg，血氧饱和度 97%，心率 125 次/分，估计出血 800～1 000 mL，联系麻醉科行锁骨下静脉置管，急查血常规、凝血并配红细胞、血浆，再次按摩子宫见暗红色血液持续流出。急诊床旁 B 超提示：子宫肌层连续性完好、下段无血肿；阴道壁广泛渗血，予填塞碘伏纱布 3 块，积极抗休克同时，联系介入。于 23：15 输注悬浮红细胞 400 mL 并带血浆 400 mL、悬浮红细胞 2 U 送往介入科，至此估计总出血量 1 500 mL。

产后诊断：孕 1 产 1、40⁺⁵ 周妊娠、LOA、阴道分娩；产后出血；脐带异常（绕颈一周）软产道裂伤（阴道壁裂伤）；羊水栓塞？窒息儿；足月新生儿。

取胎盘及胎膜组织送病检及培养，并行"双侧子宫动脉＋左侧阴道动脉栓塞＋球囊压迫术"，介入术后因病情危重转入 ICU 进一步观察治疗。2019-10-22 转回产科。

转入诊断：产后出血；失血性贫血（重度）；继发性凝血功能障碍；双侧子宫动脉＋左侧阴道动脉栓塞＋球囊压迫术后；孕 1 产 1、40⁺⁵ 周妊娠、LOA、阴道分娩（产钳助产）；软产道裂伤（阴道壁裂伤）；窒息儿。

转入我科后给予预防感染、促宫缩治疗，因阴道黏膜撕脱渗血，遂给予碘伏纱布压痛止血。于产后 10 天好转出院。

诊疗体会

软产道裂伤会由于过快的分娩速度、过强的子宫收缩强度、缺乏对会阴部位恰当的保护以及助产过程中的操作不当等原因而发生，是一种发生率较高的产妇分娩时并发症。软产道裂伤会产生各种不良现象如产妇伤口感染、出血、产后发生血肿等，给产妇带来了很大的痛苦，并不利于其产后康复，严重发展的甚至会危及生命。软产道裂伤包括（复杂的）外阴阴道裂伤、宫颈裂伤、子宫破裂、产道血肿，而常规的裂伤我们容易判断并给予及时的缝合等处理。但由于外阴阴道结构疏松、结构层次复杂，引产对于复杂的外阴阴道裂伤我们的处理往往不够高危，本例患者因"胎儿窘迫"行产钳助产，虽子宫收缩好、侧切伤口已妥善缝合、宫颈及阴道无明显的裂伤，但后期检查中发现阴道壁黏膜有广泛的撕脱，黏膜下渗血、凝血块聚集情况明显，忽视了其可能发生的产后出血、失血性休克等病情。

产钳助产是阴道壁裂伤的独立高危因素，操作中旋转错误、牵拉次数增多更易发生严重裂伤。引产在针对软产道裂伤的检查时，必须全面、及时、可靠，以减少不良结局的发生。

第三十三节　耻骨联合分离合并软产道裂伤

病　例

患者曹某，女，31岁，因"产后发现产道裂伤6小时"由外院于2019-12-01转入我院。

生育期妇女，G2P2，2010年经阴道分娩一活婴，出生体重3 100 g。2019-11-30 20：00经阴道分娩一活婴，出生体重3 350 g。

查体：体温36.8 ℃，脉搏121次/分，呼吸25次/分，血压81/50 mmHg，阴阜空虚，两耻骨结节间距明显增宽，双下肢外展，活动受限，外阴有纱布填塞，

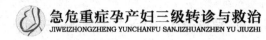

导尿管偏向左侧，尿色清亮。

入院诊断：软产道裂伤；耻骨联合分离；产后出血；失血性休克。

入院后积极抗休克治疗；行盆腔 X 线片示：耻骨联合分离 80 mm。生命体征平稳后于 2019-12-01 9：00 行软产道裂伤修补术。①麻醉满意后取截石位，可扣及耻骨联合分离，阴阜空虚，取出外阴原填塞纱布两块。②探查局部损伤情况：用 Allis 钳钳夹两侧小阴唇上半部分向斜外上方提起，见尿道口位于左侧小阴唇内侧，给予留置硅胶导尿管。一手提起尿管，另一手沿尿管下方深入阴道内，探查阴道壁一周完整无损伤；损伤位于阴蒂下方，尿道上方，两侧小阴唇内侧；右侧小阴唇上段与阴蒂连接处断裂。以阴蒂为 12 点，损伤起自 2 点处，向下呈弧形逆时针延伸至 8 点钟位置，会阴浅筋膜、耻骨尿道韧带及耻骨阴道肌自耻骨降支撕裂。③缝合修补损伤口：一助手将阴道向右侧、向上方托举使之位于中线；术者用可吸收线兜底间断缝合左侧损伤部分的浅筋膜及部分肌层；然后将膀胱向上推挤，在膀胱浆膜外侧用可吸收线从左向右间断缝合余下的会阴浅筋膜及耻骨阴道肌；缝合完毕，尿道及阴道口恢复解剖位置，查无活动性出血，局部碘伏纱布压迫。术后行骨盆手法复位并骨盆带固定，会阴伤口愈合良好后行骨盆外固定术。术后加强预防感染、术后 9 天出院。

诊疗体会

产道是胎儿从母体娩出的重要通道，包括骨产道和软产道两部分，骨产道是指真骨盆，是产道的重要组成部分，其大小和形状直接影响分娩过程。真骨盆有 3 个平面：骨盆入口平面、中骨盆平面、骨盆出口平面，3 个平面的前后径均以耻骨联合为起点，其中骨盆出口平面的重要组成部分就是耻骨联合。耻骨联合是由两侧的耻骨联合面借纤维软骨连接而成，由周围 4 条耻骨韧带加固（耻骨上韧带、耻骨下韧带、耻骨前韧带、耻骨后韧带）。妊娠期卵巢黄体分泌松弛素，引起骨盆韧带、耻骨联合的松弛，从而增大骨盆径线，有利于胎儿娩出。妊娠期腹压逐渐增加而导致盆底支撑结构所承受的重力进一步增加，另一方面不同分娩方式可对女性前盆底器官的解剖结构及生理功能造成不同程度的损伤，特别是在经阴道分娩过程中，持续的子宫收缩力增加的产力对盆底结构的直接过分挤压，将导致骨性结构和盆底支持结构的损伤，因骶尾骨及两侧髂骨活动性差，耻骨联合更容易发生损伤。耻骨联合距离明显增宽，称为耻骨联合分离症。本例患者急诊由外院转入，骨盆及盆底损伤严重，合并失血性休克，早期积极抗休克治疗并局部压迫止血，生命体征稳定后行手术治疗。根据 X 线片及探查情况考虑该患者是耻骨联合撕脱性骨折，同时合并会阴浅筋膜、耻骨尿道韧带及耻骨阴道肌断裂，膀胱与骨盆壁分离，尿道移位。庆幸的是尿道及膀胱的完整性尚好，否则对患者的创伤会更大，后期恢复会更难。短时间内没有搜索到相关病例报道，因此没有相关治疗措施可以参考。在手术中着重恢复盆底组织的正常解剖结构，封闭腔隙，可吸收线兜底间断缝合左侧损伤部分的浅筋膜及部分肌层，然后将膀胱向上推挤，在膀胱浆膜外侧用可吸收线从左向右间断缝合余下的会阴浅筋膜及耻骨阴道肌；同时使用硬质尿管起到支撑和保护尿道的作用；术后长期放置尿管防止尿道挛缩，定期会阴擦洗，预防局部伤口感染；因患者活动受限，术后气垫床的使用在患者病情的恢复中发挥了重要的作用。考虑到患者产后恶露外排影响伤口愈合，故术后暂用骨盆带外固定骨盆，便于定时护理伤口，伤口愈合、恶露排净后行骨盆外固定术。

在经产妇中发生如此严重的产道损失，有很多问题值得我们思考。在追问病史过程中发现，患者身高 155 cm，平素户外活动较少，饮食以碳水化合物为主，缺少蛋白质的补充，又因时遇冬日新鲜水果、蔬菜进食较少，饮食结构不合理，且妊娠期未正常产检，未按时补钙，营养素补充不足。经产妇不排除第一胎时已发生耻骨联合的损失，妊娠晚期自觉下腹及耻骨联合处疼痛不适，产时下腹疼痛剧烈，患者不能配合分娩，助产者强行按压患者大腿，导致双下肢过度外展，耻骨联合受到过度牵拉，同时助产者过分保护会阴，增加了耻骨联合承受的压力进而出现撕脱性骨折。因此在我们对孕妇妊娠期指导过程中，嘱其合理平衡饮食结构，适时适量的补充钙剂和营养素，当患者出现不适时，尊重患者的意见而提高警惕，完善相关检查，早期发现耻骨联合分离的存在，为患者选择合适的分娩方式，避免粗暴的助产，强调"宁伤十肠、不伤一膀"，避免过度的保护会阴，有利于减少严重的产道损伤。

第三十四节　剖宫产并子宫次全切除术后残端出血

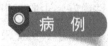
病例

患者李某，女，40岁，以"剖宫产＋子宫次全切除术后5小时"主诉于2019-10-06转入我院。

入院前9小时因"瘢痕子宫"行子宫下段剖宫产术，以头位取出一男活婴，胎儿娩出顺利，胎盘娩出后子宫收缩差，间断按摩子宫，并给予缩宫素60 U、欣母沛750 μg静脉及宫体注射，子宫收缩无好转。遂行子宫捆绑术，术后仍有阴道持续出血即行子宫次全切除术，术中放置腹腔引流管，急查血常规：血红蛋白44 g/L，凝血检查提示：凝血酶原时间76.6秒，估计术中出血量约4 500 mL，尿量1 400 mL，共输悬浮红细胞15 U、血浆1 400 mL、血小板2个治疗量，血压下降至80/50 mmHg，心率上升至130次/分，考虑仍有活动性出血伴出血性休克，遂急诊120送来我院。

入院诊断：难治性产后出血；失血性休克；弥漫性血管内凝血；失血性贫血（重度）；剖宫产＋子宫次全切除术后。

入院后立即行双侧子宫动脉栓塞术，术后转入ICU积极给予抗休克、输血、纠正凝血功能紊乱、纠正酸中毒、保护重要脏器功能等治疗。患者仍有持续性阴道大量流血，遂行腹主动脉球囊预置术，定时开放球囊约10小时后，阴道出血减少。

2019-10-07至2019-10-10于ICU给予输血、输血小板、保肝、预防感染治疗。

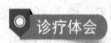
诊疗体会

患者在外院因产后出血行次全子宫切除术，效果不佳。紧急转入我院后行子宫动脉栓塞术，但阴道仍有大量出血，考虑栓塞失败、子宫次全切除后宫颈残端出血，此时加压输血、补液患者仍处于休克状态，弥散性血管内凝血状态更加明显，此时面临是否需再次开腹切除残端。但患者已出现休克、弥散性血管内凝血，若再次开腹可能面临失血更多、更快、心脏骤停可能，于是产科主任与介入科主任协商后创造性的使用了腹主动脉球囊预置术，减缓了出血速度，为纠正弥散性血管内凝血赢得了时间。

第三十五节　妊娠合并甲亢、贫血、急性左心衰竭

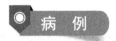

患者刘某，女，37岁，以"停经8月余，心慌、气短4天"主诉于2021-08-11入院。

2021-08-06因胃部不适当地消化科就诊，建议行胃镜，未遵医嘱；2021-08-07出现心慌、气短不适，夜间不能平卧，上述症状加重，就诊于当地医院，行B超提示单活胎，心脏B超提示：射血分数40%，左心房增大，肺动脉瓣轻度关闭不全，左心功能减低，心包少量积液；血常规：血红蛋白66 g/L、血小板计数122×10^9/L，脑钠肽1231.8 pg/mL；血清总胆汁酸26.1 μmol/dL，拟急诊行剖宫产术，准备手术过程中，患者气短加重，端坐位呼吸，给予呋塞米10 mg后，转入当地心内科，血压155/95 mmHg，给予毛花苷C 0.4 mg、呋塞米10 mg、硝酸甘油及地塞米松10 mg（昨日夜间22：00左右）促胎肺成熟等对症治疗后，症状好转，考虑病情危重，建议转诊我院。急查脑钠肽2 787 pg/mL、血红蛋白63 g/L、血小板计数100×10^9/L，血气分析：pH 7.44、PCO$_2$ 25.1 mmHg BE — 6.2 mmol/L、阴离子间隙24 mmol/L；心电图提示窦性心动过速。患者12年前发现甲亢，间断口服甲巯咪唑片1片，每天3次，倍他乐克25 mg，每天3次，3月后自行停药，11个月前因双下肢水肿、气短不适，于当地内分泌科住院控制甲状腺功能，出院后口服甲巯咪唑片1片，每天3次；倍他乐克25 mg，每天3次。3月后再次自行停药。无高血压、糖尿病及冠心病史。

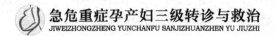

入院查体：体温 37.4 ℃、脉搏 113 次 / 分、呼吸 25 次 / 分、血压 147/91 mmHg、身高 160 cm、体重 65.0 kg、BMI 25.4 kg/m²。平卧位，贫血貌，睑结膜苍白，双肺底呼吸音粗，产科检查：宫高 30 cm、腹围 94.0 cm、胎心率 140 次 / 分，胎方位：左枕前（LOA）。内诊：宫颈管消失 50%，质中，居前，宫口未开，先露头，S＝－3，未破膜。

辅助检查（本院，2021-08-11）：新型冠状病毒核酸初筛阴性；血红蛋白 63 g/L、血小板计数 100×10⁹/L、N 端脑钠肽前体 2 787 pg/mL、高敏肌钙蛋白 T 0.031 ng/mL、缺血修饰清蛋白 80 U/mL、乳酸脱氢酶 281 U/L、总胆汁酸 26.1 μmol/L、谷丙转氨酶 53 U/L、尿酸 468 μmol/L、脑钠肽 1 231.8 pg/mL；胎心监护 CST Ⅱ类。

初步诊断：急性左心衰竭；妊娠合并甲状腺功能亢进症；妊娠合并重度贫血；妊娠期高血压；孕 4 产 2、33 周妊娠；妊娠期肝内胆汁淤积症；胎儿宫内窘迫；发热原因待查；窦性心动过速。

入院后给予持续心电监护、记出入量、告病危，2021-08-11 急诊行剖宫产术，术后转入 ICU，给予抗感染、促宫缩、解痉、降压、纠正贫血、保护重要脏器等治疗。2021-08-16 转回我科继续治疗，病情稳定后于 2021-08-25 转回当地医院治疗。

◉ 诊疗体会

女性在妊娠期和分娩期血流动力学变化明显，对于有心血管疾病病史的女性，这一变化可能导致病情加重，引起心力衰竭（简称心衰）。没有心血管疾病病史的女性由于妊娠期特有的心脏病（如围生期心肌病、高血压性心脏病等）也可能发生心力衰竭。此外，双胎、羊水过多和子痫前期等产科因素，贫血、低蛋白血症、甲亢和感染等不良因素均可使心脏病加重，出现心力衰竭、心源性休克等危及母儿生命的严重并发症。

该患者既往有甲亢病史，未定期口服药物治疗，妊娠期重度贫血，未按时产检。1 天前于当地医院出现急性左心衰给予纠正心力衰竭治疗，但由于妊娠未终止，贫血、甲亢未纠正，患者的心功能仍然处于衰竭状态，而且有进一步加重的趋势。

妊娠期多种心脏病均可能导致心力衰竭而危及母儿生命安全。对于妊娠前已知患有心脏病者建议妊娠前咨询能否妊娠、是否需要手术治疗。应重视早期心力衰竭的表现：①轻微活动后即出现胸闷、心悸、气短；②休息时，心率超过110次/分，呼吸超过20次/分；③夜间常因胸闷而坐起呼吸；④肺底出现少量持续性湿性啰音，咳嗽后不消失。对于妊娠期出现可疑心脏病临床表现或体征的患者，应予以重视，做好早期识别和转诊工作。

第三十六节　剖宫产术后子宫切口愈合不良

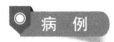 **病　例**

钟某，女，32岁，以"停经39^{+6}周，发现羊水偏少1天"主诉于2020-04-30入院。

2020-05-01因"相对头盆不称"行剖宫产术，新生儿体重3 980 g。2020-05-03复查血红蛋白69 g/L，给予蔗糖铁补铁纠正贫血治疗，2020-05-08血红蛋白78 g/L，出院后继续口服铁剂。2020-05-12阴道出血增多二次住院，血红蛋白99 g/L。2020-5-12至2020-05-26给予促宫缩、营养支持补液、子宫动脉栓塞治疗。2020-06-02再次阴道大量流血入院，给予补液、纠正贫血、营养支持治疗5天后仍有阴道出血，于2020-06-07行剖腹探查术＋子宫切口修补术。2020-06-22出血减少、腹壁伤口愈合良好出院，此后月经恢复正常。

诊疗体会

晚期产后出血多考虑：①妊娠物残留，胎盘、胎膜残留、蜕膜残留、胎盘植入多发生在产后1～2周，血性恶露时间延长，反复阴道流血或突然大量阴道流血；②子宫复旧不全，胎盘附着部位复旧不全多发生在产后2～3周，突发大量阴道流血，子宫软且体积大于相应产褥阶段子宫；③剖宫产切口愈合不良，剖宫产切口感染、溃疡、裂开多发生在剖宫产术后3～4周，突然发生的无痛性大量新鲜阴道流血，并反复发作；④感染：子宫内膜炎、子宫肌炎，盆腹腔感染；⑤生殖道血肿：外阴血肿、阴道血肿、阔韧带、腹膜后血肿；⑥子宫血管异常：子宫动静脉畸形、假性动脉瘤，无痛性的间歇性、不规则阴道流血或突发的大出血。结合该患者病情，考虑因子宫切口愈合不良引起。

子宫切口瘢痕愈合不良是剖宫产术后后期产妇产后出血、产褥感染的常见原因。剖宫产虽解决了因产道梗阻、胎儿宫内窘迫等不能经阴道生产的问题，但若患者免疫力低下，则易致机体组织局部缺血、感染，从而导致子宫切口瘢痕愈合不良的发生，使产妇住院期延长，不利于产妇早期恢复。该患者术后贫血较重，因其拒绝输血，仅靠口服药物治疗效果不佳，因此产后早期的营养支持治疗、纠正贫血状态，有利于切口的预后，若出现反复出血、切口不愈合时，适时的瘢痕处修补可缩短病程。

第三十七节　慢性母胎输血综合征

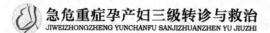

病　例

女性患者，26岁，主诉"妊娠37^{+3}周，胎动减少1天"由基层医院转入我院。

妊娠期按时于外院产检未见明显异常，妊娠期体重增加17 kg。既往体健，无手术史及输血史等。孕妇血型 O 型 Rh 阳性，丈夫血型 O 型 Rh 阳性。

入院查体：生命体征平稳，无贫血貌，宫高 34 cm，腹围 94 cm，胎心142 次/分。胎心监护：无应激试验无反应型。

入院诊断：孕2产0、37^{+3}周妊娠、LOA 待产；胎儿窘迫。

入院后急诊 B 超示：单胎、头位，双顶径 9.5 cm，头围 34 cm，腹围35.8 cm，股骨长 7.0 cm，胎动存在，胎盘位于前壁、厚度 3.8 cm、Ⅱ级，羊水指数 24.4 cm；脐血流参数：V_{max} 107 cm/s，V_{min} 44.8 cm/s，RI 0.58，S/D 2.39；大脑中动脉流参数：V_{max} 133.6 cm/s，V_{min} 72.9 cm/s，RI 0.45，S/D 1.83。甲胎蛋白 1210 ng/mL。血常规及凝血功能未见明显异常。考虑胎儿窘迫，急诊行剖宫

产术，剖宫产一男活婴，脐带长约 60 cm，胎盘、胎膜完整，外观正常，子宫收缩可，术中、术后出血不多，术后恢复良好，术后 5 天出院。

新生儿 Apgar 评分 9 — 10 — 10 分，出生后出现呼吸急促、呻吟转新生儿科，查体：体温 36.0 ℃，脉搏 142 次 / 分，血压 56/33 mmHg，出生体重 3 030 g，身长 48 cm，头围 34 cm，胸围 32 cm，自主呼吸急促，三凹征弱阳性，结膜、口唇、甲床及皮肤均苍白，未见皮疹，前囟 1.0 cm×1.0 cm、凹陷；双侧瞳孔等大等圆，对光反射存在；双肺呼吸音粗，呼吸浅，未闻及干、湿性啰音。心率 142 次 / 分，心前区可闻及 1/6 级杂音，腹软，肝右肋下 3.0 cm、剑下约 4.0 cm、质韧、缘钝，肝脾肋下未及，肠鸣音正常，肌张力可，新生儿原始反射弱。

辅助检查：①血常规：白细胞 $15.82 \times 10^9/L$、血红蛋白 26 g/L、血细胞比容 0.099%、血小板 $159 \times 10^9/L$，网织红细胞百分比 39.81%；②血气分析：pH 7.234、PCO_2 23.5 mmHg、PO_2 119.5 mmHg、HCO_3^- 9.7 mmol/L、BE — 15.74 mmol/L、血细胞比容 11.4%、血红蛋白小于 40 g/L、外周血糖 4.6 mmol/L；③上腹部 B 超及头颅 B 超未见明显异常。④外周血细胞形态：计数 100 个白细胞，见中晚幼红细胞 309 个，成熟红细胞大小不一，少量中心淡染区扩大，嗜多染、泪滴形、小球形、碎片等畸形红细胞可见，血小板散在可见。新生儿溶血（特殊血型）检测阴性。

入院诊断：贫血（重度）；新生儿呼吸困难；代谢性酸中毒合并呼吸性碱中毒；母胎输血 S 综合征？

入院后给予头面罩吸氧，少量多次输血等治疗 8 天后好转出院。

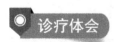 诊疗体会

患者自觉胎动减少，胎心监护示无应激试验无反应型，B 超提示脐血流及大脑中动脉血流无明显异常，妊娠期产检无明显异常，目前导致胎儿窘迫原因较多，术前发现导致胎儿窘迫明确原因的更少，此病例术前无明确诱因。入院后急诊行剖宫产术，术中请新生儿科产时监护，术后新生儿转新生儿科治疗，好转后出院。

母胎输血综合征（FMH）是一种在产前或分娩时因胎盘屏障损伤导致胎儿

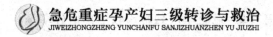

血液进入母体血液循环的一种疾病。因为在诊断母胎输血综合征时采用的胎儿失血量的标准（20～80 mL）不同，其发病率据报道在 0.3‰～3‰不等。在正常妊娠期间均可进行胎儿输血，但这通常不会影响出生后的新生儿。母胎输血综合征的病理生理机制目前并不明确，目前认为是由于因胎盘屏障损伤，使滋养层必须破裂，致使胎儿红细胞从高压力胎儿循环进入绒毛间隙，最终进入到母体循环。有创性产前检查、双胎妊娠、绒毛膜羊膜炎、胎盘肿瘤、外倒转、产妇腹部创伤、先兆流产、子痫前期、严重胎儿宫内生长受限、胎儿非整倍体等情况易发生母胎输血综合征。

大多数学者是通过病例报告和小系列的文献回顾来总结母胎输血综合征的临床表现的。胎动减少或消失、胎心正弦波、胎儿水肿被认为是母胎输血综合征的三联征，但很少有孕妇同时出现母胎输血综合征三联征，在胎动减少的孕妇中行胎心监护，很少见典型的正弦波（本例患者未出现典型的正弦波，仅表现为无应激试验无反应型）。当发生母胎输血综合征时，大脑中动脉的收缩峰值速度（MCA-PSV）是有效的预测因子。当 MCA-PSV 值大于 1.5 MoM 时，高度提示胎儿贫血的敏感性为 100%，截断值为 1.5 MoM。然而，只有 1% 的 MCA-PSV 超过 1.5 MoM 的女性会出现临床母胎输血综合征。所以妊娠期如果 MCA-PSV 的增加，且有母胎输血综合征三联征中任何一项，怀疑存在母胎输血综合征的，需要进行实验室检测进一步确定是否存在母胎输血综合征。

母胎输血综合征的主要实验室检查有 Kleihauer-Betke 试验、流式细胞术、血红蛋白电泳、AFP 测定等。①Kleihauer-Betke 试验，即传统红细胞酸洗脱染色，因胎儿血红蛋白（fetal hemoglobin, HbF）较成人血红蛋白（adult hemoglobin, HbA）具有更强的酸的稳定性，将血液涂片的酸洗脱技术进行检测及量化，计算 10 000 个红细胞，评估胎儿红细胞的百分比，来计算胎儿失血量，但这种方法的技术要求高且主观性强，故容易出错。另外，正常成人体内均有部分的含胎儿血红蛋白的红细胞（含 HbF），Kleihauer-Betke 试验并不能区分胎儿 F- 红细胞、母体 F- 红细胞及成人 F- 红细胞；且有研究表明，胎儿在足月时含有越来越多的成人血红蛋白，所以此检验方法有低估胎儿失血量的倾向。②流式细胞技术结合细胞形态、荧光团分子、单克隆抗体进行特异细胞群多参数分析，区分胎儿红细胞和大多数母体内含胎儿血红蛋白红细胞、成人红细胞，读取母体血液样本中的所有胎儿红细胞的百分比来计算胎儿失血量。③血红蛋白电泳：HbA 和 HbF 的等电点不同，根据电泳后两种血红蛋白的不同移动方向，区分 HbA 和 HbF，并计算其比例，但与 K-B 试验一样，无法区分不同来源的 HbF。④ AFP 由胎儿肝脏产生，通常妊娠 32 周时甲胎蛋白增加，随后下降，胎儿红细胞及 AFP 通过受损的胎盘进入母体，AFP 上升 40% 考虑存在母胎输血综合征，且 AFP 不会因 ABO 溶血存在假阴性，建议在没有母胎输血综合征快速检测或怀疑存在母胎输血综合征但未检测到胎儿血细胞的医院进行 AFP 检测。胎儿血液在母体血液循环中的检测取决于移转的血液量、出血发生的时间及母体对胎儿红细胞的抗体的存在或不存在，这些实验室检查没有解决母胎输血综合征何时发生的重要问题，且不能区分最近输血的胎儿红细胞和那些循环时间较长的胎儿红细胞。

如果早期发现母胎输血综合征，可以对胎儿贫血进行治疗，将不良后果降到最低。对于 < 32 周未成熟的胎儿，可实行宫内输血治疗，可延长孕周完成促胎肺成熟治疗，后根据胎儿宫内情况决定是何时终止妊娠。对于产后新生儿输血治疗，可因急性和慢性母胎输血综合征，制定不同的治疗策略。胎儿长期慢性失血由于功能性代偿机制、胎儿造血和血管内容量调节，导致贫血或心力衰竭；然而短时间大量的失血可导致胎儿严重低血容量性休克危及生命。急性母胎输血综合征有明显的围产期代谢性酸中毒，表现为低 Apgar 评分和低血压，需要在出生时用容量或红细胞填充复苏。用等量的生理盐水或红细胞复苏，在分娩后数小时内使其容量恢复。慢性母胎输血综合征没有酸中毒、低 Apgar、低血压等，机体补偿机制维持这些婴儿出生时的正常血容量。失血后，网织红细胞（RC）在外周血循环中出现的时间 ≥ 72 小时，出生时网织红细胞计数较高提示骨髓增生活跃，表明母胎输血综合征持续时间较长。一般出生时的 RC 值在 3% ～ 7%，RC 区分急性和慢性母胎输血综合征的临界值为 7%。另外，慢性母胎输血综合征的新生儿因骨髓增生活跃故外周血涂片有数百个有核红细胞。本文报道的病例中，胎儿娩出后 Apgar 评分正常，结膜、口唇、甲床及皮肤均苍白，查血常规提示贫血、且 RC 及外周血细胞涂片均支持胎儿长期慢性输血，在少量、多次、缓慢输血治疗后预后良好。

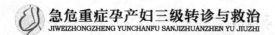

尽管母胎输血综合征没有对孕产妇造成不良影响，但确是新生儿各种并发症及死亡的重要原因。当胎儿失血 > 50 ~ 60 mL 时，可出现胎儿失血症状甚至胎死宫内。严重母胎输血综合征存活的新生儿会因低血容量休克和缺氧缺血性脑病，导致智力迟钝、脑瘫、神经损伤甚至死亡。因此，及早发现潜在的母胎输血综合征的症状和体征，采取适当的治疗，防止对胎儿和母亲的损害尤为重要。所有原因不明的胎儿死亡、原因不明的严重胎儿窘迫、非免疫性胎儿水肿、非溶血性新生儿贫血的病例都应考虑母胎输血综合征的诊断。

第三十八节　胎儿心律失常

病　例

女性患者，29 岁，孕 1 产 0，以"停经 34 周，发现胎儿心律不齐 6 天"为主诉转入我院。

平素月经规律，本次妊娠为自然受孕，妊娠期当地医院按时产检，唐氏筛查低风险、四维 B 超、胎儿心脏 B 超、口服葡萄糖耐量试验试验等检查均未见明显异常，6 天前常规产检时行胎心监护示胎儿心律不齐，故转入我院。

入院诊断：胎儿心律失常、孕 1 产 0、34 周妊娠、LOA。

入院后再次复查胎儿心脏 B 超，提示连续动态观察（间隔 1 小时）胎儿心率 109 ~ 179 次 / 分，间断出现心律不齐，频发房性期间收缩，可见部分下传至心室，部分未下传至心室，请心内科医师会诊后建议随访，暂无特殊治疗。出院后于门诊随诊，3 ~ 5 天行于门诊行胎心监护，均为无应激试验反应型，未见明显胎心律异常。

诊疗体会

此患者妊娠期按时产检，行胎儿心脏 B 超检查时未见明显异常，于 33 周余行胎心监护发现胎儿心律失常，再次复查胎儿心脏 B 超提示房性期间收缩，胎儿脐血流及大脑中动脉血流正常、胎儿心脏结构正常、无胎儿水肿等异常表现，在出院后随访过程中，胎心监护正常，未见明显胎儿心律失常，考虑此胎儿心律失常呈一过性，属于胎儿心脏发育过程中的良性过程，无须紧急处理，预后良好，建议正常产检至足月。

胎儿心律失常是指胎儿心脏节律紊乱或节律虽然规则但却超出正常范围，发生率为妊娠总数的1%～2%。包括快速性心律失常（心率＞180次/分）、缓慢性心律失常（心率＜110次/分）及不规则性心律失常。快速性心律失常的常见原因有室上性心动过速、房扑、房颤等；缓慢性心律失常见于房室传导阻滞等；其中房性期前收缩是最常见的胎儿心律失常，通常为良性，是心脏传导系统未成熟的表现，多数随孕周增长或新生儿期自行缓解。目前胎儿心律失常通常是经过胎心率听诊和胎心监护发现，但不能进行胎儿心律失常的分类，可通过胎儿超声心动图、胎儿心电图或胎儿心磁图做进一步诊断，但后两种诊断方法临床应用有限，所以胎儿超声心动图是胎儿心律失常最有价值的方法。

对于妊娠期胎儿心律失常的管理：临床发现胎儿心律异常一般可收住院，进一步完善相关检查，请高年资B超医师行胎儿心脏B超检查明确是否存在心脏结构异常及心律异常类型，同时行胎儿B超检查明确胎儿生长发育情况，是否存在胎儿非免疫性水肿（心包积液、胸腔积液、腹水或皮肤水肿）情况，另外可监测心胸比。完善相关检查后联系心脏科专家及围产医学专家根据胎儿是否存在心脏结构异常、心律失常类型、胎儿孕周、孕妇情况等共同制定具体诊疗方案。

不同类型胎儿心律失常处理：①不规则性心律失常：常见原因系期前收缩，尤以房性期前收缩最常见，通常为良性，是心脏传导系统未成熟的表现，多数随孕周增长或新生儿期自行缓解，孕妇使用咖啡、饮酒、吸烟等可增加其发生频率，无须特殊处理，但仍有少数胎儿伴有心脏结构异常，或进展成快速型心律失常，需加强监护。②快速性心律失常：最常见的病理情况是室上性心动过速，心率在180～300次/分，心房扑动（心房率300～400次/分）及房颤（400～700次/分）少见。间断的室上速临床意义不大，如合并心脏结构异常预后不良，且时间长可导致心力衰竭、心排血量下降、并且易发生胎儿水

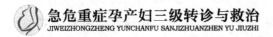

肿。室上性心动过速胎儿如不存在心脏结构异常、水肿、血流动力学异常，且可保证密切随访（每日需行超声评估、逐渐延长评估时间）。对于心脏结构异常且有血流动力学异常，需考虑宫内药物治疗或分娩，主要治疗药物有地高辛（常用）、维拉帕米、氟卡尼、普鲁卡因、索他洛尔、奎尼丁、普萘洛尔等，用药时需评估是否可耐受所用药物；如诊断胎儿室上性心动过速时胎儿已足月，仍建议使用药物治疗以增加阴道分娩可能性，如服用药物后未转为正常节律、或并发胎儿水肿、胎儿窘迫应及时剖宫产终止妊娠。目前有报道可通过胎儿脐静脉注射地高辛或胺碘酮治疗室上性心动过速，但我院目前未开展。③缓慢性心律失常：最常见的病理类型是房室传导阻滞。一度及二度房室传导阻滞一般不影响血流动力学，三度房室传导阻滞由于太慢的心室率（40～50次/分）可使心排血量下降，导致充血性心力衰竭。53%以上的完全性房室传导阻滞与先天性心脏病，预后差，成活率低。大多数心脏结构正常的完全性房室传导阻滞胎儿通常其母亲患有结缔组织病（抗Ro和抗SSB抗体阳性）。故建议：如发现缓慢性心律失常时应完善胎儿心脏结构检查及母亲结缔组织病相关检查，必要时可请风湿免疫科专家协助诊疗。目前对于此类型的药物治疗分为减轻对胎儿心脏免疫损害及增加心率，推荐对于心率小于55次/分或有心室功能异常证据的胎儿通过母体使用地塞米松（4～8 mg/d）和β受体激动剂（利托君30～60 mg/d或硫酸沙丁胺醇10 mg/d）治疗，注意不良反应。增加胎儿心室率的药物为β受体激动剂，如利托君、特布他林、异丙肾上腺素，但均未被临床证实有效，且可达到胎儿治疗量的剂量是母体难以耐受的。另有报道使用免疫球蛋白或血浆置换，但均未证明治疗有效。手术治疗有胎儿放置心脏起搏器，但效果仍不明确，且围生儿死亡率较高。胎儿发生完全性房室传导阻滞很难出现胎儿心率好转，需加强监护，当胎儿达到30周，发生血流动力学异常、心率低于55次/分、房室瓣关闭不全或收缩力差时，推荐剖宫产终止妊娠。对于完全性房室传导阻滞的胎儿新生儿期死亡率至少为25%，新生儿期以后存活率达90%，绝大多数死亡是由放置起搏器失败引起。

目前没有关于胎儿心律失常的高质量前瞻性研究，大多是病例回顾性分析，故没有关于胎儿心律失常的标准化治疗方案，在临床工作中，需加强对此类患者的监护，必要时收住院，请多学科会诊制定个体化治疗方案，并需要在胎儿出生后做好后续随访，对妊娠期治疗效果做出相应评价。

第三十九节　妊娠剧吐合并酮症酸中毒

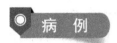

女性患者，25 岁，孕 2 产 0，以"停经 15^{+3} 周，间断恶心、呕吐 2 个月"由基层医院转入我院。

既往患乙肝大三阳 11 年，妊娠早期查乙肝病毒 DNA 定量较高，口服替诺福韦二吡呋酯片治疗，停经 45 天测尿妊娠试验阳性，妊娠 7 周左右出现恶心、呕吐不能进食，与当地医院住院补液、营养治疗 8 天好转后出院，妊娠 11 周左右再次出现恶心、呕吐，不能进食，精神状态差，遂于当地医院住院补液、营养治疗 10 天后出院，13 周余时恶心、呕吐加重，一天呕吐 20 余次，不能进食，再次于当地医院住院补液、止吐、营养治疗，监测肝脏转氨酶，血清总胆汁酸较高、低钾血症纠正不明显，治疗效果不佳，故转入我院。

入院查体：体温、呼吸及血压正常，脉搏波动于 120 ～ 130 次 / 分。

入院检查：①尿常规：尿胆原 1 ＋、酮体 2 ＋、蛋白 1 ＋；②肝功能：β - 羟丁酸 3.23 mmol/L；K^+ 3 mmol/L；③血气分析：二氧化碳分压 27.7 mmHg、剩余碱 — 6.8 mmol/L、标准碳酸氢根 18.9 mmol/L、阴离子间隙 22.5 mmol/L；④输血前八项：乙肝大三阳；⑤上腹部及产科 B 超未见明显异常。

入院诊断：妊娠剧吐并酮症酸中毒；妊娠合并代谢性酸中毒（代偿期）；妊娠合并乙型肝炎（大三阳）；妊娠合并低钾血症；孕 2 产 0、15^{+3} 周妊娠。

入院后积极给予补液、营养、纠正电解质紊乱对症治疗，同时给予甲氧氯普胺 10 mg，每天 2 次肌内注射止吐，维生素 B_1 100 mg，每天 1 次肌内注射预防 Wernicke 脑病，治疗 3 天后患者精神症状好转，可少量进食、离子及内环境正常，但仍有恶心、呕吐，联系中医科，加用针灸治疗，治疗 6 天时患者自觉恶心、呕

吐较前缓解不明显，要求终止妊娠，建议加用异丙嗪或昂丹司琼止吐，其在详细
了解风险后同意使用，故在入院第 6 天加用昂丹司琼止吐，共 3 天，患者症状明
显缓解，与入院 11 天复查各项指标正常后出院。

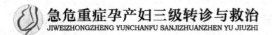 诊疗体会

　　妊娠剧吐是一种排除性诊断，是指严重的不能缓解的恶心、呕吐，可导致体
重减轻、脱水、酮症、胃酸丢失的碱中毒及低钾血症。典型表现为妊娠 5 ～ 10 周
起病，持续性呕吐、体重减轻超过 5%、尿酮阳性，电解质异常（低钾血症）及
脱水（尿比重增加）。其病因复查，与多种因素有关。对于体温持续高于 38 ℃、
卧床休息时心率＞120 次 / 分、持续黄疸或蛋白尿、出现多发性神经炎及神经体征、
有颅内或眼底出血经治疗不好转、出现 Wernicke 脑病的患者，建议终止妊娠。

　　本例患者间断恶心、呕吐 2 个月，虽有乙肝大三阳，但经传染科会诊后排出
肝炎所致消化系统正常，辗转 2 家医院、3 次住院治疗效果不佳、持续性低钾血
症转入我院，转入我院时患者精神状态不佳，心率达 120 次 / 分且伴有酮症酸中毒，
虽有代谢性酸中毒但在代偿期，故在严密监测患者生命体征同时给予积极补液、
营养治疗，在治疗 3 天时代谢性酸中毒、低钾血症及酮症均已纠正。指南中推荐
的止吐药有多种，其中维生素 B_6– 多西拉敏为妊娠早期首选止吐药，但我国目前
无此药，我国临床常用药物有维生素 B_6 及甲氧氯普胺，必要时需可加用三氟拉嗪、
异丙嗪、甲泼尼龙或昂丹司琼等药物，但这些药物的安全性尚未确定，尤其是在
妊娠 10 周内加用类固醇类药物会增加胎儿唇裂的风险。除止吐治疗外，补液及
纠正电解质紊乱也同样重要，考虑患者转入我院时各项检查结果异常与外院治疗
不充分可能存在关系。

　　妊娠剧吐患者应每天静脉滴注葡萄糖液、葡萄糖生理盐水、平衡盐共
3 000 mL 左右，其中加入维生素 B_6 10 mg、维生素 C 2 ～ 3 g，维持尿量 1 000 mL/d。
加用胰岛素（4 ～ 5 g 糖 : 1 U 胰岛素）可促进葡萄糖吸收。可能大多数临床医师
按经验补液，忽略了计算补液量、能量及离子补充具体剂量，导致能量不够、机
体仍处于负代谢及低钾血症纠正效果不佳。第一，补液量应根据脱水程度给予。
①轻度脱水：补液量为 30 mL/（kg·d）；②中度脱水：补液量为 60 mL/（kg·d）；

③重度脱水：补液量为 80 mL/（kg·d）；④失水纠正良好者，24 小时尿量不少于 600 mL，尿比重不低于 1.018。第二，补充能量（营养不良者），每日患者所需基础能量一般在 1 500～1 800 kcal，根据"生理卡价"（1 g 碳水化合物产生能量 4.0 kcal、1 g 脂肪产生能量 9.0 kcal、1 g 蛋白质 4.0 kcal）计算补液中能量（如 5% 葡萄糖液 500 mL 相当于 25 g 碳水化合物产生 100 kcal 热量、30% 脂肪乳 250 mL 相当于 75 g 脂肪产生 675 kcal 热量、5% 氨基酸液 250 mL 相当于 12.5 g 蛋白质产生 50 kcal 热量）。第三，纠正电解质紊乱，补钠量（mmol/L）＝体重（kg）×0.6×（140 －测定血钠浓度 mmol/L）（按 17 mmol/L 钠＝1 g 钠盐，当天补一半加当日需要量 4.5 g）；补钾量（mmol/L）＝体重（kg）×0.4×（正常血清钾－测定血清钾）（1 g 氯化钾含钾 13.4 mmol）。第四，纠正代谢性酸中毒。

除了上述治疗外，加用中医穴位按压及针灸也能缓解部分患者症状，必要时可请心理科会诊，行心理支持治疗。妊娠期恶心、呕吐是自限性疾病，通常在妊娠 20 周缓解，对于妊娠剧吐患者应积极治疗，一方面减轻机体负代谢、酸中毒对胚胎的影响；另一方面尽量避免妊娠剧吐发生各种并发症导致的不得不终止妊娠。

第四十节　妊娠合并子宫颈癌

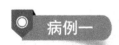
病例一

女性患者 43 岁，离异，以"停经 19 周引产失败，间断发热 17 天"之主诉由基层医院转入。

平素月经规律，近 5 年偶有同房后出血。末次月经 2020-01-15，未按时产检，入院前 17 天因喉部瘙痒不适，伴发热，最高体温 39.1 ℃，伴不规律腹痛及阴道少量流血，于当地医院予保胎、降温治疗，4 天好转出院；入院前 1 周再次再次出现上述症状，最高体温 38 ℃，再次于当地医院行保胎、降温治疗后出院，入院前 4 天出现阴道少量流液，转入当地上级医院，B 超提示胎盘下缘覆盖宫颈内口，

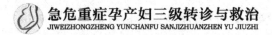

考虑"难免流产"，给予米非司酮及米索前列醇引产，口服米索前列醇后出院规律宫缩，未引出胎儿，且伴体温升高，最高 38.2 ℃，故转入我院。

近期体重无明显下降。既往体健，20 年前顺产一女活婴，19 年前自述因"宫颈糜烂"行宫颈 LEEP 术（具体不详）。

专科查体：①消毒内诊：宫颈管未消失，质硬，居中，宫口未开。②妇科检查：外阴发育正常，阴毛呈女性分布；阴道通畅，见少量脓性分泌物，有异味；宫颈表面欠光滑，有异常赘生物，质硬、糟脆、出血（－），左侧及宫颈穹窿处变浅、融合；宫底位于脐下一指，压痛（－）；双侧附件区未见明显异常。③三合诊：左侧主韧带缩短达盆壁。

入院后相关检查：①血常规：白细胞计数 9.12×10^9/L、中性粒细胞百分比 0.81、血红蛋白 83 g/L、血小板计数 237×10^9/L；② C 反应蛋白：62.14 mg/L；③降钙素原 1.38 ng/mL ④肝肾功能：总蛋白 50.8 g/L；清蛋白 22.6 g/L；K^+3.3 mmol/L；Ca^{2+}2.04 mmol/L；SCC 1.5 ng/mL；CA125 41.1 U/mL；⑤ B 超：胎死宫内，羊水浑浊。胎盘位于宫底及前壁。

入院诊断：宫颈恶性肿瘤待排；孕 2 产 1、19 周妊娠引产失败；绒毛膜羊膜炎；贫血（中度）；低蛋白血症。

入院后高度怀疑宫颈恶性肿瘤，患者宫缩较入院时明显减弱，暂未继续阴道引产，遂行阴道镜检查及宫颈活检，并于醋酸染色明显变白、增厚及碘涂色不着色处取活检，联系病理科尽快出结果。入院第 3 天行剖宫取胎术，术中见子宫大小如妊娠 17 周，表面光滑，质软、活动度可，宫颈均匀性增大、呈桶状，直径约 5 cm、质硬，左侧主韧带明显增厚，达左侧盆壁。病理结果回报提示宫颈梭形细胞恶性肿瘤，结合免疫组化考虑分化差的癌，倾向梭形细胞癌。术后给予抗炎、纠正低蛋白血症及纠正贫血治疗，术后 7 天出院。出院后 2 周继续于妇科就诊，完善相关检查，行化疗。

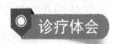 诊疗体会

妊娠合并子宫颈癌是指妊娠期和产后 6 个月内诊断的子宫颈癌。妊娠期子宫颈癌的发生较为少见，文献报道，子宫颈癌合并妊娠的发病率为 1/12 000 ～ 1/10 000。

妊娠期应对未规范参加子宫颈癌筛查，尤其从来没有接受过筛查的女性进行筛查，或对恰到需要再次进行子宫颈癌筛查的女性进行筛查，宫颈癌筛查一般应在妊娠前检查或第一次产前检查时应进行。筛查方法同非妊娠期，主要采用以宫颈细胞学为主的筛查方法，在整个妊娠期行细胞学检查不会对母儿构成威胁；对于临床症状和体征不能除外子宫颈癌者，应直接转诊阴道镜或直接活检，根据病理学结果确诊。需注意的是妊娠期间确诊的高级别鳞状上皮内病变（HSIL）对于妊娠及母儿结局并不构成威胁，可随诊。

本病例并非疑难病例，但于2家基层医院就诊均未发现宫颈异常，且在给予患者引产时并未检查宫颈，这是有悖于诊疗常规，此类患者并非我院接诊的第一例由外院转入的宫颈病变强行经阴道引产的，在追问治疗过程中均存在对孕妇常规妇科检查的忽略。对于产前出血患者，需要产科因素（前置胎盘、胎盘早剥、帆状胎盘前置血管、子宫瘢痕破裂等）及非产科因素（生殖道感染、生殖道损伤、生殖道肿瘤、宫颈息肉等）。常规接诊产前出血患者时，首先需完善病史采集，既往是否有阴道、宫颈病变、之前产检中B超有何异常提示，并完善相关检查，在经得患者同意后可行妇科检查明确阴道出血源于宫腔、宫颈还是阴道，甚至临床上有部分患者出血来源于尿道或肛门（患者并不能判断血来自哪，且因其重点均在妊娠，多数人表述为阴道出血）。对于引产患者，妇科检查也相当重要，对于宫颈病变未及时发现，强行经阴道引产，发生宫颈性难产子宫破裂或宫颈裂伤大出血风险极高。

妊娠合并宫颈病变检查遵循三阶梯原则。对高危型HPV阴性的ASC-US孕妇，建议分娩后6周进行细胞学和HPV联合复查、高危型HPV阳性的ASC-US孕妇和低级别鳞状上皮内病变（LSIL）孕妇（无论是否感染HPV）可以行阴道镜检查，也可以推迟至分娩后6周再行阴道镜检查；对所有细胞学为ASC-H、HSIL、AGC和AIS的孕妇行阴道镜检查，必要时对可疑部位活检。妊娠期细胞学和阴道镜检查均提示低度病变者一般无须活检；但如果镜下低度病变范围较大者需活检。妊娠期阴道镜怀疑高度病变者于病变最明显处行定位多点活检。另外，建议对宫颈病变持续存在，可能导致不良妊娠结局的（如反复大量出血、感染的宫颈赘生物）、存在病变持续或进展高危因素（如吸烟、免疫抑制）的孕妇进行宫

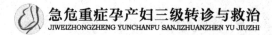

颈活检。对阴道镜下未发现异常且高危型 HPV 阴性的 ASC-H 或 AGC 孕妇，推荐间隔不超过 12 周复查细胞学和阴道镜，不推荐随机活检。病理确诊为 LSIL（CINI、P16 阴性的 CIN Ⅱ）及局灶 HSIL 的孕妇，可分娩后 6 周复查细胞学及 HPV；病理诊断为 HSIL（CIN Ⅲ、P16 阳性、CIN Ⅱ）的患者妊娠期行细胞学和阴道镜密切随访以排除进展为宫颈浸润癌的可能，随访间隔 12～24 周，直至分娩后 6～8 周再行宫颈全面评估（细胞学、HPV 及阴道镜）；妊娠期随访中，如果细胞学和 / 或阴道镜怀疑病变进展时，需对可疑部位再次活检。再次活检病理提示 HSIL 或降级者，继续密切随访；病变进展者，结合孕周、肿瘤分期、患者意愿等决定治疗方案。妊娠期宫颈病变的主要管理原则是在除外宫颈浸润癌的前提下进行随访。

本患者特点：孕妇妊娠 19 周、死胎、感染、不保留胎儿。对于无保留胎儿意愿的患者，其治疗方式与非妊娠宫颈癌患者相同。尤其对于晚期肿瘤患者，也更提倡结束妊娠，尽早行标准化治疗。本病例引产方式：阴道引产，宫颈条件不成熟，引产失败；大出血、肿瘤扩散（有研究阴道分娩是肿瘤复发的独立危险因素）；剖宫产取胎，同时行宫颈癌根治术术中出血多、术后腔内放疗受限，若在放疗前先行剖宫取胎，无须放射野的再定位，出血、弥散性血管内凝血等产科并发症更少，患者的心理压力也较轻，但可能造成术后粘连，增加了放疗的毒性，合并伤口感染时可导致后续治疗的延误。死胎、绒毛膜羊膜炎，先放化疗，死胎时间长全身凝血功能异常、出血、弥散性血管内凝血、全身感染、脓毒血症。经过产科医师及妇科医师讨论后给予患者的治疗方式为剖宫取胎术，术后因考虑患者存在恶病质，给予抗炎、纠正贫血、输清蛋白等治疗，术后切口甲级愈合后转妇科进一步治疗。

目前对于妊娠合并子宫恶性肿瘤有专家共识对不同期别的宫颈恶性肿瘤的建议治疗方案，但仍需结合患者本身情况。宫颈恶性肿瘤是可以早期发现并治疗，早期宫颈恶性肿瘤是可以达到临床治愈。加强健康教育，重视妊娠前宫颈病变筛查避免妊娠期发生宫颈恶性病变，对于产科医师在首次接诊患者时应仔细询问病史，尤其有产前出血时，避免将宫颈病变当流产、早产持续保胎治疗，耽误患者救治，延误病情。

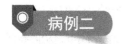

患者何某，女，37岁，以"停经27⁺⁵周，发现宫颈病变24天"主诉入院。

现病史：平素月经规律，末次月经2020-07-05，停经40天自测尿妊娠试验阳性，妊娠4月余自觉胎动伴腹隆，妊娠期未按时产检，具体检查不详。24天前出现阴道少量出血，色淡红，自诉于当地医院行四维B超提示宫颈占位病变，行宫颈HPV检查阳性（未见单、具体不详），建议转上级医院进一步诊治，20天前于西安某医院住院，行B超提示宫颈占位性病变，13天前宫颈活检病理提示宫颈鳞状细胞癌，未行特殊治疗，今为求进一步治疗就诊于我院，门诊以"孕4产2、27⁺⁵周妊娠；宫颈恶性肿瘤；瘢痕子宫"收入院。

查体：体温36.2℃、脉搏98次/分、呼吸20次/分、血压100/57 mmHg。

专科检查：宫高27 cm，腹围96 cm。妇科检查：外阴发育正常，阴道畅，可见少量黄白色分泌物，有异味儿，宫颈呈桶状中增大，后唇可见一赘生物大小约3 cm×4 cm，触之无出血。三合诊：两侧主韧带未见明显异常。

辅助检查：①B超（2020-12-24，外院）：宫颈实性占位性病变，宫颈2.3 cm×3.6 cm稍低回声，边界欠清楚，内回声不均匀，其内回声不均，其内及周边可见点状血流信号。②盆腔MRI（2020-12-28，外院）：子宫体积增大，子宫腔内见胎儿影，阴道口开放，阴道上方可见团片状短T2信号，下方可见团片状稍长T2混杂信号，宫颈可见团片状稍长T1、STIR稍高信号，大小约2.4 cm×1.2 cm，形态不规则，呈分叶状，双侧卵巢形态正常，T2WI陈高信号，膀胱壁光滑，均匀，子宫、直肠窝未见异常信号影、盆壁结构正常，盆腔内未见重大淋巴结。考虑宫颈癌。③宫颈活检病理（2020-12-30，外院）：宫颈鳞状细胞癌。④肿瘤标记物（2021-01-04，外院）：SSC 0.68 ng/mL，AFP 209 ng/mL，CYFRA2 5907 mIU/mL。⑤头颅及肺部CT（2021-01-06 西安某医院）：头颅CT未见明显异常。左上肺叶见斑片状高密度影，边界模糊，考虑炎症，余肺野清晰。⑥血常规（2021-01-13，本院）：白细胞计数6.96×10⁹/L、中性粒细胞百分比0.68、血红蛋白94 g/L、血小板计数100×10⁹/L。

初步诊断：孕4产2、27⁺⁵周妊娠；宫颈恶性肿瘤；瘢痕子宫；贫血（中度）。

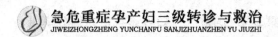
诊疗经过：妊娠 28 周，妊娠合并宫颈癌的治疗需综合考虑病理类型、临床分期、孕周、胎儿宫内生长发育情况、孕妇保胎意愿、是否保留生育功能等多方面因素，必要时多学科协作制定个体化治疗策略，妊娠合并宫颈癌具有特殊性，需同时兼顾疾病诊治、孕妇和胎儿耐受能力、医学伦理方面等问题，目前该患者宫颈癌已诊断明确。

妇科、肿瘤科、介入放射科、放疗科行多科会诊治疗方案：①妊娠合并肿瘤妊娠期盆腔血流丰富，孕妇处于低免疫状态，疾病有加速进展可能，确诊后应立即终止妊娠；②为避免肿瘤进展，可先行新辅助化疗，缩小肿瘤体积，降低手术分期，预防肿瘤的远处转移，增加手术的可行性，但对妊娠期宫颈癌，能否通过新辅助化疗防止肿瘤扩散，尚无询证证据，目前妊娠合并宫颈肿瘤，预后差，因妊娠可改变宫颈的肉眼观及细胞学表现，建议终止妊娠后，后续治疗肿瘤，向家属及孕妇充分说明疾病进展、治疗经过及预后情况，家属及孕妇经商议后要求终止妊娠，放弃胎儿。孕妇不考虑胎儿，终止妊娠并治疗宫颈癌，治疗原则与非妊娠期相同，暂不考虑新辅助化疗方案，行剖宫取胎结束妊娠。术后 5 天，病情平稳，妇科会诊后方案：可先行介入化栓术，2 周后行宫颈癌根治术；如果要保留生育功能，可考虑诱导化疗后同步放化疗。

诊疗体会

（一）评估

对子宫颈癌恶性程度的评估当组织病理学诊断为子宫颈癌时，应对子宫颈癌的恶性程度进行评估：①组织学类型：通常妊娠期取子宫颈活检组织少，病理科应尽可能明确报告组织学类型。②临床分期：根据妇科检查，进行 FIGO（2009）分期。③影像学检查（MRI）：MRI 可有助于评估肿瘤大小，间质浸润、阴道及宫旁受侵程度，以及淋巴结转移情况，美国放射学会提出，到目前为止并未发现在妊娠期任何时间 MRI 暴露会对胎儿的发育产生影响。④肿瘤标志物，即鳞状细胞癌抗体（SCC）检测等。

对妊娠情况的评估：①确诊子宫颈癌时的妊娠周数：妊娠早期（< 13 周）、妊娠中期（14 ～ 27^{+6} 周）和妊娠晚期（> 28 周）。②评估胎儿情况：主要是对中、晚明妊娠者全面评估胎儿的情况。当决定保留胎儿时，应对胎儿生长发育情况做全面评估。

（二）决定治疗方案时需要考虑的因素

因妊娠期合并子宫颈癌患者涉及多学科管理，对这类患者的管理治疗应在有条件和经验的医院进行。采取多学科管理模式，包括妇科肿瘤、产科、病理学、影像学医师共同管理，结合患者具体情况，综合子宫颈癌的恶性程度、妊娠周数及胎儿发育情况，采取个体化的管理方案。多学科医师在妊娠期间严密监测患者病情发展及产科情况，并随时沟通。患者及家属对妊娠的期望是非常重要的因素，在决定治疗方案前，应让患者及家属有充分的知情权，结合病情，选择是否保留胎儿。对选择保留胎儿者，在整个妊娠期间应随时告知患者及家属母儿情况，并取得知情同意。

（三）妊娠期合并子宫颈癌的处理原则

目前对妊娠各期子宫颈癌的治疗尚无成熟方案，根据目前的一些报道，可以参照以下原则：①不考虑继续妊娠，与非妊娠期的处理相同。②在妊娠期间，各期子宫颈癌均可根据患者及家属的意愿，终止妊娠并治疗子宫颈癌。妊娠 20 周前发现 I_{A2} 及以上的子宫颈癌，原则上建议进行终止妊娠手术及子宫颈癌常规手术。对需要保留生育功能的早期子宫颈癌患者，可以在终止妊娠后行保留生育功能的手术。对需要保留生育功能的早期子宫颈癌患者，可以在终止妊娠后行保留生育功能的手术。对选择继续妊娠保留胎儿，多采取个体化处理原则。2009 年和 2014 年国际妇科肿瘤学会（IGCS）及欧洲妇科肿瘤学会（ESGO）提出了关于保留胎儿的子宫颈癌治疗，对于 $I_{A2}\sim I_{B1}$、肿瘤直径大小 < 2 cm，淋巴结阴性，可进行单纯的子宫颈切除术或子宫颈锥切术，不推荐在妊娠期间进行根治性子宫颈切除术；对于更高级别的子宫颈癌，新辅助化疗（NACT）是唯一可以保留胎儿至成熟的方案。结合我国现状，由于缺乏足够的技术和经验，对妊娠期行腹腔镜下淋巴切除及子宫颈切除术取慎重态度。

根据我国现有经验，妊娠期子宫颈癌的管理应首先考虑孕妇的安全，同时考虑到胎儿的伦理。

（1）子宫颈癌 I_{A1} 期：期待治疗，在妊娠期间严密监测管理，包括重复细胞

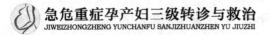

学、阴道镜检查，如未发现肿瘤进展，可以推迟到产后治疗，由于此种方法存在子宫颈癌进展的风险，需要患者及家属明确的知情同意。

（2）在妊娠 20 ～ 30 周 Ⅰ$_B$ 期以上的患者，可采用 NACT 2 ～ 3 个疗程后，促胎儿肺成熟。在妊娠中期进行 NACT，使患者得以完成妊娠，到产后再进行子宫颈癌的手术治疗或放化疗。妊娠期的 NACT 推荐以铂类为基础的化疗方案，报道较多的是顺铂（70 ～ 75 mg/m^2）＋紫杉醇（135 ～ 175 mg/m^2），每 3 周一次。目前采用的以铂类为主的化疗方案，未发现对新生儿造成损伤。

（3）妊娠 30 周以上发现的子宫颈癌患者，也可以进行 NACT，一般进行 1 个疗程。在化疗最后一个疗程到预计分娩时间，应有 3 周间隔，以避免化疗对母儿产生骨髓抑制（出血、感染及贫血）。欧洲肿瘤内科学会（ESMO）推荐，因妊娠 34 周后发生早产的可能性大，故不建议在妊娠 33 周后进行 NACT。

（四）妊娠合并子宫颈癌的分娩时机及方式

关于分娩时机，IGCS 和 ESGO 关于妊娠合并子宫颈癌 2009 年共识认为，分娩应推迟至妊娠 35 周以后，2014 年共识认为分娩推迟至足月妊娠（≥ 37 周），但如孕妇状况恶化或需要放疗，可以尽早终止妊娠。关于分娩方式，对妊娠期子宫颈癌患者建议进行剖宫产，术中应仔细检查胎盘是否存在转移。妊娠合并子宫颈癌患者在终止妊娠并治疗子宫颈癌后，均应按常规进行随访。

第四十一节　腹膜后血肿

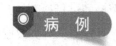

女性患者，34 岁，因"停经 32^{+6} 周，发现胎盘增厚，胆汁酸升高 1 天"于 2018-03-07 入院。

妊娠期未按时产检，唐氏综合征筛查、无创 DNA 及口服葡萄糖耐量试验试验均未查，入院前 1 天于当地医院产检，胆汁酸增高（13.9 μmol/L），B 超提示胎盘增厚（5.5 cm），考虑胎盘早剥不除外，故转来我院。

入院诊断：孕3产2、32^{+6}周妊娠、ROA/LSA、先兆早产；双胎（双绒双羊）；妊娠期肝内胆汁淤积症；胎盘增厚：胎盘早剥？瘢痕子宫。

入院查体：身高150 cm，体温36.9 ℃，脉搏76次/分，呼吸20次/分，血压103/61 mmHg；产科检查：宫高37 cm，腹围99 cm。产科B超、胎心监护未见明显异常。

入院第2天凌晨多次复查胎心监护示：无应激试验反应不满意，胎心基线平直，考虑胎儿窘迫，故急诊行剖宫产，娩出新生儿后转新生儿科进一步治疗，查子宫切口无延裂，子宫收缩欠佳，给予欣母沛250 μg、麦角新碱0.2 mg宫体注射，宫缩仍欠佳，遂行子宫捆绑术，术中出血约1 000 mL，输注悬浮红细胞2 U，积极联系介入科行子宫动脉栓塞术，期间血压100～120/70～80 mmHg，心率80～90次/分，介入手术过程顺利，准备撤管及检查阴道出血情况时发现血压进行性下降，心率100～110次/分，给予补液、多巴胺维持血压、静脉穿刺、输血等对症治疗，出现休克血压状态，查体：腹部较前膨隆，有压痛、反跳痛，子宫质硬、廓清，阴道出血不多，急查床旁B超提示腹水；患者生命体征不平稳，不宜继续介入造影查找出血原因，立即行剖腹探查术，术中发现腹膜后血肿，大小约10 cm×10 cm，联系普外科处理腹膜后血肿，放引流管，术后ICU治疗，术后3天患者病情平稳转回我科，术后10天因肺部感染转入呼吸科进一步治疗，治愈后出院。

◉ 诊疗体会

产后血肿包括外阴血肿、阴道血肿、阔韧带血肿及腹膜后血肿。外阴、阴道血肿多见，阔韧带和/或腹膜后血肿临床少见，且处理棘手，易合并失血性休克，如处理不当，可危及孕产妇生命。阔韧带和/或腹膜后血肿临床少见，大多数资料都是病例报道。国内外在报道腹膜后血肿的原因时差异较大，国内报道的成因多由医源性引起，如止血不彻底、术中操作暴力、试产时间长、切口延裂等；国外在分析此类患者时，检查结果较全面，大多数患者有结缔组织病、动静脉畸形等。综合分析常见的原因如下：①外伤或裂伤，阴道分娩导致阴部内动脉等血管撕裂，而缝合止血不彻底、不严密，可导致阴道壁血肿，由于血肿向上蔓延，可形成腹膜后血肿；②血管因素（动脉瘤，如脾、肾、主动脉、髂、卵巢、子宫、上腹部血管等）；③医源性因素，剖宫产术中止血不充分、手取胎盘、抗凝治疗等；④结缔组织病、感染等；⑤其他少见情况，如子痫前期、长时间试产等。

目前的治疗有剖腹探查、血管介入手术、保守治疗等。传统的观点认为腹膜后血肿为手术禁忌，因腹膜可对血肿形成自然的压迫，限制血肿的蔓延，且血肿为无菌区，可自身吸收。如手术打开后腹膜，可导致血肿无法控制，且增加感染机会。但本例患者生命体征不稳定，说明腹膜后血肿仍在增大，有血管持续出血，如不尽快开腹，会危及孕产妇生命，故在生命体征不平稳时应尽快开腹探查，可行子宫切除、子宫动脉结扎、髂内动脉结扎等，必要时请普外科台上会诊协助手术。现在随着血管介入手术的发展，技术逐渐提高，可行髂内动脉栓塞、子宫动脉栓塞、阴部内动脉等选择性栓塞，但是需注意对于结缔组织病患者，血管脆性较大，需考虑动脉穿刺造影的重大风险，慎重使用此治疗方法。对生命体征平稳的患者，可考虑保守治疗，加强抗感染、中药外敷等治疗，待血肿自然吸收。

对于此种少见病例，不应常规将其原因归于医源性，建议完善结缔组织病等相关检查，明确病因，根据病因、病情需要制定合适的诊疗计划。

第四十二节　妊娠合并急性胰腺炎

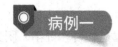
病例一

患者刘某，女，29岁，以"停经25⁺⁶周，左侧腹痛伴恶心、呕吐3天"之主诉入院。

育龄期妇女，已婚，孕2产1，1年7月前因"急性胰腺炎"行未足月剖宫产1次，现存一子，体健，平素月经规律，平素月经规律，周期34天，经期3天，量适中。末次月经2020-06-30，预产期2021-04-07，停经54天时B超提示早孕；妊娠5月余自觉胎动伴腹渐隆至今。妊娠中期无头痛、头晕、眼花、心悸及阴道流液史，无双下肢水肿。妊娠期于当地医院按时产检，唐氏综合征筛查提示低风险。四维彩超：胎儿三尖瓣少量反流，羊水偏少（最大深度 30 mm），口服葡萄糖耐量试验（－）。4 天前参加宴席后自觉左侧轻度腰痛，当时未重视，3 天前进食汤及馒头后感左侧腰痛加重，疼痛呈放射性，放射至肩背部，伴恶心、呕吐，当时就诊于当地医院，给予保守治疗，患者腰痛症状缓解不明显，建议转至我院进一步治疗。遂来我院，门诊以"孕 2 产 1、25^{+6} 周妊娠；急性胰腺炎；瘢痕子宫；贫血（轻度）"收入院。妊娠期饮食、夜休可，大小便正常。

入院体格检查：T 37.2℃，P 121 次 / 分，R20 次 / 分，BP 108/59 mmHg，血氧饱和度 94%。神志清，精神可，双肺呼吸音清，未闻及干、湿性啰音，心前区无隆起，心率 121 次 / 分，律齐，心音可，各瓣膜听诊区未闻及病理性杂音。腹部及背部未见皮疹及瘀斑，左侧腰腹部深压痛，无明显肌紧张，肝肾区无叩痛，墨菲征阴性。产科检查：宫高 22 cm，腹围 98 cm，未触及宫缩。

辅助检查：尿淀粉酶（2020-12-26，外院）6 505 U/L；血淀粉酶（2020-12-26，外院）28.71 U/L。肝功能（2020-12-26，外院）：脂肪酶 1 006 U/L、淀粉酶 251 U/L。尿常规（2020-12-26，外院）：尿酮体＋，尿蛋白 2 ＋。肝功能（2020-12-27，外院）：总胆固醇 23.25 U/L，甘油三酯 23.59 U/L，低密度脂蛋白胆固醇 7.32 mmol/L。血淀粉酶（2020-12-27，外院）186 U/L。尿淀粉酶（2020-12-27，外院）1 033 U/L。血常规（2020-12-27，外院）：血红蛋白 97 g/L。尿淀粉酶（2020-12-28，外院）1 012 U/L。

初步诊断：孕 2 产 1、25^{+6} 周妊娠；急性胰腺炎；高脂血症；瘢痕子宫；贫血（轻度）。

诊疗经过：患者病情危重，入院后开展多学科会诊。肝胆外科医师会诊，建议：给予抗感染、抑制胰酶等对症治疗；完善血气、肾功等生化指标，排除重症胰腺炎可能，目前无外科治疗指征。消化科医师会诊，建议：胃肠减压，禁食水；若家属及患者知情同意药物使用风险，可应用奥美拉唑抑制胰腺分泌，若患者转入 ICU，可行床旁血滤治疗，可对症支持治疗。重症医学科会诊后建议转入 ICU 进一步诊治。入 ICU 后给胃肠减压，禁食水；动态监测肝功能，血常规、血脂，腹部超声变化，给予抗感染、抑制胰酶、血浆置换等治疗。经过保守治疗病情平稳后出院。

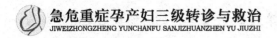

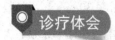诊疗体会

（一）病因

主要病因为高脂血症，其次是胆道疗病，多发生在妊娠晚期，对于重型妊娠合并急性胰腺炎使用血液净化治疗效果好，且未发现其对胎儿存在不良影响。适时终止妊娠有利于改善母儿预后，由于妊娠期受激素的影响，加上大量高脂、高糖饮食引起血脂及血液黏稠度升高，微循环障碍，从而导致高脂血症性胰腺炎的发生率有增加趋势，血清甘油三酯 > 26 mmol/L 是发生胰腺炎的高危因素，胆道疾病是普通胰腺炎的最常见的病因。妊娠期雌激素水平增高使胆汁中胆固醇的浓度增高，孕激素水平增高使胆囊排空时间延长，进而促进胆固醇沉淀形成结石，妊娠合并胰腺炎的患者几乎都同时伴有胆石症。

（二）诊断

恶心、呕吐、上腹疼痛是妊娠合并急性胰腺火的三大症状，但缺乏特异性，患者通常非常痛苦，并且有低热、心动过速；低血压也常见，妊娠期增大的子宫导致急性胰腺炎的腹痛可以很经微甚至不典型，易与妊娠期胃肠道反应相混淆；胰腺炎的炎性渗出激惹子宫导致子宫收缩，可误诊为胎盘早到、早产或临产等，从而容易造成误诊或漏诊。血、尿淀粉酶的测定是诊断胰腺炎的重要依据，但特异性差。90% 以上的急性胰腺炎血清淀粉酶增高，但它们的升高程度与疾病的严重程度不成比例，但血清淀粉酶正常时并不能排除急性胰腺炎可能，特别是高脂血症性胰腺炎患者，CT 检查对急性胰腺炎的严重程度、邻近器官是否受累和对预后的判断有帮助，可直接反映胰腺肿胀程度、有无坏死，脐周及腹膜后积液时可见胰腺肿大，有明显的密度减低区，以体尾部为多。

（三）治疗

妊娠合并急性胰腺炎的诊治强调"个体化"原则，按不同病因、疾病严重程度及妊娠不同时期施行不同的治疗方案，妊娠期的处理原则与非妊娠期相同。对于高脂血症急性胰腺炎可采用血浆置换迅速降低血脂水平，减少相关致死性并发症的风险。本例高脂血症性患者行血浆置换后血脂水平迅速显著降低，病情好转，血浆置换稳定内环境的作用，能在早期清除过多的细胞因子和类症介质，显著减少肠道细菌易位和内毒素血症，可能有利于减轻全身炎症反应，改善心，肺、胃等器官功能。因此，重症胰腺炎患者适时使用血浆置换治疗能改善患者的预后。胰腺炎产生的细胞因子和炎症介质可能影响胎儿的生长发育，严重者出现休克、弥散性血管内凝血和多器官功能衰竭可能导致胎儿宫内窘迫，甚至宫内死亡，终止妊娠有利于胰腺炎病情的缓解，孕妇分娩后血甘油三酯明显下降，对于妊娠晚期患者，经评估认为胎儿出生后存活的可能性大，即应果断终止妊娠，妊娠早、中期患者应加强对胎儿的监测，一旦发现胎儿死亡应及早采取措施排出死胎，对有下列情况应尽快终止妊娠：①明显的流产或早产征象；②胎儿窘迫或死胎；③已近临产期；④严重感染或多器官功能障碍综合征（MODS）终止妊娠应选择最快、对母体影响最小的方法，一般应选择剖宫产术，以保证母亲安全。

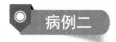

病例二

患者祝某，女，39岁，经产妇，以"停经35^{+3}周，左上腹痛12小时"主诉入院。

平素月经规律，末次月经2020-03-10，预产期2020-12-17，妊娠期经过基本顺利。1天前进食鸡蛋和肉类，今晨突感腹部疼痛，以左上腹为著，呈持续性，感明显恶心，呕吐数次，呕吐物为胃内容物。急诊就诊于当地医院，行腹部B超提示：胆囊炎、胆囊结石（多发）。查血脂：总胆固醇8.40 mmol/L，淀粉酶423.7 U/L，脂肪酸1506.87 U/L，钠132.9 mmol/L，钙1.97 mmol/L。凝血系列因血液乳糜化严重无法检测。上腹部CT提示：胰腺改变，符合胰腺炎，胰周多发钙化灶；肝大，肝左外叶囊肿。考虑病情较重，建议转至我院，急诊以"孕3产1、35^{+3}周妊娠、LOA；急性胰腺炎；结石性胆囊炎；胎儿窘迫？高脂血症"收住院。

既往患胆结石14年，未定期复查及治疗。分别于2年前、8月前因"高脂血症性胰腺炎"在当地给予保守治疗。

查体：T 38.0 ℃，P 111次/分，R 20次/分，BP 105/67 mmHg。心肺未见明显异常；腹膨隆，上腹部压痛阳性，反跳痛阳性，肝脾触诊不满意，肝区及双肾区无叩击痛。产科检查：宫高31 cm，腹围98 cm，胎方位LOA，先露头，半定。阴道检查：宫颈管消失50%，质软，居中，宫口未开，S－2，未破膜。入院胎心监护不满意。

入院诊断：孕 3 产 1、35^{+3} 周妊娠、LOA、待产；急性胰腺炎；结石性胆囊炎；胎儿窘迫？高脂血症。

入院后值班医师评估：结合外院相关检查，考虑妊娠合并急性胰腺炎，原因：①胆源性、高脂血症；②胎心监护：无应激试验不满意；依据以上情况建议尽快剖宫产终止妊娠。急诊请肝胆科会诊：急性胰腺炎诊断明确，因妊娠期用药受限较多，保守治疗疗效欠佳。综合评估孕妇和胎儿，胎儿情况不稳，可考虑急诊剖宫产术同时剖腹探查胰周引流术。术中请外科上台参与手术，探查胰腺情况；请新生儿科会诊，协助抢救新生儿。术后转至重症监护病房进一步治疗，同时告知患者及家属以上病情及相关风险，取得家属同意手术后准备手术。

术中情况：术中取下腹部纵行、绕脐切口，见腹腔内血水样乳糜样积液，量约 500 mL，子宫如妊娠 35 周，取膀胱腹膜反折上缘切开，以 LOA 助娩一女活婴，Apgar 评分 9 — 10 — 10 分，体重 2 380 g，羊水清亮，量约 500 mL；胎儿娩出后，常规给予缩宫素 10 U、麦角新碱 0.2 mg 宫体注射，子宫收缩欠佳，行子宫捆绑术，请肝胆外科主任台上会诊、参与手术：分离大网膜，暴露胰体胰尾部，清理胰腺周围坏死组织及积液，充分冲洗后，沿胰尾部及胰体各放橡胶引流管 1 根，皮下放置负压简易引流，手术顺利。

术后因病情危重转入重症医学科。入住 ICU 后给心电监护、持续吸氧、禁饮食、持续胃肠减压、呼吸机辅助通气、营养支持治疗。①抑酸治疗：奥美拉唑 40 mg，每 8 小时 1 次，微泵泵入；②抑酶治疗：生长抑素 3 mg，每 12 小时 1 次；③抗生素抗感染治疗：派拉西林他唑巴坦钠 4.5 g，每 8 小时 1 次；④血浆置换治疗：血浆置换 2 次。一次置换的液体 2 000 mL。胰头引流出引流液约 120 mL，胰尾 260 mL。ICU 住院治疗 4 天，胰腺炎症状逐渐缓解，胰酶、血脂指标下降，同时呼吸氧合好转，病情相对平稳，转回产科。

转入产科病房后继续给予抑酸、抑酶治疗 14 天后停药。抗感染治疗 16 天，复查感染指标正常停药。术后 11 天间断夹闭胃管，13 天停止胃肠减压，开始进流食逐步过渡到低脂饮食治疗；术后 10 天开始将引流管每天向外拔出 2 cm，术后 18 天彻底拔出腹腔引流管。术后 19 天痊愈出院。

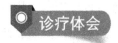 诊疗体会

（一）诊断疑难点

急性胰腺炎是妊娠期常见外科急腹症之一，多发生在妊娠期和产褥期，发生率 1/1 000～1/10 000。近年来有上升趋势。具有发病急，并发症多，治疗困难，病死率高的特点，严重威胁母儿健康。临床上最常见的为胆源性胰腺炎和高脂血症。

临床症状无特异性，与不合并妊娠的急性胰腺炎一样。主要表现：①持续上腹部疼痛：中上腹部疼痛较多见，可放射至腰背部；②恶心、呕吐和腹胀，有时也伴有发热、腹泻等；③严重时合并多器官功能损害：全身炎性反应综合征、急性肺损伤、肝衰竭或尿毒症等。由于妊娠期生理和解剖结构的改变，APIP 临床表现有时不典型，如妊娠中晚期子宫增大使炎性渗出物不能被大网膜包裹而流至下腹部引起的疼痛或腹泻可被误诊为急性阑尾炎或胃肠炎。可导致胎儿严重缺氧、死胎、胎儿生长受限、流产、早产等。妊娠晚期宫底升高，胰腺位置深，腹痛症状可不典型，可伴有恶心、呕吐等症状。重症患者出现休克等表现。血清脂肪酶或淀粉酶水平比正常上限值高出 3 倍以上；CT、MRI、腹部超声检查有胰腺炎性反应现象。

（二）急性胰腺炎治疗原则

妊娠合并急性胰腺炎的治疗与非 APIP 相似，要根据发病的病因、孕周以及对胎儿的影响、病情分期和严重程度采取个体化治疗原则；一般首选内科综合性保守治疗；对于重症胰腺炎，应争取 48～72 小时内尽快手术；加强胎儿宫内监护。

1. 内科基础治疗

禁食水，短期内胃肠管减压（减少胃液对胰腺分泌的刺激）；早期液体复苏、维持水、电解质平衡，重症胰腺炎尤为关键；营养支持；密切监测母体病情变化和宫内胎儿状况；抗生素选择：一般首选广谱、高效且易通过血胰屏障的抗生素，如广谱青霉素类、头孢类或碳青霉烯类抗生素；根据病情联合抗厌氧菌或抗真菌药物；生长抑素及其类似物（奥曲肽）为治疗急性胰腺炎的常用药物。

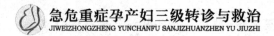

奥曲肽妊娠前 3 个月不能使用，育龄妇女采取避孕措施后可应用；生长抑素没有证据证明在妊娠期使用对人和动物无害，因此妊娠期、产后（产褥期）及哺乳期不应使用本品。质子泵抑制剂通过抑制胃酸分泌，进而抑制胰腺分泌，对胎儿无不良影响，妊娠中晚期的患者可酌情应用；进入乳汁，对婴儿的影响尚不可知，故在治疗产褥期哺乳的急性胰腺炎患者时，应尽可能避免使用。连续性血液净化治疗（连续肾脏替代治疗）可阻止 MODS（血液透析、血液滤过、血液灌流、血浆置换和免疫吸附等），可以清除体内有害代谢产物和炎性介质，利于器官功能恢复，是治疗高脂血症性乃至重症 APIP 的主要方法。

2. 产科处理

加强对孕妇和胎儿生命体征的监测；必要时终止妊娠，切忌因胎儿而延误抢救孕妇的最佳时机；以下情况可终止妊娠：明显流产或早产；胎儿出现宫内窘迫、窒息或死亡；现严重的感染或发展为多器官功能障碍综合征（MODS）；妊娠晚期，促胎肺成熟后胎儿能存活，可终止妊娠解除增大的子宫对胰腺的压迫，从而减轻胰腺炎症状。

（三）本次救治的成功经验

（1）多学科合作：消化内科、ICU、产科、新生儿科等多个学科紧密配合治疗。

（2）果断及时终止妊娠，保障了母儿安全。

（3）术中外科进行胰腺周围组织的分离，使胰腺充分暴露，利于冲洗、引流，加快了患者的康复时间。

（4）ICU 的连续性血液净化治疗，清除了体内有害代谢产物，利于器官功能的恢复。

第四十三节　妊娠合并恶性肿瘤

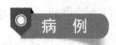
病　例

患者刘某，34 岁，孕 2 产 1，2008 年剖宫产一女活婴，以"停经 28^{+3} 周，恶心伴上腹胀 1 月，排便困难 3 天"主诉于 2019-04-18 转入我院。

平素月经规律，妊娠早中期 B 超未见异常。妊娠期未规律产检。1 月前出现上腹饱胀伴恶心，未重视。3 天前上述症状加重，伴大小便排解困难，大便隔日一次，排便费力，外院行 B 超提示子宫右侧及后方可见一巨大混合性肿块。

体格检查：T 37.8 ℃，P 125 次 / 分，R 25 次 / 分，BP 107/70 mmHg。上腹部无压痛、反跳痛，肝脾触诊不满意。产科检查：宫高 27 cm，腹围 97 cm，胎心率 142 次 / 分。内诊：阴道畅，分泌物不多，于后穹窿可触及囊实性巨大包块，触诊疼痛明显，宫颈被挤压至耻骨联合后，胎先露高浮，宫颈未消，宫口未开，未破膜。

辅助检查：B 超（2019-04-15，外院）：子宫右侧及后方可见一巨大混合性肿块，延伸至宫颈后方，厚约 0.5 cm，大小约 20.1 cm×14.4 cm×10.3 cm，边界清，形态不规则，内部回声不均匀，内可见不规则液性暗区及数个团块高回声区，大者约 8.1 cm×7.3 cm×6.2 cm，并可见分隔光带回声，左侧腹部肠管间可见不规则液性暗区，约 2.1 cm×1.4 cm。MRI（2019-4-22，本院）：子宫右后旁及盆腔内可见不规则团块，大小约 22 cm×10 cm×20 cm，考虑卵巢来源可能性大。肿瘤系列（2019-04-22，本院）：CA125 370 U/mL，CEA 9.58 ng/mL。2019-04-23 行剖腹探查术，术中见右侧卵巢增大约 18 cm×15 cm×9 cm，左侧附件触诊正常，遂行左侧附件切除术，送冷冻病理检查。

患者诉腹胀、恶心、呕吐，呕吐物为墨绿色液体，予补液营养治疗。术后 6 天，石蜡病理同上，目前诊断在卵巢黏液性癌 I_A 期，再次充分告知肿瘤风险及预后，拟胎儿成熟后择期行剖宫产＋卵巢肿瘤减灭术。术后反复出现腹胀、呕吐，呕吐物为绿色胃内容物，约 1 000 mL，伴发热，积极予补液纠正电解质紊乱，再次多学科会诊，予肠外营养治疗。术中已切除压迫肠管巨大卵巢肿瘤，但术后消化道症状并未消失，是合并其他系统疾病？完善胃镜及肠镜检查，进一步排除胃部及肠道肿瘤可能，患者卵巢肿瘤切除术后第 27 天，孕产妇突发体温升高，最高 39 ℃，积极探查发热原因，予降温、补液对症处理。第一次手术术后 29 天，妊娠 33^{+4} 周，体温控制不理想，促胎肺成熟后行剖宫产术，术中探查十二指肠悬韧带下 35 cm

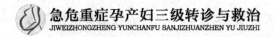
空肠可见局部增粗，外观光滑，包块大小约 5 cm×6 cm×4 cm，质硬，遂行剖宫产＋全子宫＋左侧附件＋部分肠管＋阑尾＋部分网膜切除术。术后予对症营养支持治疗。

出院诊断：小肠中分化腺癌；转移性卵巢癌；孕 2 产 2、33^{+4} 周妊娠、LOA、剖宫产。

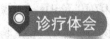 **诊疗体会**

妊娠期合并恶性肿瘤发病率为 0.07%～0.31%，主要是乳腺癌、子宫颈癌、霍奇金淋巴瘤、黑色素瘤及白血病。妊娠期卵巢肿瘤发生率 0.05%～2.4%，恶性肿瘤占妊娠期卵巢肿瘤的 1%～6%，其中 50% 为上皮性肿瘤，30% 为生殖细胞肿瘤。值得注意的是 10% 为转移性肿瘤，主要来源于胃肠道和乳腺。妊娠期消化道肿瘤发病率低，据报道妊娠期伴发胃癌者占所有妊娠期妇女的 0.025%～0.1%，伴发肠癌者占同期消化道肿瘤的发生率为 1/13 000。

该病例第一次术中已切除压迫肠管巨大卵巢肿瘤，但术后消化道症状并未消失，是合并其他系统疾病？妊娠期合并卵巢肿瘤时，出现消化道症状时，也应提高是否胃肠道肿瘤的意识，及时采用安全有效的辅助检查，明确诊断。同时建议多学科合作，消化科、普外科、妇科、营养科、新生儿科协助诊治，与患者及家属共同讨论后，给予个体化处理，利于母儿预后。

第四十四节　妊娠合并肺动脉高压

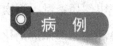 **病　例**

女性患者，39 岁，孕 5 产 2，入院时间 2019-03-04。宫内孕 35^{+5} 周，妊娠期监测提示肺动脉高压（重度）、先天性心脏病。

该患者既往剖宫产 2 次，2011 年因"先天性心脏病"剖宫产一男活婴；2016 年因"先天性心脏病、肺动脉高压收缩压 70 mmHg"剖宫产一活婴，出生后夭折（具体不详）。

妊娠期外院按时产检，2018-11-22 在当地行心脏超声示：先天性心脏病、房间隔、室间隔缺损，二尖瓣反流（中度），三尖瓣反流（中度），肺动脉收缩压 110 mmHg。后于我院复查心脏超声示：完全型心内膜垫缺损（A 型），二尖瓣前叶裂，肺动脉高压（重度），左室收缩功能正常低值，心包积液（少量）。2018-11-24 来我院复查心脏超声提示完全型心内膜垫缺损（A 型），二尖瓣前叶裂，肺动脉高压（重度），左室收缩功能正常低值，心包积液（少量），肺动脉收缩压 96 mmHg。建议终止妊娠，患者及家属拒绝接受医师建议，妊娠至今。现规律宫缩后急诊来院，阴道检查：宫口开全，先露头，胎方位：LOA，S＝＋2。急请心外科、麻醉科、B 超室、新生儿科会诊，在心外手术室，产钳助娩一活婴。产后转入心外科监护室治疗，2019-03-06 转回我科，2019-03-08 病情平稳后出院。

初步诊断：孕 5 产 2、35^{+5} 周妊娠、LOA、先兆早产；肺动脉高压（重度）；先天性心脏病：房间隔、室间隔缺损、完全型心内膜垫缺损；瘢痕子宫；胎膜早破；脐带异常（绕颈一周）。

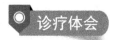

诊疗体会

妊娠合并肺动脉高压的产科处理。

（1）终止妊娠方式的选择：①病情稳定、耐受较好的孕妇尽量在胎儿发育较好的孕周终止妊娠，不能耐受者应随时终止妊娠；②终止方式采用剖宫产或剖宫取胎的方式更加安全，因为阴道分娩对产妇的刺激大、时间长，极易诱发血管神经性晕厥及循环衰竭。

（2）首选腰硬联合麻醉。

（3）产后：肺高压产妇死亡最多发于产后的 1 月之内，尤其是产后 3 天，这提示心肺急性代偿功能的降低，产妇应持续监测一段时间直至病情稳定，高危产妇至少实时监测生命体征至产后 3 天以上。

（4）产时、产后缩宫素的使用：缩宫素可以升高肺血管阻力，限制缩宫素在妊娠合并 PH 患者中的使用已得到认可。但具体限制缩宫素及替代方案不明确。

第四十五节　妊娠合并心脏病

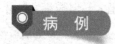

女性患者，33 岁，孕 2 产 1，末次月经 2020-01-18，入院时间 2020-06-27。宫内孕 22⁺⁶ 周，1 周前出现心功能Ⅳ级。

该患者为经产妇，2016 年足月顺产一男活婴，体健。此次妊娠外院产检，行颈项透明层厚度未见明显异常，唐氏综合征筛查及四维未做。10 天前出现双下肢中度水肿，休息后不能缓解。7 天前出现心慌、气短、干咳，不能平卧。1 天前因上述症状就诊于当地医院，测血压 163/102 mmHg，尿蛋白 1 ＋，心脏超声示：心动过缓，双房、左室大，肺动脉高压（轻度），左室收缩、舒张功能正常。二尖瓣、三尖瓣少量反流。B 超提示：右侧胸腔积液（中量），左侧胸腔积液（少量）。监测血压波动在 140～155/90～100 mmHg，予口服拉贝洛尔 50 mg，每 8 小时 1 次，降压治疗。急诊转入我院。

入院后积极完善相关检查，复查心电图示：窦性心律，Ⅰ度房室传导阻滞，高度房室传导阻滞。心脏超声示：双房、左室大，肺动脉高压（52 mmHg），左室舒张功能减低，左室收缩功能正常，三尖瓣中量反流，二尖瓣及主动脉瓣少量反流。脑钠肽 942 pg/mL。查体：BP144/72 mmHg，左肺底闻及湿性啰音，右肺呼吸音低，心率 69 次 / 分。请心内科会诊考虑为心律失常、二度Ⅰ型传导阻滞。同时联系 ICU、眼科会诊。

2020-06-28 急诊手术终止妊娠，术后转入 ICU 后行"右侧胸腔穿刺置管引流术"，过程顺利，同时予输清蛋白纠正低蛋白血症。2020-06-30 病情平稳后转入我科。2020-07-02 拔除右侧胸腔引流管。2020-07-03 复查心脏超声示：全心大，以左心为著，肺动脉高压（49 mmHg），左室收缩功能正常，二、三尖瓣中量反流，主动脉少量反流。2020-07-05 复查脑钠肽 313 pg/mL。而后产褥恢复良好，如期出院。

初步诊断：宫内孕 22^{+6} 周；心功能IV级；妊娠期高血压疾病：子痫前期重度；心律失常：二度Ⅰ型房室传导阻滞；肺动脉高压（轻度）；胸腔积液（双侧）。

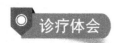 **诊疗体会**

（一）妊娠期心力衰竭的鉴别诊断要点

1. 妊娠期高血压综合征并发心力衰竭

心力衰竭是妊娠期高血压综合征的严重并发症，多发生于妊娠晚期或产后 24～48 小时，常有轻微活动后胸闷、气急、睡眠时感胸闷而觉醒等前驱症状，对于重度子痫前期患者，特别是水肿明显或体重短期内显著增加而水肿不明显者，尤其需注意心脏受损情况。且在心力衰竭发作前常有干呛咳表现，夜间尤为明显，常被误诊为上呼吸道感染而耽误最佳治疗时机。

2. 围生期心肌病

发生于妊娠晚期最后 1 个月至产后 5 个月，既往无心脏病病史，亦排除其他引起心力衰竭的原因，心脏超声证实左心室收缩功能正常，可表现心脏扩大。

3. 妊娠合并先天性心脏病

多有先天性心脏病病史或心功能衰竭病史。部分妊娠前无症状者，妊娠期可出现心脏扩大，心脏响应瓣膜区可闻及Ⅱ级或Ⅲ级以上粗糙的器质性杂音。

4. 风湿性心脏病

发病高峰 5～15 岁，发生溶血性链球菌感染后 2～3 周，伴发热，游走性关节痛，红细胞沉降加快，可有心脏增大，心包积液及心脏舒张中期杂音而无高血压。

（二）妊娠合并心脏病的产科处理

（1）多学科合作。

（2）心功能Ⅰ～Ⅱ级可阴道试产，心功能Ⅲ～Ⅳ级应及时剖宫产。

（3）第三产程禁用麦角新碱，可持续静脉滴注缩宫素。

（4）妊娠期发生心力衰竭，经控制后结合孕周决定能否继续妊娠，建议 37 周左右行剖宫产，如难以控制，在治疗心力衰竭的同时行剖宫产术。

第四十六节　瘢痕子宫严重粘连

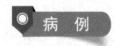

患者张某，女，36岁，已婚，因"停经36^{+1}周，不规律腹部发紧3天"于2020-11-07由外院转入。

平素月经规律，周期40天，经期2～3天，经早期超声核算末次月经2020-02-27，预产期2020-12-04，有早孕反应，妊娠早期曾阴道出血一次，未处理后好转，余无特殊。妊娠5月始自觉胎动，妊娠期外院产检。妊娠早期B超：右侧附件10.4 cm×0.8 cm×5.5 cm囊型包块，妊娠期动态监测，包块未见明显改变。颈项透明层厚度、甲状腺功能、无创DNA检查、四维及系统超声检查、胎儿心脏彩超均未见明显异常。未做OGTT检查。中晚期无特殊不适。今36^{+1}周妊娠，3天前无明显诱因出现腹部发紧，无阴道流液流血，就诊于外院，考虑病情复杂，遂转至我院，急诊以"孕4产2、36^{+1}周妊娠、LOA、先兆早产；瘢痕子宫（二次）；右侧附件区包块；母儿血型不合（ABO）？"收入院。妊娠期饮食、夜休可，大小便自解正常，妊娠期体重增长14 kg。

既往史：患者5年前发现"右附件囊肿"，4年前当地医院拟行手术治疗，考虑患者既往病史，手术难度大，未行手术，后患者未定期复查。2003年行剖宫产术，术后伤口感染，行二次缝合术；2007年行剖宫产＋粘连松解术。"酒精"过敏，伤口涂抹酒精后，可发生过敏性休克。

生育史：2-0-1-1，2003年足月自行家中分娩，宫口开全一天，未分娩，后到医院，行急诊剖宫产手术，娩出一死胎，术后腹部伤口感染，行清创及二次缝合术后愈合。2007年因"瘢痕子宫"足月剖宫产，术中见腹膜广泛粘连，解剖层次不清，分离粘连，见子宫前壁与腹膜、大网膜广泛粘连包裹，术中胎盘粘连，术中出血约1 500 mL，输悬浮红细胞2 U，双附件被大网膜、腹膜、粘连带包裹，术后伤口愈合可。

入院查体：T 37 ℃，P 80 次/分，R 20 次/分，BP 126/74 mmHg。心肺未见明显异常，腹隆，下腹壁可见长约 20 cm 横行手术瘢痕，右 1/3 处瘢痕挛缩明显，瘢痕处压痛阴性。产科检查：宫高 34 cm，腹围 104 cm，偶触及宫缩，胎方位 LOA，先露头，浮。内诊：宫颈管消失 50%，质软，居中，宫口未开，S－3，未破膜。

辅助检查：①胎心监护：无应激试验反应型。②外院新冠核酸阴性。

入院诊断：孕 4 产 2、36^{+1} 周妊娠、LOA、先兆早产；瘢痕子宫（二次）；右侧附件区包块；ABO 血型不合？

入院后请高年资 B 超医师会诊，了解膀胱位置，明确粘连情况，附件囊肿来源、性质等；请泌尿外科、普外科、妇科多学科会诊，选择手术切口，约术中冰冻病理检查。排除禁忌，于 2020-11-12 在硬腰联合麻醉下行剖宫产术＋粘连松解术＋双侧输尿管双 J 管植入术＋卵巢囊肿剥除术＋子宫整形术＋腹壁整形术。麻醉成功后，取膀胱截石位，在输尿管镜下行双侧输尿管双 J 管植入术，过程顺利，随后取仰卧位。取耻骨上原有横形瘢痕切开，剔除瘢痕组织，依次进腹，前鞘、腹直肌及腹膜致密粘连，界限不清，给予局部仔细分离，大量异生血管，渗血明显，估计失血量约 800 mL，进腹同时，给予输血，子宫前壁与壁腹膜、部分大网膜广泛粘连，再次钝性分解粘连，子宫体部前壁多点缝扎止血，暴露子宫原瘢痕切口，下推膀胱困难，取原切口上 1 cm，切开子宫，刺破羊膜囊，羊水清亮，以 LOA 助娩一女活婴，外观无畸形，Apgar 评分 10－10－10 分，体重 3 440 g，身长 49 cm。羊水清亮，量约 500 mL。常规给子缩宫素、麦角新碱宫体注射，子宫收缩好，胎盘、胎膜自剥完整，伤口无延裂，缝合子宫肌层。探查右侧附件：可见一 10 cm×5 cm×6 cm 大小囊肿，右侧输卵管增粗，伞端闭锁，取输卵管与囊肿分界处切开剥离暴露卵巢，考虑患者无生育要求，伞端闭锁，故行右侧输卵管部分切除＋卵巢囊肿剥除，恢复卵巢正常形态。检查无渗血，左侧附件因子宫底、侧部与大网膜及肠管粘连严重，暴露不清，无法探查，触诊大小形态正常。子宫后方放置腹腔引流管。清点敷料、器械无误，逐层关腹，腹壁放置皮下引流管。麻醉满意，尿管通畅。尿色清亮，生命体征平稳，手术顺利。术后予抗炎促宫缩支持治疗及伤口中药外敷促进伤口愈合、下肢理疗预防血栓等治疗。术中估计出血共约 1 500 mL，术中及术后给予输悬浮红细胞 4 U、血浆

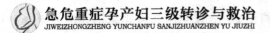

400 mL。患者术后恢复好，术后 2 天拔除尿管，患者排气，术后 3 天拔除腹腔引流管，患者排便，术后 4 天拔除皮下引流管，术后 7 天拔除输尿管双 J 管，病理回报：右侧卵巢浆液性囊腺瘤。术后 8 天满意出院，伤口愈合良好，无手术并发症。

出院诊断：孕 4 产 3、36⁺⁶ 周妊娠、LOA、早产、剖宫产；瘢痕子宫；右侧卵巢浆液性囊腺瘤；双肾积水；贫血（中度）；早产儿。

诊疗体会

该病例特点如下：①多次手术史：2003 年剖宫产一死胎，术后伤口感染，行再次清创缝合；2007 年因瘢痕子宫再次剖宫产，术中见腹膜广泛粘连，解剖层次不清，此次入院系第三次剖宫产，手术切口的选择？术中膀胱及输尿管损伤的风险。②该患者发现右侧附件区囊肿 5 年，此次剖宫产过程中如果粘连过重无法暴露附件区该如何处理？如果附件区囊肿为卵巢恶性肿瘤应如何做？术前：请高年资 B 超医师，评估粘连情况及附件囊肿来源、性质等；请普外科评估原瘢痕情况，进行本次手术切口选择；请泌尿外科评估术中膀胱损伤风险；请妇科评估附件囊肿性质，约术中冷冻病理检查。术中：请泌尿外科提前放置双侧输尿管双 J 管，降低术中输尿管损伤风险；留置腹腔引流管、切口皮下引流管关注腹腔出血及伤口愈合情况。术后：延迟拔除尿管，观察尿色，提前发现膀胱、输尿管损伤等；尽早下床，下肢气压治疗，预防肠梗阻、下肢静脉血栓等；伤口中药外敷、护理、换药，预防伤口感染、愈合不良等。

由此带来的思考如下：剖宫产是一种非自然、有创伤性的手术分娩方式，是处理难产及高危妊娠的医学手段，它是成熟的手术方式，但绝非简单的手术。围手术期的管理至关重要，现在面临三胎的开放，很多人甚至选择多次剖宫产，如果手术中尽可能恢复解剖结构，避免不必要的损伤，那么将给此后再进行手术的医师减少很多困难，给患者减少痛苦。

针对剖宫产手术而言，应该如何加强围手术期管理？

加速康复外科（ERAS）是指基于多学科协作及循证医学证据，围绕术前、术中及术后三大部分，通过制定或者改进一系列具体的围手术期管理措施，以实现减少手术应激反应、减轻术后疼痛、降低围手术期并发症发生风险、促进患者术后加速康复、改善患者生命质量的目标；另一方面，实施 ERAS 可缩短住院时间、降低医疗费用，给医患双方带来成本效益。目前 ERAS 理念在外科领域应用逐渐广泛，但在剖宫产围手术期的应用仍在起步阶段。

欧洲加速康复外科协会《剖宫产围术期护理指南》解读中提到围术期的管理如下：

术前：①肠道准备：建议剖宫产前不应使用口服或机械肠道制剂。②禁食：建议鼓励孕妇在手术前 2 小时可以饮用清澈的液体；手术前 6 小时可以吃一顿清淡的食物。③碳水化合物补充：建议非糖尿病妇女可在剖宫产前 2 小时口服碳水化合物补液。④合并症：a. 孕妇肥胖（体质量指数 > 40 kg/m^2）显著增加母婴并发症的风险。建议妊娠期体质量控制应采用最佳的妊娠期增重管理方法。b. 妊娠期高血压：建议在妊娠期间进行管理，因为孕妇慢性高血压会显著增加母婴发病率和剖宫产率。c. 妊娠期糖尿病：建议妊娠期及时有效地对孕妇糖尿病进行管理。d. 妊娠期贫血：建议查明贫血原因并纠正。e. 孕妇吸烟：建议在妊娠前或妊娠早期停止吸烟。⑤抗菌药物预防：建议静脉抗生素在剖宫产皮肤切口前 60 分钟内常规给药。⑥术前和术中麻醉管理：建议首选区域麻醉。

术中：①术中低温的预防：建议适当的患者温度监测以及应用加温装置，避免体温过低。②剖宫产手术技术/注意事项：建议剖宫产时钝性扩张子宫横切口，以减少出血；2 层缝合子宫切口以较低子宫破裂风险；对于皮下组织厚度为 2 cm 的女性，用羊肠线或 Vicryl 重新逼近缝合，以减少伤口并发症；在大多数情况下，皮肤闭合用表皮下缝合。③围手术期液体管理：建议保持足够的液体灌注。④恶心呕吐：是剖宫产过程中常见的症状，建议采用多模态方法处理恶心呕吐。

术后：①剖宫产后的假术后进食，嚼口香糖，如果计划延迟口服进食，则应予以考虑。②术后镇痛：建议剖宫产术后多模式镇痛，提高产妇的恢复能力。③围手术期营养护理：建议在剖宫产后 2 小时内有规律的饮食。④围手术期血糖控制：建议术后严格控制血糖。⑤预防血栓栓塞：建议剖宫产术中，预防使用弹力袜。肝素不应常规用于剖宫产后患者静脉血栓栓塞的预防。⑥剖宫产术后建议尽早动员。⑦剖宫产术后尿路引流：建议对于不需要进行严格排尿评估的妇女，如果术中放置导尿管，则应在剖宫产后立即取出。⑧出院咨询：建议使用标准化的书面出院指示，以便提供出院咨询。

术后粘连是困扰外科医师的术后并发症，妇科手术后盆腹腔粘连预防及诊断的专家共识（2020 年版）中提到：60% ～ 90% 的妇产科患者盆腹腔手术后发生不同程度的粘连，其可导致再次手术难度增加、手术时间延长、副损伤增加等诸多临床问题。粘连是组织损伤后修复的结果，与多种因素有关。缺血是诱发粘连最重要的病因，炎症反应是另一个诱因。粘连可导致不孕、粘连性肠梗阻、慢性腹痛 / 盆腔痛、增加再次手术难度、消化道不适、因粘连相关并发症再次入院治疗等不良结局。因此，预防术后粘连不仅可提高手术的成功率，同时，也可为患者解除病痛，改善生命质量，增加妊娠机会，减少医疗费用。

术中如何尽可能避免粘连？粘连的防治策略和原则是既不干扰腹膜的正常愈合过程，又不影响局部免疫功能。①坚持精细轻柔的手术操作。预防粘连的手术操作的基本原则：减少腹膜损伤、充分止血、防治感染。②始终执行微创手术理念：存在术后粘连特定风险时应考虑采用辅助的防粘连措施，如防粘连制剂。

第四十七节　双胎妊娠减胎

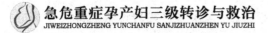

患者沈某，女，30 岁，以"停经24⁺⁴周，要求行减胎术"于 2020-11-15 收入院。

已婚，孕 1 产 0。平素月经规律，周期 28 天，经期 5 天，无痛经，末次月经 2020-05-24，自然受孕，预产期 2021-03-03，停经 30 余天自测尿妊娠试验(＋)，早孕反应不重。早期 B 超提示双胎妊娠（双绒双羊）。妊娠早期无感冒、发热等病史，无毒物及放射线等有害物质接触史，无宠物接触史。妊娠 4 月余自觉胎动，12 周行 B 超检查，测颈项透明层厚度（NF1）11.3 mm，颈项透明层厚度 (NF2)21.1 mm。后测 NF1 3.6 mm，NF2 3.7 mm。3 周前于我院行无创 DNA 检查示：21- 三体 4.88，提示高风险，2 周前我院行羊水穿刺，手术顺利。10 天前羊水穿刺结果回报：胎儿（右）染色体核型 47，XN，＋ 21，（左）染色体核型 46，XN。3 天前外院行系统 B 超提示：双胎儿左心室内可见两个点状强回声。患者要求减胎，遂收入院。

入院体格检查：体温 37.0 ℃，脉搏 88 次 / 分，呼吸 20 次 / 分，血压 114/69 mmHg，心肺未见明显异常，腹隆，双下肢无水肿。产科检查：宫底脐上 3 横指，未及宫缩，胎心 138 次 / 分、145 次 / 分。

辅助检查：白细胞计数 15.38×10^9/L，中性粒细胞百分比 0.122，血小板计数 119×10^9/L，红细胞计数 3.71×10^{12}/L，血红蛋白 124 g/L。

入院完善心电图、凝血等检查未见明显异常。新冠核酸、新冠抗体均阴性。B 超：宫腔内见两胎儿回声。胎儿 H1：胎心率 150 次 / 分，心律齐。双顶径 6.0 cm，位于右侧腹区。腹围 18.4 cm，股骨长 4.0 cm，胎动存在。胎儿 H2：胎心率 142 次 / 分，心律齐。双顶径 6.3 cm，位于左侧腹区。腹围 20.3 cm，股骨长 4.5 cm，胎动存在。宫内见一副胎盘，位于子宫后壁，厚 2.1 cm，绒毛膜板呈波浪样，内回声不均匀，光点稍粗大。羊水最大深度 6.2 cm，四象限深度约：右上 3.0 cm，右下 5.3 cm，左上 4.1 cm，左下 5.6 cm，暗区清晰。

患者双胎妊娠，一胎儿 21- 三体综合征，签署手术知情同意书后，于 2020-11-17 行经腹胎儿心内注射氯化钾减胎术。B 超常规行两胎儿及胎儿附属物未见明显异常，确定减灭染色体异常胎儿，位于右侧腹腔，常规消毒术野铺巾，待胎儿处于静息状态时，在腹部超声穿刺探头引导下，用 18 G 穿刺针刺入拟减灭胎儿心脏，回抽见血液，随即缓慢注射 10% 氯化钾 5 mL，B 超下见胎儿心脏搏动和胎动渐消失、停止，胎体张力消失；B 超观察 5 分钟未见胎心搏动恢复，减胎成功，拔针，压迫止血。B 超观察另一胎儿胎心搏动正常，脐血流、大脑中动脉正常，胎盘位置正常。术后观察 30 分钟，检查子宫无张力，无宫缩，胎心 142 次 / 分，阴道无异常分泌物。术后预防感染、抑制宫缩治疗。术后 2 天复查 B 超，再次确认被减胎儿死亡，保留胎儿宫内情况正常，复查凝血功能正常，出院继续妊娠，定期产检。于 2021-03-01 剖宫产分娩一活胎及减胎后的死胎，减胎成功。

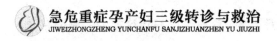 **诊疗体会**

随着生育政策调整，尤其是全面二孩、三孩政策开放，高龄孕妇增多，刺激卵巢药物及辅助生殖技术更广泛地应用，使多胎妊娠发生率和风险显著增加。而多胎妊娠母体的并发症较单胎妊娠增加 7 倍，包括妊娠剧吐、妊娠期糖尿病、高血压、贫血、出血、剖宫产、产后抑郁症等，且增加了胎儿和婴儿发病率和死亡率的风险。除此之外，多胎妊娠还产生显著的经济负担，导致了一系列的社会和家庭的负担。多胎妊娠减胎术则是减少多胎妊娠的补救措施，即在多胎妊娠早期或中期妊娠过程中减灭一个或多个胎儿，改善多胎妊娠结局，避免多胎妊娠分娩及发育异常胎儿出生。

那么减胎的适应证和禁忌证都有哪些呢？2016 年《多胎妊娠减胎术操作规范》中提到：

减胎的适应证：①自然妊娠及辅助生殖技术助孕妊娠三胎及三胎以上的患者必须减胎，根据患者情况，建议减至单胎或双胎，避免三胎或以上的妊娠分娩；双胎妊娠的应充分告知风险，建议减胎；②产前诊断多胎妊娠中有遗传病、染色体病或结构异常胎儿者必须实施减胎术；③早期妊娠诊断为多胎妊娠需要减胎，但如夫妇一方有染色体异常、先天畸形儿分娩史、孕妇高龄，可保留至妊娠中期，根据产前诊断结果再选择性减胎；④高龄孕妇、瘢痕子宫、子宫畸形、宫颈功能不全等，多胎妊娠建议减为单胎；⑤孕妇合并其他疾病，如高血压、糖尿病等，建议减为单胎。

禁忌证：①孕妇存在各器官系统特别是泌尿生殖系统的急性感染；②先兆流产者应慎行选择减胎时机。

该患者因双胎妊娠，一胎儿21- 三体，故有减胎指征。

减胎时机与减胎方式选择：要根据临床具体情况和患者具体要求综合决定。研究显示，减胎时间越早，对孕妇刺激越小、操作越容易、残留的坏死组织越少，因而越安全且妊娠结局越优。减胎方法的选择主要依据减胎时的妊娠周数及绒毛膜性。故妊娠早、中期（妊娠 6 ～ 14 周）超声检查发现为多胎妊娠时，应该进行绒毛膜性的判断。减胎可选择经阴道或经腹途径，在阴道 B 超引导下经阴道途径的减胎术多适用于 7 ～ 10 周的早期妊娠，也可应用于个别 11 ～ 12 周的多胎妊娠，其分辨率高、穿刺距离短、穿刺目标更准确、操作方便，且术后流产、感染及胎膜早破等发生率低。妊娠中期则多采用经腹壁途径。经腹部减胎术适用于妊娠中期非单绒毛膜双胎。通过腹部超声选择拟穿刺的妊娠囊及胎儿，待胎儿处于静息状态时，采用脐带穿刺所用的 20 ～ 22 G 穿刺针在穿刺探头引导下，沿穿刺引导线刺入胎儿心脏或近心脏的胸腔部位，回抽无液体或少许胎儿血后即可注入 10% 氯化钾 1.5 ～ 7.5 mL，B 超下见胎心搏动消失、胎动停止、胎体张力消失并下沉至妊娠囊底部，观察 5 ～ 10 分钟未见胎心搏动恢复，提示减胎成功，拔针。若见胎心恢复，及时用同法再次减胎。若妊娠 11 ～ 14 周的多胎妊娠因胎盘位置、胎方位等原因导致穿刺心脏困难时，胎儿头颅相对胎儿心脏是更容易定位的目标，并且氯化钾在颅内的吸收比别的组织快，可行经胎儿颅内药物注射。该患者妊娠中期，双绒双羊，B 超根据性别区分来确定拟减灭 21- 三体胎儿，行经腹胎儿心内注射氯化钾减胎术。

射频消融减胎术可用于妊娠 15 周以上的含单绒毛膜双胎的多胎妊娠。特别对于单绒毛膜多胎出现其中一胎严重结构异常、严重选择性生长受限、双胎反向灌注序列症Ⅰb 以上、双胎输血综合征Ⅲ期或Ⅳ期，由于单绒毛膜多胎血管吻合支的广泛存在，毒性物质可通过胎盘血管影响正常胎儿，故不适用传统氯化钾注射法，可采用射频消融减胎术。射频消融术是通过高频电流凝固 / 闭塞脐带血流而达到减灭胎儿的方法。

其他单绒毛膜双胎及可能存在吻合支的多胎妊娠不能通过药物注射减胎，主要通过脐带血流阻断技术来完成，方法有血管栓塞、单极电凝、脐带激光凝固术、胎儿镜下脐带血管结扎术、脐带血管双极电凝术和射频消融术等。其中，早期的血管栓塞、单极电凝术因成功率低、风险大已较少应用；胎儿镜下脐带激光凝固术是简单、直接的单通道方法，该技术的开展需要昂贵的设备来支持，并且手术成功率与脐带的粗细关系密切，孕周越大越不适合使用此方法，有脐带阻断不完全的局限性；胎儿镜下脐带结扎虽然可以引起立即的、完全的和永久的脐动静脉血流阻断，使任何大小的脐带结扎达到预期目的，但是引起胎膜早破的风险增加，而且对操作者的技术要求较高，可作为备选方法；双极电凝术中能量输出要适中，

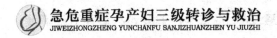

能量过大可能导致脐带穿孔，联合内镜降低手术时间的同时并发症也会相对增加，胎膜早破是其常见并发症。

因此，多胎妊娠减胎术要根据临床具体情况和患者具体要求进行个体化选择。

第四十八节　妊娠期高血压疾病合并胎盘早剥

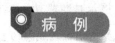

患者卢某，女，35岁，以"停经 34^{+2} 周，持续腹痛 6 小时，阴道流血 4 小时"主诉入院。

育龄期妇女，已婚，孕 4 产 1，16 年前顺产 1 子，现体健，既往人流 2 次。平素月经规律，末次月经 2020-05-14，预产期 2021-02-21，妊娠 4^+ 月始自觉胎动后伴腹渐隆至今；妊娠期未按时产检，口服葡萄糖耐量试验阳性，自诉四维、甲状腺功能等各项相关化验检查未见明显异常；近两月无头晕、眼花、胸闷、气喘等不适，无双下肢水肿，近期无同房及盆浴史。5 天前产检时血压140/100 mmHg，复测血压正常范围，未在意。6 小时前无明显诱因出现持续性腹痛，持续 1^+ 小时无缓解，就诊于西安某妇产医院，在该院急诊床旁 B 超提示胎死宫内，急查血常规示：白细胞计数 27.94×10^9/L、中性粒细胞百分比91.7%、血红蛋白124 g/L、血小板计数 133×10^9/L；凝血示：凝血酶原时间19.8秒、活化部分凝血活酶时间47.5秒、凝血酶时间42.1秒、纤维蛋白原定量1.0 g/L，$D-$ 二聚体 1.58 mg/L。完善检查过程中出现阴道流血，色鲜红，故阴道压迫 5 块纱布，考虑凝血功能障碍、死胎，病情危重，在该院医师护送下急转我院，急诊以"孕 4 产 1、34^{+2} 周妊娠；死胎；胎盘早剥；凝血功能障碍"收入院。转诊医师描述在外院及转诊过程中共计出现约 150 mL。

入院体格检查：T 36 ℃，P 100 次 / 分，R 20 次 / 分，BP 124/79 mmHg。产科检查：宫底剑突下 3 指，子宫张力高，未闻及胎心，内诊：取出阴道纱布 5 块，鲜红色出血约 400 mL。

辅助检查：①血常规（外院）示：白细胞计数 27.94×10⁹/L、中性粒细胞百分比 91.7、中性粒细胞绝对值 25.62×10⁹/L、淋巴细胞百分比 1.31、血红蛋白 124 g/L、血小板计数 133×10⁹/L；②凝血（外院）：凝血酶原时间 19.8 秒、活化部分凝血活酶时间 47.5 秒、凝血酶时间 42.1 秒、纤维蛋白原定量 1.0 g/L、*D*- 二聚体 1.58 mg/L。③ B 超（外院）：死胎。

初步诊断：凝血功能障碍；孕 4 产 1、34⁺² 周妊娠；死胎；胎盘早剥；妊娠高血压综合征待排；妊娠期糖尿病；子宫肌瘤。

诊疗经过：患者停经 34⁺² 周，死胎由外院急诊转入，来院后阴道出血约 400 mL，子宫张力高。根据病史、查体及辅助检查，考虑不除外胎盘早剥可能性，继续等待可能导致失血性休克、败血症、感染性休克，甚至切除子宫等风险，故拟急诊行剖宫取胎术，因"胎盘早剥"于在全麻下行剖宫取胎术＋子宫肌瘤剥除术，见子宫如妊娠 8⁺ 月大小，以 LOA 助娩出一死婴，胎儿娩出后胎盘随即涌出，并可见宫腔凝血，共约 500 g，探查子宫前壁浆膜下可见 5 cm×3 cm 肌瘤，剥离肌瘤，探查子宫后壁、侧壁及宫底部呈花衣状改变，双附件无异常，留置腹腔引流管，逐层关腹，关腹过程中渗血明显，皮下放置引流条，术中出血约 600 mL，术中输血浆 400 mL，术毕凝血回报：凝血酶原时间 19.6 秒、活化部分凝血活酶时间 56 秒，凝血酶时间 43.8 秒，纤维蛋白原定量 0.16 g/L，纤维蛋白降解产物 999.99 mg/L，*D*- 二聚体 80 mg/L。术后考虑病情危重转入重症医学科，给予纠正凝血，输血、抗炎促宫缩支持治疗，平稳后转回产科继续预防性抗感染、促宫缩治疗，口服药物纠正贫血。

术后诊断：凝血功能障碍；孕 4 产 2、34⁺² 周妊娠剖宫取胎；死胎；胎盘早剥；子宫胎盘卒中；产后出血；贫血（中度）；妊娠高血压综合征待排；妊娠期糖尿病；子宫肌瘤。

术后 7 天，患者一般情况可。查体：生命体征平稳，双乳不胀，腹平软，伤口敷料干燥，未见明显渗血。子宫收缩好，出院。

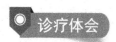
诊疗体会

妊娠高血压综合征简称妊高症，是妇女在妊娠期最为常见的特有疾病。妊高

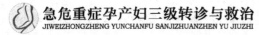
症会导致胎盘早剥，容易引起远端毛细血管坏死，甚至可能会破裂出血，导致胎盘和子宫壁分离。如果是重度妊高症，就会因为胎盘床血管破裂而造成胎盘早剥，一旦在出现胎盘早剥之后，可能会有急性缺氧的表现，甚至还可能会形成死亡。如果存在继发凝血功能障碍，还会有急性肾衰竭、失血性休克、又或者羊水栓塞，所以就需要积极纠正凝血功能障碍，减少并发症。其发病率高，国内报道可达43.3% ～ 60%，成为在产前检查中必须重点观察的疾病。妊高症持续发展对母婴危害很大，其中的严重危害之一就是诱发胎盘早剥，易造成早产、难产，并促进胎儿窒息发生率及新生儿疾病增加。胎盘早剥的发病原因尚不十分清楚，但其与胎盘早剥的关系已比较明确，被公认为胎盘早剥的最主要诱因。其作用机制是妊高症引起子宫底蜕膜层的小动脉发生动脉粥样硬化，毛细血管缺血坏死和破裂出血，血液流至底蜕膜层，使得胎盘易从子宫壁剥离而发生胎盘早剥。并不是所有妊高症都会诱发胎盘早剥，只有那些控制不良，持续发展的中重度妊高症患者才是胎盘早剥的高危对象。因此，若孕妇在妊娠中后期感到头痛、头昏、眼花及下肢水肿等表现，并在产前检查中发现血压增高，蛋白尿和浮肿等情况，就要及时作出妊高症的诊断，予以积极有效处理措施，控制妊高症，防范胎盘早到。轻度妊高症重在休息，饮食调理，保持休息及睡眠时的正确体位，即左侧卧位，大多数无须特殊药物治疗。中重度妊高症应住院治疗，在医师监护下规范治疗下减低严重并发症的发生率，即一方面严格防止子痫及其并发症，另一方面防范胎盘早剥和早产的发生，特别是临近妊娠晚期及临产时，务必有效控制妊高症的病情，同时警惕胎盘早剥的风险。一旦控制不良的妊高症患者出现以下情况时应及时虑及胎盘早剥的可能：①无明原因的胎心率异常变化，同时伴有临产先兆（阵发性宫缩性腹痛）；②子宫张力增高而胎心率减缓；③出现阴道持续少量流血或流出出血性羊水；④B超检查发现胎盘厚度增加。确诊后要果断采取措施尽快结束分娩，以降低胎盘早剥对母婴造成的更大危害。

该患者由基层医院转入我院后，迅速联系重症医学科，多学科合作，给予纠正凝血，输血、抗炎促宫缩支持治疗，平稳后转回产科继续预防性抗感染、促宫缩治疗，口服药物纠正贫血。

第四十九节　重度先兆子痫

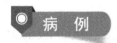 病 例

患者白某，女，39岁，以"停经30⁺⁶周，下肢及腹部水肿1周，头晕伴呕吐1天"主诉于2021-10-14入院。

妊娠期未按时产检，唐氏综合征筛查低风险，颈项透明层厚度、四维B超等未查，胎儿心脏B超、口服葡萄糖耐量试验未见明显异常，甲状腺功能示：TSH 4.168 μIU/mL，口服优甲乐至今。2周前于外院产检，测血压153/89 mmHg，尿蛋白3＋，建议口服拉贝洛尔并监测血压，出院后未正常监测血压。1周前出现双下肢及腹部颜面部水肿，于14日出现头晕，伴呕吐3次，测血压210/129 mmHg，予以硫酸镁冲击量＋维持量解痉治疗，酚妥拉明10 mg、硝苯地平30 mg降压治疗，地塞米松10 mg、地西泮5 mg口服。效果不佳故特来我院。入院测血压179/137 mmHg。既往无高血压、糖尿病及冠心病病史。

月经史：初次月经14岁，7天/30天，平素月经规律，量中等，无痛经。

生育史：2-0-4-2，2012年、2014年分别顺产一活婴，曾人工流产4次。

查体：宫高34 cm，腹围110 cm，胎心率142次/分，胎方位左枕前（LOA）。

入院诊断：重度先兆子痫；孕7产2、30⁺⁶周妊娠、LOA、待产；妊娠合并甲状腺功能减退。

入院后完善相关检查：①心型脂肪酸结合蛋白10.1 ng/mL、乳酸脱氢酶同工酶1 147.4 U/L、乳酸脱氢酶492 U/L，α-羟基丁酸脱氢酶405 U/L、肌酸激酶同工酶41 U/L、NT-proBNP 1 088.06 pg/mL。②B超：单胎，头位，胎头双顶径8.0 cm，头围29.6 cm，心率140次/分，腹围25.1 cm，股骨长5.8 cm，无脐绕颈，胎盘位于前壁，厚度2.4 cm，分级：Ⅰ级，羊水：羊水指数14.6 cm，脐血流参数：RI 0.57，S/D 2.25。大脑中动脉血流参数：RI 0.70，S/D 3.31。

结合患者病史、查体及辅助检查结果，子痫前期（重度）诊断明确，患者妊

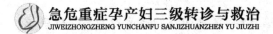
娠期最高血压达 210/129 mmHg，目前患者脑钠肽及乳酸脱氢酶同工酶异常升高，考虑心脏功能受损严重，且患者双下肢水肿明显，有头晕、呕吐等神经系统症状，遂于 2021-10-15 15：40 行剖宫产术，新生儿健康，体重 1 420 g，Apgar 评分 8 — 9 — 9 分。手术时产妇血压波动于 156/103 mmHg 左右。术中、术后指脉血氧饱和度低，转入 ICU 继续治疗。

转入 ICU 后急查：①血气分析：pH 7.379，PCO_2 31.5mmhg，PO_2 57.2 mmHg，SO_2 89.1%，SBE — 5.7 mmol/L，cGLU 9.0 mmol/L，cLac 1.2 mmol/L，K^+ 3.6 mmol/L，Na^+ 132 mmol/L。②肾功离子十项：尿素 5.65 mmol/L、肌酐 98 μmol/L。③凝血四项＋纤溶：纤维蛋白降解产物 8.4 mg/L、D- 二聚体 2.98 ng/L、血纤蛋白原 3.07 g/L。降钙素原 0.24 ng/mL、NT- proBNP 980.18 pg/L。④血常规五分类：白细胞计数 12.45×10^9/L、中性粒细胞百分比 0.948、血红蛋白 100 g/L、血小板计数 157×10^9/L。⑤尿常规：蛋白质 3 ＋，白细胞 42.9 /μL，细菌数 135 /μL。⑥ 24 小时尿蛋白定量：浓度 966.5 mg/L，总量 5 992.3 mg/24 h。⑦血脂六项：总胆固醇 5.05 mol/L、甘油三酯 4.17 mL/L。⑧床旁超声：双侧胸腔积液。

结合目前相关检查，考虑患者低氧血症可能是血压控制不佳、后负荷依赖的急性左心衰所致的，同时患者水肿明显，给予积极控制血压、利尿、降低心脏前后负荷、镇静、解痉、预防抽搐、无创呼吸机辅助呼吸、促宫缩、抗感染、脏器支持等对症治疗，患者呼吸氧合持续无改善，且伴有持续性发热，体温浮动于 38.5 ℃左右，伴有谵妄，行痰培养提示鲍曼不动杆菌细菌数：3 ＋。完善胸部 CT 平扫示：右肺中叶胸膜下微小结节，建议随诊复查；双肺下叶渗出性病变；双侧胸腔积液伴邻近肺组织受压膨胀不良。于 2021-10-17 给予气管插管呼吸机辅助呼吸，加强抗感染等治疗，2021-10-22 成功试脱机并拔除气管插管。拔管后继抗感染、监测控制血压、营养支持、肺部护理、脏器支持治疗。2021-10-24 再次复查：颅脑 CT 平扫未见明显异常；胸部＋腹部＋盆腔 CT 平扫示：双肺下叶渗出性病变较前好转，双侧胸腔积液伴临近肺组织受压膨胀不良较前好转，胸腹壁水肿较前好转，腹、盆腔积液升结肠壁水肿，肠腔扩张较前新发。查体双下肢水肿减轻。患者情况有所好转，遂转入产科继续治疗。

修正诊断：重度先兆子痫；肾病综合征；Ⅰ型呼吸衰竭；肺部感染；胎盘早

剥；孕 7 产 3、31 周妊娠、LOA、早产、经剖宫产；妊娠合并甲状腺功能减退（亚临床）；产褥期贫血（中度）；低蛋白血症；腹水、盆腔积液；低钾血症；单胎活产（早产儿）。

转入产科后患者仍持续低氧血症同时伴有发热，考虑与肺部感染及胸腔积液压迫肺组织所致肺不张有关，且肺部感染与气管插管及长期卧床有关，仍有咳嗽、咳痰、发热，口腔大面积溃疡面导致无法进食，一般情况差。我科积极组织全院多学科会诊，先后邀请呼吸科、内分泌科、消化内科、口腔科、麻醉科、肾内科、营养科等共同评估患者病情，探讨治疗方案。积极予以抗感染、雾化、协助排痰、营养支持、补钾、降压及改善心功能等治疗，患者病情逐渐好转，体温基本正常，血氧饱和度正常，咳嗽、咳痰症状明显缓解，感染指标较前好转，心肺功能逐渐恢复，脑钠肽、心肌酶及心肌损伤蛋白逐渐降低。

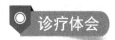 **诊疗体会**

（一）诊断疑难点

（1）患者血压控制不佳且伴有顽固性低氧血症，心脏负荷过重导致急性左心衰，用药效果改善缓慢。

（2）患者尿蛋白 3＋，高脂血症伴低蛋白血症，且伴有下肢水肿，怀疑肾病综合征，查体液免疫、自身抗体、ANCA 均正常，请肾内科会诊后建议口服金水宝及黄芪颗粒，但蛋白尿未见明显改善。

（二）治疗过程重点

高血压是妊娠过程中最常见的临床情况，是妇女妊娠期和围产期死亡的重要原因之一，占孕妇全死亡原因的 12.3%。其中先兆子痫的发生率约为 5%。先兆子痫可以使肝脏、肾脏、脑、心脏和肺等多器官受累，严重者（重度先兆子痫）会发生多器官功能衰竭。约 30% 的患者会出现胎盘功能不全、胎儿宫内发育迟缓甚至胎儿死亡。先兆子痫引发的并发症的治疗仅仅依靠产科是远远不够的，所以多学科合作显得尤为重要。

（三）该病最新进展

目前对于妊娠期高血压疾病的药物治疗，主要从解痉、降压、利尿等方面进行。

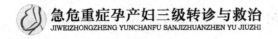
1. 解痉药物

妊高症的病理学特点就是全身小动脉的痉挛，因此解痉治疗是药物治疗 妊高症的首要原则也是基础治疗。硫酸镁作为解痉药物之一，它在妊高症中的治疗至今无法替代。硫酸镁联合硝苯地平控释片治疗比单纯口服硝苯地平控释片具有更好的降压 效果，而且可以明显减少产后出血、胎盘早剥、早产等各类不良事件的发生率。目前硫酸镁已经成为治疗妊高症的常用药，但是过度治疗可能会导致患者镁中毒，因此为了减轻或者避免镁中毒，临床上往往 在使用硫酸镁的基础上联合应用其他药物，这样不 仅提高了疗效，也大大降低了镁离子中毒可能。

2. 降压药物

血压增高是妊高症的重要临床表现之一，因此降压药物的应用也是药物治疗的重要方式之一。目前降压药物有钙离子通道阻滞剂、肾上腺素受体阻断剂、利尿剂、血管紧张素转换酶抑制剂和血管紧张素Ⅱ受体拮抗剂等。

（1）钙离子通道阻滞剂：钙离子通道阻滞剂可以阻断钙离子内流，松弛血管平滑肌，临床上最为常用的药物有硝苯地平、尼莫地平等，它们不仅有显著的降压效果，而且可以改善患者头痛、头晕及蛋白尿等症状。研究表示硝苯地平片联合硫酸镁治疗有效率高于单用硫酸镁治疗，且可以更好地降低患者血清中的同型半胱氨酸和C反应蛋白。除此之外，尼莫地平联合硫酸镁应用可以改善中重度妊娠期高血压孕妇的妊娠结局，降低血清、皮质醇的浓度，改善了血管内皮功能。

（2）肾上腺素受体阻断剂：拉贝洛尔是临床上最常用的肾上腺素受体阻断剂之一， 它属于阻断 α_1 受体和 β 受体的肾上腺素受体阻断剂，它可以扩张血管，降低心脏负荷和 耗氧量，增加心脏的射血分数，进而增加胎盘的血流量。研究认为拉贝洛尔联合硫 酸镁治疗妊高症可以更有效的降低血压及24小时尿蛋白量，改善妊娠结局，减少不良反应发生。

（3）利尿剂：因为利尿药物可以减少孕妇的血容量，使血液浓缩，加重胎儿缺氧症状，所以它们仅限于妊高症发生严重并发症时应用，如急性心功能衰竭、急性肺水肿等。

（4）血管紧张素转换酶抑制剂和血管紧张素Ⅱ受体拮抗剂：这类药物因为

可能会导致胎儿畸形、羊水过少、新生儿肾衰竭等情况，因此临床上对于处于妊娠期的妇女是禁用的，目前的临床报道也主要是针对妊娠后产妇发生的严重并发症时使用。

3. 其他药物

随着对中医药研究的深入，一些具有活血化瘀，行气通络作用的中成药也逐步加入到了妊高症的治疗。研究结果表明复方丹参注射液联合硫酸镁治疗可以更好地改善患者的肾脏功能及妊娠结局，降低患者血清中 ET-1 及 Hcy 水平。

第五十节　HELLP 综合征

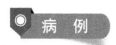 病　例

患者柯某，女，20 岁，以"停经 27^{+3} 周，头晕 5 天"主诉入院。

现病史：此次妊娠在哺乳期，末次月经不详。停经 6 月发现腹部膨隆，于当地医院行 B 超提示宫内孕，停经后无恶心、呕吐等早孕不适。妊娠 5 月始出现自觉胎动后伴腹渐隆至今。妊娠期未产检，5 天前出现头晕，3 天前出现双下肢水肿，无头痛，无眼花，无胸闷、气短，就诊于镇安某医院，考虑贫血重度（未见化验单），建议转入上级医院。1 天前就诊于我院血液科门诊，建议输悬浮红细胞 2 U，未遵医嘱。今日就诊于我院产科门诊，行血常规示：血红蛋白 33 g/L，血小板计数 69 × 10^9/L。考虑病情危重，门诊以"孕 3 产 2、27^{+3} 周妊娠；妊娠期高血压疾病？贫血（重度）；血小板减少症；HELLP？"收入院。

入院查体：体温 37.3 ℃，脉搏 100 次 / 分，呼吸 20 次 / 分，血压 143/97 mmHg。贫血貌，心脏听诊，心律齐，心率 100 次 / 分，未及宫缩，子宫张力不大，下腹可见长约 10 cm 陈旧性手术瘢痕，双下肢轻度水肿。产科检查：宫高 26 cm，腹围 94 cm，胎心率 145 次 / 分。

辅助检查：①B 超（2021-01-20，本院）：双顶径 7.2 cm，腹围 21.5 cm，股骨长 4.7 cm，羊水指数 7.5 cm，脐绕颈一周。②血常规（2021-01-21，本院）：

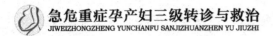
血红蛋白 33 g/L，血小板计数 69×10^9/L。③贫血六项（2021-01-22，本院）：叶酸 2.56 ng/mL，维生素 B_{12} 52 pg/mL，铁蛋白 162.5 ng/mL。

初步诊断：孕 3 产 2、27^{+3} 周妊娠；妊娠期高血压疾病：HELLF 综合征？贫血（重度）；血小板减少症；羊水偏少；脐带异常（绕颈一周）；瘢痕子宫。

诊疗经过：完善 24 小时动态血压监测，监测尿常规，完善 24 小时尿蛋白定量，患者血常规提示血小板减少，乳酸脱氢酶升高，血压临界值，HELLP 综合征不除外。复查 B 超：无明显羊水，评估短期内不能经阴道分娩，分娩过程中易出现胎儿缺氧、窘迫，死胎、死产可能性，病情告知患者及家属，其表示理解，拒绝试产，要求手术终止妊娠，要求抢救新生儿，同时请新生儿产前会诊，评估新生儿预后及花费，另患者血压高，血小板少，HELLP 综合征诊断明确，因"羊水过少；胎儿窘迫；瘢痕子宫"在全麻下行子宫下段剖宫产术＋粘连松解术＋子宫捆绑术，见子宫如孕 7 月大小，子宫苍白，水肿，子宫下段形成差，以 LOA 助娩一男活婴，脐绕颈一周，外观无畸形，Apgar 评分 8 — 9 — 10 分，体重 1 160 g，身长 37.0 cm。未见明显羊水，手术顺利。常规给予抗炎促宫缩支持治疗。术中输悬浮红细胞 2 U，术后继续输悬浮红细胞 1 U，输新鲜冰冻血浆 400 mL。术后 5 天，复查血常规：血红蛋白 81 g/L，血小板计数 86×10^9/L；好转出院。

诊疗体会

HELLP 综合征是子痫前期的一种严重并发症，以溶血、肝酶升高、血小板减少为特点，占重度子痫前期的 10%～20%，如不及时诊治，对母婴预后有严重影响。HELLP 综合征患者的病情变化快，易出现弥散性血管内凝血、胎盘早剥、急性肾衰竭、肺水肿、肝被膜下出血等并发症。常见的胎儿并发症有胎儿生长受限、新生儿呼吸窘迫综合征、感染、动脉导管未闭、坏死性肠炎等。一旦发生 HELLP 综合征，孕妇病死率为 3.4%～24.3%，围生儿死亡发生率为 7.5%～60.0%。高危因素有多产妇、>25 岁和既往有不良妊娠史者。

（一）临床表现

无特殊，多数 HELLP 综合征可以出现乏力，右上腹疼痛不适及呕吐。少数可出现黄疸，上消化道出血、便血及视力模糊。

（二）诊断标准

（1）血管内溶血：血红蛋白 90 ～ 100 g/L，外周血涂片见破碎红细胞，球形红细胞。血清总胆红素 > 20.5 μmol/L，以间接胆红素为主，血细胞百分比 < 0.30，网织红细胞 0.015。

（2）肝酶升高，血清转氨酶、乳酸脱氢酶（LDH）均升高，其中乳酸脱氢酶升高最早。

（3）血小板减少：血小板计数 < 100×10^9/L。根据血小板减少程度，将 HELLP 综合征力分 3 级：Ⅰ类：血小板 < 50×10^9/L；Ⅱ级：血小板 < 100×10^9/L；Ⅲ级：血小板 < 150×10^9/L。

（三）治疗原则与方法

治疗原则积极治疗子痫前期或子痫，解痉、降压、补充血制品提高胶体渗透压。静脉应用糖皮质激素提高血小板稳定病情，同时，积极纠正凝血障碍，尽快终止妊娠。孕周小于 34 周且病情稳定者可短期内期待。

1. 解痉、降压治疗

HELLP 综合征孕妇母儿情况常常突然发生恶化，因此患者一旦诊断尽量要安排在单间病房监护治疗，首先静脉给予硫酸镁，预防子痫发作，治疗期间监测、评估母胎情况。推荐的硫酸镁负荷量为 5 g，20 分钟以上静脉推注，并以 2 g/h 静脉滴注持续应用到产后 24 小时评价胎儿状况，明确是否立即终止妊娠。糖皮质激素可降低毛细血管的通透性，保护细胞溶酶体及减少血小板在脾脏、内皮系统的破坏，并有免疫抑制因子的作用，对于水肿严重患者，可防止钠水潴留。可用氢化可的松 200 mg ＋葡萄糖静脉滴注，或甲泼尼龙 40 mg ＋葡萄糖液 20 mL 静脉缓注，每 6 ～ 8 小时 1 次，地塞米松 10 mg 静脉推注，每日 2 次，地塞米松总量可用至 20 ～ 30 mg，逐渐减为每天 5 g，直至病情平稳产后应继续应用 3 次，以免出现血小板再次降低肝功能恶化、少尿等危险。糖皮质激素治疗并不能治愈该病，只是在减轻孕妇病情。终止妊娠才是唯一有效的治疗。除了孕妇病情很稳定，且妊娠小于 34 周，为促进胎儿肺成熟外，不期待治疗。期待过程中严密监测母儿的状况。如果药物治疗 8 ～ 12 小时后，其临床症状和实验室指标无改善

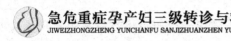
或病情恶化应尽快终止妊娠。

2. 纠正贫血，控制出血

（1）输新鲜血液应当是全血，既可补充血容量，又可补充凝血因子。

（2）成分输血。

3. 抗血小板聚集

（1）新鲜冻干血浆含有丰富的血因子，尤其是抗血酶静脉滴注，可以发生血置换，减少凝血因子消耗，降低血小板聚集。

（2）成分输血血小板 $20 \times 10^9/L$ 以下时，输血小板悬液，最好是新鲜的血小板，紧急情况下输注冰冻的血小板也可以。在血小板 $\geq 50 \times 10^9/L$ 时输血小板无益，因血小板寿命短，输入后很快破坏，反可促血栓形成。预防性输血小板不能预防产后出血的发生。

4. 终止妊娠

（1）终止妊娠时机：①对于孕龄 ≥ 32 周或胎肺已成熟；②胎儿窘迫；③病情恶化或出现先兆肝破裂。病情稳定妊娠 < 32 周、胎肺不成熟及胎儿情况良好者，应考虑对症处理、延长孕周，通常在期待治疗4日内终止妊娠。

（2）终止妊娠方式：HELLP 综合征不是剖宫产指证，阴道分娩或剖宫产的选择应基于母儿状况：①宫颈成熟度。②胎心监护或生物物理评分。③脐动脉血流。因 HELLP 综合征患者发病时通常孕周小、病情重和超声异常，阴道分娩成功率很低。故一旦确诊，须立即终止妊娠、多采取剖宫产终止妊娠。

（3）麻醉选择：因血小板减少，有局部出血的危险，多选择局部或全身麻醉。

第五十一节　HELLP 综合征合并胎盘早剥

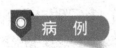

女性患者，29岁，以"剖宫产术后阴道出血多4小时"于 2021-07-24 主诉

转入我院。

妊娠期于当地医院按时产检，OGTT 试验示 4.76 — 10.94 — 9.94 mmol/L，饮食、运动控制血糖自诉血糖控制可，余检查未见明显异常，自诉妊娠期产检血压正常；入院前 1 天无明显诱因出现不规律下腹痛，伴阴道少量流血，于凌晨就诊于当地医院，行 B 超示：羊水指数 4.5 cm，胎盘内可见大小约 8.7 cm×3.4 cm 不均质低回声区，考虑胎盘早剥，遂急诊行剖宫产术，术中见胎盘 4/5 早剥，宫腔及胎盘剥离面可见 200 mL 凝血块，子宫表面可见大小约 6 cm×7 cm 紫蓝色瘀斑，羊水粪染、稠厚，胎盘娩出后子宫收缩差，予缩宫素 20 U 宫体多点注射、卡贝缩宫素 100 μg 静脉滴注、欣母沛 250 μg 宫体注射后无好转，遂行子宫捆绑术，子宫收缩仍差，创面多处渗血，立即行双侧子宫动脉结扎术，同时再次予欣母沛 250 μg 宫体多点注射，子宫收缩好转，术中术后出血量约 1 500 mL，留置腹腔引流管，术后阴道仍有活动性出血，予宫腔放置球囊压迫，注入 25 mL 生理盐水。考虑病情危重转入我院。

入院查体：神志清，精神可，对答应题，体温 37.0 ℃，脉搏 110 次 / 分，呼吸 20 次 / 分，血压 167/110 mmHg，平车推入。产科检查：宫高平脐，子宫收缩可，腹腔引流管通畅，可见约 100 mL 血液，阴道检查未做。留置尿管通畅，尿淡红色。

初步诊断：产后出血；弥散性血管内凝血；胎盘早剥；剖宫产术后；妊娠期糖尿病。

入院急查：①血常规：白细胞计数 15.79×10⁹/L、红细胞计数 2.06×10¹²/L、血红蛋白 68 g/L、血小板计数 36×10⁹/L；②凝血四项＋纤溶：血浆凝血酶原时间 18.1 秒、纤维蛋白原 0.85 g/L；③心肌酶及心肌损伤蛋白：乳酸脱氢酶 811 U/L。因患者生命体征不平稳，考虑血容量不足，另乳酸脱氢酶 811 U/L，血小板计数 36×10⁹/L，不除外 HELLP 综合征可能，急转 ICU 治疗。

后续检查结果回报，复查血常规：白细胞计数 18×10⁹/L、红细胞计数 2.66×10¹²/L、血红蛋白 84 g/L、血小板计数 24×10⁹/L、血细胞比容 23.8%；凝血系列：凝血酶原时间 18.9 秒、PTR 1.52、INR 1.55、活化部分凝血活酶时间 56.9 秒、纤维蛋白原定量 1.24 g/L、凝血酶时间 22.7 秒；肝功能：谷丙转氨酶 951 U/L、谷草转氨酶 733 U/L、总胆红素 25.8 μmol/L、直接胆红素 9.2 μmol/L、

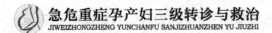

总蛋白 37 g/L、清蛋白 23 g/L；尿淀粉酶 1097 U/L；血淀粉酶 632 U/L，24 小时尿蛋白定量 9 579.6 mg/24h。肝炎系列（—）。血细胞形态分析报告：白细胞高，杆分比例高，胞质颗粒增粗，核左移；红细胞：成熟红细胞大小不一，少量中心淡染区扩大，偶见晚幼红；血小板：零星可见。未检见寄生虫。

入院后血压波动在 160～182/100～120 mmHg，心率波动在 110～135 次 / 分，换药见腹部伤口愈合良好，无渗血、红肿、硬结，腹腔引流管通畅，可见血性液体流出。综合评估后给予抗感染、输血、止血、保肝、促宫缩、保护重要脏器功能等治疗后，患者病情平稳后于入院 8 天转回产科，后给予保肝、降压、营养心肌、控制心率对症治疗后生命体征平稳。入院第 15 天拔出盆腔引流，入院第 16 天出院。

诊疗体会

患者及家属自诉妊娠期产检监测血压正常，突然发生胎盘早剥，无明显诱因，考虑血小板减少、肝酶升高均系产后出血及弥散性血管内凝血所致，治疗期间患者血压较高，故考虑到 HELLP 综合征，完善尿蛋白定量及外周血细胞涂片检查，尿蛋白升高明显，虽外周血细胞涂片未见明显破碎红细胞，但总胆红素 ≥ 20.5 μmol/ L、乳酸脱氢酶（LDH）> 600 U/ L、丙氨酸氨基转移酶（ALT）或谷草转氨酶（AST）≥ 70 U/ L、血小板计数 < 100×10^9/ L，考虑患者 HELLP 综合征诊断明确。再次追问病史及查阅患者妊娠期检查结果，患者母亲诉患者每次产检测血压均稍高，回家后监测血压正常。查看患者妊娠期检查结果发现患者自 2 月前产检提示：尿常规示尿蛋白 1 ＋、血常规示血液呈浓缩状态，尤其在后续复查中尿蛋白 3 ＋，血液浓缩也加重。由此，此患者应在 2 月前已经有妊娠期高血压疾病，可能产检医师认为患者为白大衣高血压，故未被重视，且未仔细分析血常规及尿常规结果。

根据妊娠期高血压疾病血压管理专家共识（2019），在妊娠前或妊娠 20 周前诊断，诊室血压升高（≥ 140/90 mmHg），而家庭血压正常（< 130/80 mmHg），即为白大衣高血压。孕妇中白大衣高血压患病率 16%。对怀疑白大衣高血压的孕妇应行 24 小时动态血压监测或家庭自测血压监测。需警惕白大衣高血压孕妇发

展为妊娠期高血压及子痫前期。妊娠 20 周后有一过性妊娠期高血压是指在检查时发现血压升高，但随后重复测量血压均正常，一过性妊娠期高血压无须治疗，可自行缓解但有研究认为，约 20% 的一过性高血压可发展为妊娠期高血压，另有约 20% 会发展为子痫前期。故此患者非白大衣高血压，如在首次就诊发现血压升高，后复测正常，可诊断为一过性妊娠期高血压，建议行 24 小时动态血压明确诊断，并定义为黄色孕妇、增加产检次数，监测尿常规、血常规等避免疾病进一步进展。

妊娠期高血压疾病累及多气管损害，临床表现多样，病情轻重不一，故在临床处理中应根据病情进展的轻重缓急，个体化、综合诊治。临床处理包括疾病的早期防范、全程监控与积极治疗，其中防范与监控是临床处理的关键。HELLP 综合征、胎盘早剥均系妊娠期高血压疾病的严重并发症，与早产、孕产妇、围产儿死亡密切相关。故需注意妊娠期的防范及监控，尤其是对于白大衣高血压、隐匿性高血压、一过性高血压等孕妇加强管理及监测，切勿大意，发生类似本例患者足月胎盘早剥致围生儿死亡事件。

第五十二节 超早产儿多学科救治

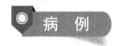
病 例

患者丁某，女，38 岁，以"停经 23^{+6} 周，间断阴道流液 47 天"主诉于 2021-05-21 入院。

既往剖宫产 1 子，本次妊娠早期无明显诱因曾出现阴道流血，查阴道分泌物解脲脲原体阳性，未特殊治疗，予保胎对症治疗后好转。入院前 47 天（妊娠 17^{+1} 周）出现阴道血性分泌物伴流液，就诊外院初步诊断：胎膜早破，难免流产；患者及其家属强烈要求保胎，给予硫酸镁抑制宫缩、青霉素预防感染、补液等对症支持治疗，监测 B 超羊水最大暗区波动于 1.4 ～ 2.5 cm，宫颈管有效长度 2.0 ～ 3.0 cm，治疗期间患者无发热，自觉阴道流液增多；入院前 19 天（21^{+1} 周）

开始出现间断阴道流血，复查B超羊水最大暗区4.3 cm，宫颈管长约1.98 cm（内口闭），给予止血、营养支持、预防抗感染及中药保胎对症治疗；入院前16天（21⁺⁴周）改用口服利托君后出现不规律腹痛，再次给予硫酸镁抑制宫缩治疗，入院前6天（23周）予地塞米松促胎肺成熟治疗，入院前2天阴道流液较前增多，因新生儿救治能力有限，建议转诊至我院。入院时患者仍有阴道流液及不规律宫缩。

查体：生命体征平稳，宫高18 cm，腹围82.0 cm，胎心率144次/分，可触及宫缩，有间歇期，子宫压痛阴性。常规消毒后放置窥器见：宫颈外口持续少量砖红色液体流出；B超（入院当天外院）：胎儿双顶径5.5 cm，腹围18.3 cm，股骨长3.9 cm，胎盘位于宫体前壁，羊水最大暗区深约1.5 cm，宫颈管长度1.8 cm（内口闭）。

入院诊断：孕2产1、23⁺⁶周妊娠难免流产；瘢痕子宫；羊水过少；生殖道支原体感染。

入院后积极完善各项相关检查，复查B超：胎儿双顶径5.3 cm，头围20.0 cm，腹围18.1 cm，股骨长3.9 cm，羊水最大深度2.1 cm，羊水指数2.4 cm。宫颈有效长度0.8 cm。考虑宫颈管进行性缩短并伴有不规律宫缩，并已累计保胎47天，告知继续妊娠相关风险，患者及家属坚决要求继续保胎，故严密监测凝血、感染指标及胎儿宫内情况下继续硫酸镁抑制宫缩、预防感染、补液对症支持治疗，同时完善下肢静脉彩超提示双侧股浅静脉及腘静脉血液瘀滞征象，予抗凝对症治疗，请新生儿科、血管外科、B超、药剂科等多学科会诊评估，严密监测羊水进行性减少且宫颈管进一步缩短。

入院第5天患者自觉胎动频繁且阴道少量鲜红色流血，复查B超：双顶径5.8 cm，股骨长4.1 cm，羊水指数1.1 cm，脐血流S/D 2.76，宫颈有效长度0.73 cm。考虑胎儿宫内窘迫可能，故急诊行剖宫产术，术中以LOA助娩一女活婴，全身皮肤呈胶冻状，外观无畸形，Apgar评分5—10—10分，体重590 g，身长29 cm。脐带较细，扭转，可见真结1枚，未见明显羊水，胎盘胎膜剥离完整，见胎盘胎膜黄染，组织糟脆，并可见约3 cm×5 cm血块压迹，取胎盘送病理检查，手术过程顺利，患者生命体征平稳；新生儿科配合全力救治新生儿，气管插管正压通气，监测血氧饱和度达标，生后 2 分钟自主呼吸出现并逐渐增强，肌张力逐渐增强，生后 7 分钟气管插管内注入肺表面活性物质，随即转入新生儿科进一步救治。

术后 5 天，产妇复查感染指标基本正常，术后恢复好，予办理出院。新生儿继续留院治疗，由于属于超未成熟儿，身体各器官系统尚未发育完全，离开母体后的护理、呼吸、营养支持等各方面都遇到了巨大的挑战，在此后的治疗过程中，新生儿经历了呼吸窘迫综合征、先天性支气管肺发育不良、急性早产儿视网膜病变等一系列并发症，并在眼科进行了 2 次抗视网膜病变手术，经历了完全肠外营养（脐静脉置管、经外周静脉穿刺中心静脉置管）到肠内营养，从气管插管有创通气过渡至无创通气，2021-08-16 脱离呼吸机，在新生儿科医护团队的精心呵护与专业治疗下，历经 152 天的精心照料，出院时，新生儿体重已达 4 020 g，体重增长了近 7 倍，并完全脱氧。

◉ 诊疗体会

在我国，医学上把胎龄 < 28 周出生的婴儿称为超早产儿（extreme premature infants,EPI），孕周越短、体重越轻，早产儿的死亡风险越高。而 22 ～ 25 周出生的婴儿，又称作"生存型不确定"或"生存极限"婴儿。大多数欧美国家在围生期死亡登记采用的最小胎龄为 22 周左右，以此作为救治的下限。近年来，我国多地报道出生胎龄 24 周 EPI 存活率明显提高，部分超过 50%，多处地区均有 22 ～ 23 周 EPI 存活报道。因此，中华医学会围产医学分会和中国医师协会新生儿科医师分会组织相关专家认真讨论，提出并发布如下建议：建议出生胎龄 ≥ 24 周的 EPI 应该积极予以抢救，出生胎龄 22 ～ 23 周且生后活力较好的超早产儿可予以救治，救治过程应遵循知情同意原则。

虽然理论如此，但对于产科医护来讲，需要面对现实中的种种复杂情况及周围环境，回想起该患者不足 17 周胎膜早破，新生儿出生时仅有的 24^{+3} 周，一同经历过那日日夜夜的煎熬与犹豫，我们切身体会着她的来之不易。在产科的所有指南及教科书中，概念明确指出，此类情况属于难免流产范畴，根本没有保胎的价值，17 周的宝宝活下来的机会非常渺茫，救治难度极大，还有可能伴随一系

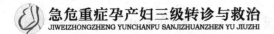

列的疾病风险，新生儿出生后将带来沉重的经济负担，已经完全符合临床上的"劝退"指征；怀着满腔的希冀，不甘放弃的患者及家属几经辗转，找到了产科主任，在我们充分评估病情、期待治疗与引产的风险及利弊后，与患者及家属进行了深入的沟通，不抛弃、不放弃，相信我们一定能够创造奇迹，怀着这样的一种信念，患者在伤心之余坚定的要求保胎治疗，不放弃胎儿任何活的希望，她宁愿用自己的生命去当赌注。

面对患者的选择，产科医护人员倍感压力，如此小的孕周，产科临床明确定义为流产范畴，且孕期的高凝状态，持续卧床后下肢血管血液流速减慢，极有可能发生深静脉血栓；胎膜早破、持续的羊水偏少或过少状态可能造成胎儿生长受限、肢体粘连甚至畸形风险；阴道炎症存在（支原体感染）可能发生逆行感染、宫腔感染，甚至全身感染败血症可能，以及新生儿近远期各种并发症；而患者及家属的渴望及坚持却要我们不得已逆势而为，这不仅违背自然规律，更有悖于医疗常规。针对如此棘手问题，如何最大限度地保证母婴安全，尽可能延长孕周，并适时终止妊娠，成为我们面临的一道艰难选择题，对于我们来说就是一次"创造不可能"。也正因为如此，产科主任组织全院大会诊，包括检验、药学、营养、新生儿、影像等多个相关科室，就该患者的病情及保驾风险作出详细评估，制定出详尽的诊疗计划。主管医生团队严谨小心，密切关注患者生命体征及胎动变化情况，每日细致查体，不放过任何一点体征的细微变化，隔天复查感染指标，每周两次的 B 超监测，包括胎儿生长状态监测、羊水量、宫颈管长度、瘢痕厚度等指标变化，抑制宫缩、抗感染，预防下肢血栓等处理；同时，三分诊治，七分护理，对于此例特殊案例来讲更是如此，护士长亲自带领护理团队，精心细致，将患者的护理从每天的饮食搭配到翻身活动，从健康教育到心理疏导，妥当安排；所有人都把一天当作一周甚至一个月来过，52 天的保胎历程里，所有人心中的煎熬只有一起经历过的人才能理解，其中每一天的平稳度过都让人如释重负。也正是有了这么多部门，这么多人的保驾护航，有了这么多天的坚持，才争取到了久久跨入"生存极限"婴儿的队列。

熬过了 50 多天后，虽然在强有效的抑制宫缩治疗下，患者仍明确感觉到宫缩频繁且胎动减少，复查 B 超提示羊水指数仅有 1.1 cm，病情的进展已经不容我们再继续走下去，产科主任当机立断，安排手术终止妊娠，术前精心组织讨论及部署，新生儿科、血库、麻醉科、手术室通力协作；术中发现脐带真结、胎盘早剥，脐带边缘性插入……每个新问题的出现都让大家的心一再揪紧，直到看到新生儿带着气管插管安然的进入转运暖箱的那一刻，所有人的担心才告一段落。

在新生儿科精心照护、坚持母乳喂养依托下的520多天后，我们早到的天使出院了，4 000 g的宝贝安然躺在妈妈怀里的样子，感动着所有在场的人。她的平安久久，不但刷新了新生儿科最小出生孕周，最低出生体重的抢救记录，亦是创造了产科最小孕周保胎成功的救治底线。我们感动于为人父母的坚持，感怀于医者仁心的担当，更敬畏于生命的伟大与神奇。希望这份爱与坚持可以感染到更多的早产儿家庭，不抛弃、不放弃，同时请坚信你们的身后还有我们强大的团队作后盾！

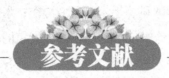

参考文献

[1] Asad ZUA, Maiwand M, Farah F, et al. Peripartum cardiomyopathy: A systematic review of the literature [J] .Clin Cardiol, 2018, 41 (5): 693-697.

[2] Bhakta P, Biswas BK, Banerjee B. Peripartum cardiomyopathy: review of the literature [J]. Yonsei Med J, 2007, 48 (5): 731-747.

[3] Chung TI, Kim JS, Park SK, et al. Diffusion weighted MR imaging of acute Wemieke's encephalopathy [J]. Eur J Radiol, 2003, 45 (3): 256-258.

[4] Codsi E, Rose CH, Tweet MS, et al. Peripartum Cardiomyopathy Presenting as Bradycardia [J]. Case Rep Obstet Gynecol, 2017, 2017: 3670520.

[5] Gunderson EP, Croen LA, Chiang V, et al, Go AS. Epidemiology of peripartum cardiomyopathy: incidence, predictors, and outcomes [J]. Obstet Gynecol, 2011, 118: 583–591.

[6] Heller HT, Asch Elizabeth A, Durfee SM, et al. Subchorionic hematoma: correlation of grading techniques with first-trimester pregnancy outcome [J]. Ultrasound Med, 2018, 37 (7): 1725-1732.

[7] Joo JI, Park HC, Kim MJ, et al. Outcomes of antibiotic therapy for Hn-complicated appendicitis in pregnancy [J]. Am J Med, 2017, 130 (12): 1467-1469.

[8] Kave M, Parooie F, Salarzaei M. Pregnancy and appendicitis: a systematic review and meta-analysis on the clinical use of MRI in diagnosis of appendicitis in pregnant women [J]. World J Emerg Surg, 2020, 15 (1): 27.

[9] Kolte D, Khera S, Aronow WS, et al. Temporal trends in incidence and outcomes of peripartum cardiomyopathy in the United States: a nationwide population-based study. J Am Heart Assoc, 2014, 3: e001056.

[10] McMurray JJ, Adamopoulos S, Anker SD, et al. ESC Guidelines for the diagnosis and treatment of acute and chronic heart failure 2012: The Task Force for the Diagnosis and Treatment of Acute and Chronic Heart Failure 2012 of the European Society of Cardiology. Developed in collaboration with the Heart Failure Association (HFA) of the ESC [published correction appears in Eur Heart J, 2013, 34 (2): 158]. Eur Heart J, 2012, 33 (14): 1787-1847.

[11] Pearl JP, Price RR, Tonkin AE, et al. SAGES guidelines for the use of laparoscopy during pregnancy [J]. Surg Endosc, 2017, 31 (10): 3767-3782.

[12] Salminen P, Tuominen R, Paajanen H, et al. Five-yearfollow-up of antibiotic therapy for uncomplicated acute appendicitis in the APPAC randomized clinical trial [J]. JAMA, 2018, 320 (12): 1259-1265.

[13] Samuel M, Hesie G, Holmes k Prospective evaluation of nonsurglcal versus surgical management of appendiceal massdal. J Pediatr Surg, 2002, 37 (6): 882.

[14] Spruill SC. Kuller JA. Hyperemesis gravidarum complicated by Wemieke's encephalopathy. Obstet Gyneeol, 2002, 99 (5pt2): 875-877.

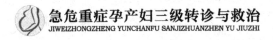
［15］Zingone F，Sultan AA，Humes DJ，et a1．Risk of acute appendicitis in and around pregnancy：a population-based cohort study from England ［J］．Ann Surg，2015，261（2）：332-337．

［16］段雅萍，史阳阳，詹瑞玺，等．腹腔镜在妊娠期妇科急腹症中的应用［J］中华围产医学杂志，2020，20（1）：52-53．

［17］楼大钧，朱麒钱，斯徐伟，等．妊娠剧吐合并妊娠期甲状腺毒症与Wernicke脑病1例报告［J］．中华全科医学，2018，16（2）：330-332．

［18］谭虎，陈敦金．妊娠合并急性阑尾炎的临床特点及治疗方案［J］．实用妇产科杂志，2021，37（5）：321-323．

［19］吴素慧，李颖．妊娠期血栓前状态诊治探讨［J］．中国计划生育和妇产科，2018，10（10）：3-10．

［20］徐京，安源．妊娠三个月内绒毛膜下出血预后的超声研究［J］．临床超声医学杂志，2000，2（1）：30-32．

［21］张慧婧，杨慧霞．胎儿心律失常的宫内治疗现状．中华围产医学杂志，2021，24（4）：241-244．

［22］赵爱民，乔杰．低分子肝素防治自然流产中国专家共识［J］．中华生殖与避孕杂志，2018，38（9）：701-708．

［23］中华医学会妇产科学分会产科学组．妊娠剧吐的诊断及临床处理专家共识（2015）［J］．中华妇产科杂志，2015，50（11）：801-804．